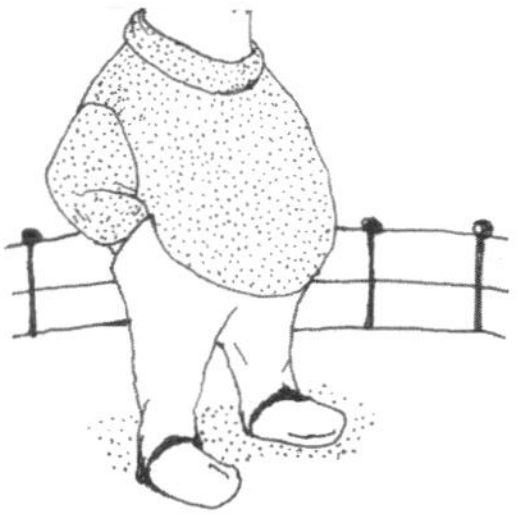

BUCHVERLAG
ANDREA SCHMITZ

Die Deutsche Bibliothek — CIP Einheitsaufnahme

Reinhold, Gerhard: Der Kampf der fünf Jahre
1. Auflage - Toppenstedt: Schmitz, 2001
ISBN 3-927442-80-1

1. Auflage: Februar 2001

Titelbild: Erik Kinting
Vorwort: Prof. Meier-Baumgartner (Albertinen-Haus, Hamburg)
Heike D. Grün (Logopädin, Hamburg)
Nachwort: Dr. Luise Lutz (Sprachtherapeutin, Hamburg)
Zeichnung auf Seite 1: Jenny Brösicke
Fotos: Gerhard Reinhold

ISBN 3-927442-80-1

Gerhard Reinhold

Zum Schweigen verurteilt

Der Kampf der fünf Jahre

Tagebuchaufzeichnungen eines Schlaganfall-Patienten

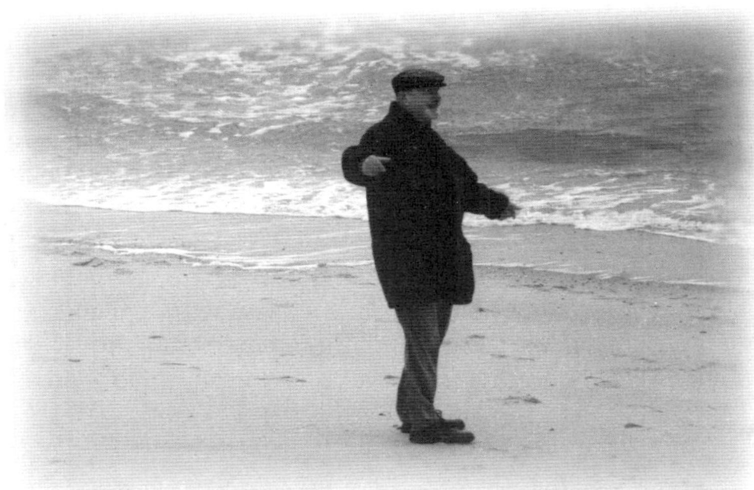

Dieses Buch ist für meine Frau Barbara, die nicht wußte, was alles noch passierte, während ich den Schlaganfall hatte — und die immer zu mir gehalten hat.

Dieses Buch ist für meine Söhne — und für meine Schwiegertöchter — die geduldig zuhörten, wenn ich manchmal Unverständliches sprach, nicht überfürsorglich — und doch immer für mich da waren.

Dieses Buch ist auch für meine Freunde und Jazzer — die mich nicht hängengelassen haben, sondern die mich in ihre Herzen geschlossen und mich zurück zur Musik gebracht haben.

Dies ist auch ein Buch für all jene, die als Krankenpfleger, als Therapeuten oder als Ärzte für mich da waren — richtig da waren. Vor allem Frau Dr. Ufer, Frau Dr. Luise Lutz, Frau Christine Ripke, Frau Heike Grün und Herr Prof. Dr. Meier-Baumgartner.

Dies ist vor allem ein Buch für die, die einen Schlaganfall hatten, für die Aphasiker und deren Angehörigen. Sie sollten wissen, daß sie mit einem Schlaganfall ein ganzes Leben zurechtkommen müssen — aber sie sollen auch wissen, daß man damit leben kann — gut leben kann.

"Wenn es euch gefiele, wäre ich ziemlich vergnügt."

Erich Kästner

[...]
Die einzigen, die noch leben,
dat sind de Johannes Kleinheisterkamp un ich.
Gucken Se mal, de Willi van gen Hassent,
de Bauunternehmer,
de kennen Se doch sicher,
der hatte doch überall de Finger drin,
seine Frau is doch die geborene Hüsken
aus Kaldenhausen,
die Eltern hatten doch da sonen kleinen Bauernhof.
Vier Kinder,
Riesenhaus.
Was kostet die Welt,
überall dabei, in jedem Verein,
Willi hier und Willi da,
Willi kannze nich mal, Willi willze nich mal, Willi hasse nich mal.
Ja, Schlaganfall.
De Bruder, de is doch aus Hoch- und Tiefbau,
de Peter,
der hat en Arm ab.
Der hat zu mir gesagt,
lieber ein Bein oder en Arm ab,
als nicht mehr sprechen können wie de Willi.
Dat wär überhaupt kein Vergleich, sagt er.
Auf ein Bein, sagt er,
kannze notfalls verzichten,
aber nicht mehr sprechen können, sagt er,
dat kann man sich überhaupt nicht vorstellen,
wenn man et nicht selbst schon mal gehabt hat.
[...]

Hanns Dieter Hüsch / Mein Traum vom Niederrhein

Vorwort

Prof. Meier-Baumgartner
Albertinen-Haus, Hamburg

Liebe Leserinnen und Leser,

vor Ihnen liegt ein Buch, das im besten Sinne des Wortes einen Selbsterfahrungsbericht darstellt. Es ist ein Bericht, wie der Untertitel sagt, über fünf Jahre Kampf gegen die Behinderungen, die ein Schlaganfall in das Leben von Herrn Reinhold gebracht hat.
Die Geschichte der fünf Jahre zeigt aber nicht nur Kampf, sondern sie zeugt von Wut, Ausdauer, Neugier und Kraft einer Persönlichkeit. Eine Persönlichkeit, die letztlich über die schwere Behinderung, besonders auch die Sprachbehinderung siegt.

Herr Reinhold erzählt in seinem Buch seine ganz persönliche Geschichte, Erlebnisse aus dem privaten Bereich, Erlebnisse aus dem Bereich des Krankenhauses, der Rehabilitationseinrichtungen, er erzählt die Erfahrungen mit vielerlei Konzepten,Therapeuten und Ärzten. Quintessenz dieses Berichts ist die Erkenntnis, daß Leben Lernen ist, daß ein Bedauern mitschwingen darf, mitschwingen aber nie lähmen darf. Diesbezüglich ist dieses Buch in zweierlei Hinsicht Hilfe. Für Betroffene ist es sowohl eine Auskunftstelle über verschiedene therapeutische Möglichkeiten, gleichzeitig Ansporn, nie den Mut zu verlieren.

Für uns Professionelle ist dieses Buch Anlaß zur Freude. Es ist schön zu sehen und zu spüren, daß wir alle beteiligt sind an einem Prozeß der Heilung, daß wir mithelfen durften, jeder auf seine Art, Herrn Reinhold zu begleiten und zu unterstützen.

Ich durfte Herrn Reinhold in den letzten Jahren von Zeit zu Zeit sehen, spürte seine Neugier, seine kritische Neugier und sein Hinterfragen, manchmal allzu sicherer Antworten und Prognosen.
Ich möchte Herrn Reinhold zu seinem Werk gratulieren. Ich hoffe, daß viele Professionelle, aber auch viele Betroffene davon Kenntnis nehmen, um selbst zu lernen oder wieder neuen Mut zu fassen.

Ich wünsche dem Autor weitere gute Erfahrungen mit uns Therapeuten und eine heitere Gelassenheit als gewissermaßen Professioneller im Umgang mit uns. Dem Buch wünsche ich eine große Verbreitung.

Hamburg, im August 2000

Prof. Dr. H.P. Meier-Baumgartner
Ärztlicher Direktor der
Medizinisch-Geriatrischen Klinik 'Albertinen-Haus'

Vorwort

Heike D. Grün
Logopädin, Hamburg

Liebe Leserinnen und Leser,

"Zum Schweigen verurteilt" ist ein Buch, das Hoffnung und Mut macht. Ein Buch von einem Aphasiker für Aphasiker, Angehörige, Sprachgesunde und Fachleute.

Im Juni 1995 begann der Autor, Herr Reinhold, eine logopädische Behandlung in meiner Praxis. Zu diesem Zeitpunkt hatte er schon einen langen Weg der Rehabilitation zurückgelegt und viel erreicht. Er hatte sich aber höhere Ziele gesteckt: er wollte die noch bestehenden Wortfindungsstörungen, die immer noch auftretenden Lautveränderungen bei der Wortbildung (phonematische Paraphasien) und die Formulierungsschwierigkeiten beseitigen. Das Schreiben und Lesen sowie das ‘abgehackte’ Sprechen sollten flüssiger werden, und bei Gesprächen wollte er sich besser konzentrieren und mehr merken können. Besonders wütend machten ihn Situationen, in denen er psychisch stark unter Druck stand, weil sich dann alle sprachlichen Probleme verstärkten. Herr Reinhold hatte ein großes Störungsbewußtsein mit einem hohen Leidensdruck. Er wirkte empfindsam, ehrgeizig, willensstark und interessiert. Seine menschliche Offenheit und seine kreativen Gedanken konnte er durch die blockierte Sprache nicht mehr zum Ausdruck bringen. Wie viele Restaphasiker konnte Herr Reinhold den Alltag zwar irgendwie bewältigen, aber er war plötzlichen Blockaden hilflos ausgeliefert und wurde dadurch verunsichert; Wörter und Sätze sagen, die man gar nicht sagen will, oder Schweigen standen zur Wahl.

Für einen nachdenklichen Menschen, der ganz viel mitzuteilen hat, muß mehr sprachlicher Ausdruck und vor allem mehr Mut zum Ausdruck zur Verfügung stehen. Den Ehrgeiz des Patienten zu stützen, die hohen Anforderungen jedoch auch in realistische Bahnen zu lenken, ist eine wegweisende therapeutische Arbeit. So waren unsere logopädischen Sitzungen geprägt durch eine intensive Arbeit an detaillierten Problemen der Aphasie, einem konsequenten Training der mentalen Aktivierung, mündend in ein allgemeines Kommunikationstraining und ein spezielles

Kommunikationstraining für ihn schwierige Situationen. In dieser Zeit festigte sich auch der Wunsch Herrn Reinholds, ein Buch zu schreiben. Herr Reinhold hat gelernt, seine ihm zur Verfügung stehenden sprachlichen Möglichkeiten gezielter und wirkungsvoller einzusetzen. Sein Ausdruck wurde sicherer und lebendiger.
Die nie endenden Fragen, der nie müde werdende Wille, der zusehends wachsende Mut Herrn Reinholds kennzeichneten unsere therapeutische Arbeit. Es war eine gemeinsame spannende Arbeit.
Ich wünsche Herrn Reinhold weiterhin Willenskraft und Mut und seinem Buch eine erfolgreiche, weite Verbreitung.

Hamburg, im September 2000

Heike D. Grün
Logopädin u. Trainerin für Mentale Aktivierung, Hamburg

Ärztliche Diagnose mit ein paar Erläuterungen

Gerhard Reinhold hat einen linkshirnigen Insult *[Schlaganfall]* mit rechtsseitiger Hemiparese *[hemi = halb, parese = unvollständige Lähmung / Hemiparese = eingeschränkte Beweglichkeit]* sowie eine Aphasie *[Sprachstörung als Folge einer Schädigung der Sprachregionen im Gehirn].* Er hat Lähmungen im rechten Arm und im rechten Bein, da die linke Gehirnhälfte (Sprachzentrum) betroffen ist. *[Die halbseitige, leichte Lähmung ist durch die Schädigung oder den Ausfall von Teilbereichen des Zentralnervensystems bedingt. Da die Bahnen gekreuzt verlaufen, befindet sich die Lähmung auf der entgegengesetzten Körperseite der Schädigung.]*

Schlaganfall ist in Deutschland nach den gefäßbedingten Herzerkrankungen und den Krebserkrankungen die dritthäufigste Todesursache. Beim Schlaganfall handelt es sich um eine akute Schädigung von Hirngewebe durch eine Störung der arteriellen Durchblutung. Dies kann durch eine Blutung aus der Hirnarterie verursacht werden oder, was häufiger vorkommt, durch Einengung (z.B. durch Arteriosklerose) bzw. Verschluß (z.B. durch ein Blutgerinnsel) einer Hirnarterie.
Es wird davon ausgegangen, daß es in Deutschland gegenwärtig etwa 450.000 Menschen gibt, die in den letzten fünf Jahren mindestens einen Schlaganfall erlitten haben. Insgesamt erleidet fast jeder dritte Deutsche einen Schlaganfall und jeder sechste stirbt daran.

Reinhold

Aachener Aphasie Test (AAT)

T-WERT PROFIL DER UNTERTESTS

VORGEHEN: Umwandlung der Gesamtpunktwerte in T-Werte (vgl. Handanweisung, Tab. IV)

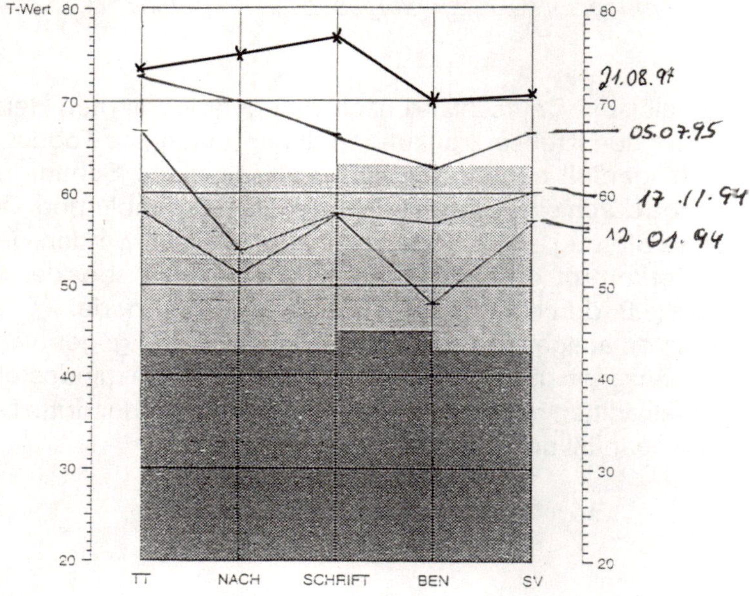

STÖRUNGSGRAD:

schwer | mittel | leicht | minimal/keine Störung

EINZELFALLDIAGNOSTISCHE ERGEBNISSE:

Vorgeschichte

Ein paar Eindrücke aus meinem Leben vor dem 'Kampf der fünf Jahre' *(Originalaufzeichnungen vom August 1998)*

1992: Ich besah den Wald. Es war der Wald Thüringens, der Wald der Haynleite, der Dün. Ich fuhr jeder Woche hier entlang in unser Geschaft in Mühlhausen, in Thüringen. Und mein Sohn leitete es. Und es war gut zu tun — wenigstens am Anfang. Ich fuhr manchmal die Nacht durch, schlief bei Erich in Bleicherode und machte mich am nächsten morgen auf den Weg. Während ich durch den Wald fuhr, rief ich bei meiner Frau an und wünschte ihr einen ein schönen Tag. Ich besah den Wald — und war glücklich.

Ich fuhr Skier durch das Ultental in Südtirol — und alle fuhren mit. Meine Frau, meine Söhne, meine zukünftigen Schwiegertöchter. Es war **1993 im Februar**. Wir waren im Hotel Waltershof gelandet. Den Walter kannten wir gut, der hatte einmal unseren Wanderklub durch die Berge geführt und mancherlei Unsinn mit uns gemacht. Er hatte einen guten Koch und ein Schwimmbad. Und wir waren guter Dinge. Und fuhren Skiier — und waren glücklich.

Ich hatte ein Flugzeug. Es hatte Einziehfahrwerk und war 1960 gebaut worden. Es gab auf der ganzen Welt Piloten, die das gleiche Flugzeug hatten, und sich gegenseitig einluden. **1993** war Worms auserkohren. Meine Frau kam mit und bei stürmischen Wetter und klarer Sicht landeten wir in Worms. Am Abend gabs Barbeque auf dem Flugfeld.

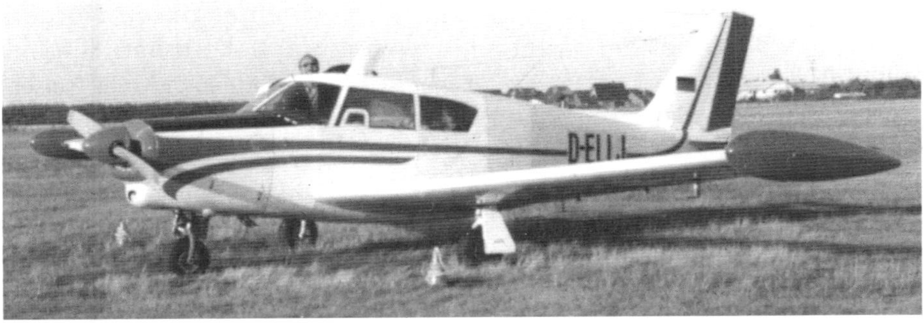

Am nächsten Tag starteten die anderen, es waren ungefähr zehn Maschinen, nach Bad Kissingen. Wir hielten uns in Worms auf und besuchten den Markt der Altstadt. Wir aßen Saumagen — eine Schwäbische Spezialität. Nach zwei Tagen stiegen wir auf und kamen bis Mülheim. In der Kneipe am Flughafen hat meine Frau zwei Teller erworben — ganz gediegene Fischteller. Dann flogen wir über den teuteburger [Teutoburger] Wald und über die norddeutsche Tiefebene wieder nach Hause. Und nach einer gesunden Landung fühlte ich mich unheimlich glücklich.

Früher sind wir jedes Jahr zu Pfingsten zum Isselmeer [Ijsselmeer] gefahren und haben mit Leuten aus Düsseldorf acht Tage mehrere Segel-Schiffe gemietet. Dazu ist es in letzter Zeit nicht mehr gekommen — weil jeder von uns mit anderen Arbeiten zu tun hat. Ich hatte mit Karsten R. aus Düsseldorf gesprochen, daß wir unbedingt mal wieder segeln gehen wollten. Zu Pfingsten. Und zwei Boote brauchten wir aus Hamburg. Wir segelten mit Martin und Ute, mit Karsten und Cornelia, mit Günther S. einem alten Freund von uns und mit Lucian, meinem Schwager.
Und ab ging das Segeln. In Lemmer ging es los, das Segeln auf dem Isselmeer. Der Wind traf uns genau von Westen in der Stärke 4 oder 5. Das war selgeln mit festhalten. Der Karsten, mein Karsten, verlor sein Fockselgel und hatte es ganz schwer mit dem Wenden.
Das selgeln war nicht einfach — aber dennoch — wenn das Boot in Hafen liegt — war ich glücklich.
Und dann mußte ich leider früher wieder weg. Wir mußten unsere Osterstraße, das Geschäft, abgeben an Herrn B. — das war beschlossene Sache.
Die Osterstraße war der älteste Laden. Früher hatten wir unter dem Laden, im Keller gewohnt. Dann ist das Haus aufgestocked worden und wir haben über dem Laden eine Wohnung bekommen. Ich bin am Kaiser Wilhelm-Kanal [*Anm. d. Autors:* ... gemeint habe ich das Kaiser-Friedrich-Ufer.] zur Schule gegangen. Und oben im Laden haben wir gejazzt.
Unser Nachbar machte Pleite während er baute und wir erwarben das Grundstück und bauten es fertig.
Ursprünglich hatten wir alle Textilwaren die man sich nur denken kann. Dann haben wir Herren- und Damensachen und Damenwäsche

geführt. Dann hatten wir die Herrensachen aufgegeben und haben *TCHIBO* mit dazu genommen und die Damensachen haben wir aufgegeben und *Bijou Brigitte* mit hereingenommen und nur noch Damenwäsche geführt.
Als uns die Verluste der Ware zu hoch wurden — es wurde geklaut auf Teufel komm heraus — haben wir den Laden abgebenen an Herrn B.. Das war **Pfingsten 1993**. Und deshalb mußte ich hin, verständlicherweise. Mißvergnügt war ich schon, den schönen Laden abzugeben. Aber die Miete, ohne das ich was dafür tun muß, macht mich auf der anderen Seite wieder glücklich.

Im Gehege gibt es ein Restaurant. Der Besitzer heißt Corell. Der hat unsere Adresse rausgekriegt — und seit dem jazzen wir jeweils am ersten Sonntag im Oktober. Ja, denn Schnelsen, Niendorf und Eidelstedt ist unsere Heimat. Wir stehen da und spielen alle Jazznummern, die man nur spielen kann. Und die Schnelsener, Niendorfer und Eidelstedter — das sind die Gebiete rund um das Gehege — danken uns das. Und dann, nach drei Stunden, spielen wir das Abendlied von Brahms und verabschieden bis zum nächsten Jahr.
Dann kommen die Kapelle und die Freunde noch mit zu uns und wir feiern. Keiner ist glücklicher als wir.

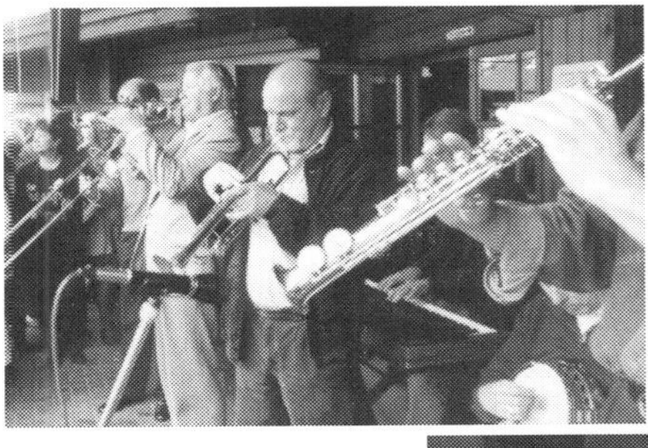

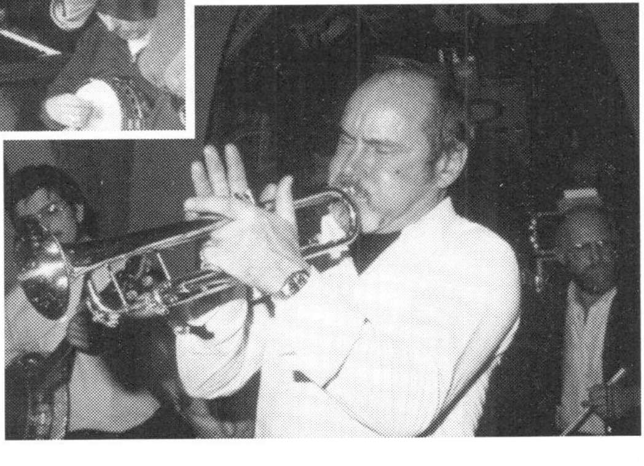

Der Vorbote

Jul 1993

In der Spielzeugabteilung im zweiten Stock hat es mich erwischt. In der Spielzeugabteilung ging es mir ganz erbärmlich — ohne Vorankündigung. Mittendrin ging bei mir das Licht aus. Das Gedächtniss stellte seinen Dienst ein. Das dauerte keine Minute — dann war alles wieder da. Das war so als wäre nicht gewesen.
Ich ging zu Ohrenarzt. Die Ohren waren es nicht. Er schickte mich zu Neurologen. Der konnte auch nicht feststellen. Er machte einer Adernvergleichtest mit seiner Frau aus. Den Test erlebte ich leider nicht mehr.

Die Tage bevor das Unglück einsetzte

September 1993

Erst hatten wir eine Radtour unternommen, die uns von Wien die Donau entlang bis nach Budapest bringen sollte. Das war sehr schön — und das haben [wir] richtig genossen. Und darauf, den Sonnabend, sind wir nach Wyk gefahren.
Das wir das Flugzeug nicht genommen haben, hängt damit zusammen, daß das Luftfahrzeug irgendwo eine Macke hatte, die nicht so schnell gelöst werden konnte. Darum sind wir mit dem Auto hingefahren — und wollen Montag zurück kommen. So sah unser Plan aus.

[Die nun folgenden Aufzeichnungen entstanden 1995 und wurden ebenfalls unverändert übernommen. An manchen Textstellen haben wir für den Leser eine Art 'Übersetzung' in Klammern beigefügt.]

He, das war ein Spaß. Der Zauberberg — ein Spiel aus 12 Karten die mit einem Zauberband verbunden war, und die es mit viel Liebe so verbunder war. Und das andere war ein Trich das die Stufen und andere Höhe herausfoderen sollte. Ja, das war Wyk auf Föhr — der Jahrmarkt. [Hierbei handelt es sich um ein Holzspielzeug, bestehend aus flachen Holzstücken, die durch Bänder miteinander verbunden sind. Wenn man das erste Holzstückchen (in Größe einer Spielkarte) richtig greift, fallen die anderen treppenförmig nach.]

Einen Schlückchen nehme bei Herta und Inge und dann ab ins Bett. Natürlich oben ins das feudale Zimmer — denn es war ausser uns kein Gast da.
Ja, und dann ist es so weit: Ich könnte nicht mehr laufen. Sie haben es versucht mit auf die Toiltete zu gehen. Es war eine kleine Katastrophe und ich kann mich gar nicht mehr erinnern.
Zuerst kam der Arzt dran der mit meinem Eltern am längsten bekannt war — der aber sagte gleich ins Krankenhaus. Es ist gleich bei uns um die Eche.
Und da mekrhte ich, das auch mein Arm recht gelähmt war. Mein rechtes Bein und der rechte Arm ließen nicht, aber auch gar nicht bewegen.
Ich konnte das gar nicht beigreifen. Nachts flog ich aus dem Bett, und holte mir ein Platzwunde, weil ich nicht beigreffen konnte was wohl mit mir geschehe sei. Ich könnte es nicht begreiffen.
Meine Frau hat meine Söhne auf die Insel bestellt. Meine Schwärgirin, die Schwester meiner Frau erschiene. Aber ich kriegte das nicht mit. Es war als würde ich im Halbschlaf liegen. Aber ich sehe die Ärzt und den Pfeger wohl für mir. Und einer hat mir immer Aufgaben gegaben. Und nach dem 3 oder 4 Tag merkte ich, daß ich nicht mehr sprechen könnte. Ja, das was uns Spaß macht, das war weg und zwar vollkommen weg.
Und nun kam das Altaner Krankenhaus [Altonaer Krankenhaus, Hamburg] dran. Dazu brauchte es einen Krankenwagen auf dem Schiff und dann einen der die Fahrt von Dagebüll nach Hamburg macht.
Ja, nun war ich ganz sicher: Ich konnte mich nicht bewegen weil mein rechtes Bein gelämt war. Ich konnte mein rechten Arm nicht gebrauchen, weil auch der gelähmt was. Und das Allerschlimmste — ich konnte mein Mund bewegen aber es kum nicht raus, gar nichts. Das war mein schlimmste Übel. Alles konnte ich denken, alles konnte lesen (na ja zurerst sehr varhalten) alles konnte ich machen — zum Beispiele Bleispleite [*Anm. d. Autors:* Gedankenlesen, das gesprochene Wort verstehen] machen und so weiter. Aber Rechnen ging ganz schwer.

Und konnte ich auch nicht. Und die ganze Sprache und die ganze Schrift war weg — einfach weg.
Hier im Altonaer Krankenhaus müßte ich auf Herz und Lunge geprüft und mein Kopf untersuchst. Ja und das wohl raus gekommen: Die linke Seite im Kopfe (mit rechten Seite im Köper vereinst) war zugeschüttelt und hatte das rechte Bein, den rechten Arm und das Sprachzentrum totgelegt. So müßte man denken und so auch reagieren. Das einzige was man tun kann ist — neue Sinnerоganie, neue Nervenzellen für die die alten, unbrauchbar geworden, zu finden. Und das geht — nur sehr langsahm und mit einem gehörigen Druck.

Hier bin ich erstmal so richtig zur Ruhe gekommen. Hier habe alle meine Jazzfreunde gesehnt — jedefalls die Meikels. Und die Verwandten. Und die Freunde. Und alle habe mich reich beschenkt — aber ich konnte nicht wickliche dringendes gebrauchen weil ich nicht mit anfangen konnte.
Mein Schwager — der Mann meiner Schwester — brachte seinen Domino mit. Ein Spiel welches ich gut spielen konnte und auch mal gewann.
Und alle Schwester und Pfleger waren sehr nett und sehr zuvorkommend. Erst bekamen ich das Scheissen und das Pippimachen gleich im Bett praktiezert aber dann ging schon aufs Klo. Und hier gings es auch zum Waschen. Mein Nachbar war ein Talleymann aus dem Hafen. Es mußte ein Rückchenteilchen gewekhst zu werden. Das ist ganz wichtig und der hing immer am Stehen wenn er gegessen hatte. [Besagter Mann hatte eine Bandscheibenoperation hinter sich und mußte im Stehen essen] Mit dem Telefoniere ich noch heute — weil es da St. Pauli-Kartein gibt. Seine Frau macht jedenfalls die VIP-Lounge. Inzwischen haben Sie geheiratet und wir waren mit eingeladen zur Polterhochzeit.

So und nun habe ich zwei Kinder — Jungs. Und ich habe ordentlich was hinterlassen und habe eine erhietzung hinterlassen die sich sehen lassen kann [*Anm. d. Autors:* Gemeint ist, daß die Kinder ordentlich erzogen sind]. Sie kamen ganz rasch hinter ein ander. Was dann in der Schule so passentiert sind, dafür haben kein Gefühl mehr. Aber wir haben Sie durchgebracht. Aber zu hause da haben wir sie so gut es ging erzogen. Wir haben zum Beispiel auf dem Feld Getreide geertened. Jetzt ist alles bebaut,

zum Beispiel durch das Albertineshaus [Albertinen-Haus]. Und dann haben Korn daraus gemacht und Brotchen gebacken. Dann haben wir ein Hörspiel aufgenommen mit unserem Nachbarskindern. Und wir haben Gesprenkkörper gemacht, vom Gartenschutzmittel und Flugzeuge haben wir gebastelt.
Und dann sind sie von uns weggezogen — aber sie haben wenigsten einmal pro Woche besucht. Martin studiert immer noch und zwar Architektur. Und Karsten macht den Laden mit.
Wir haben ihn erst nach Mühlhausen geschickt nachdem wir es [nach der Wende] wiederbekommen hatten. Und er hat die schönste Frau dort mitgenommen, als ich mich entschlossen habe den Laden abzugeben.

Originalaufzeichnung

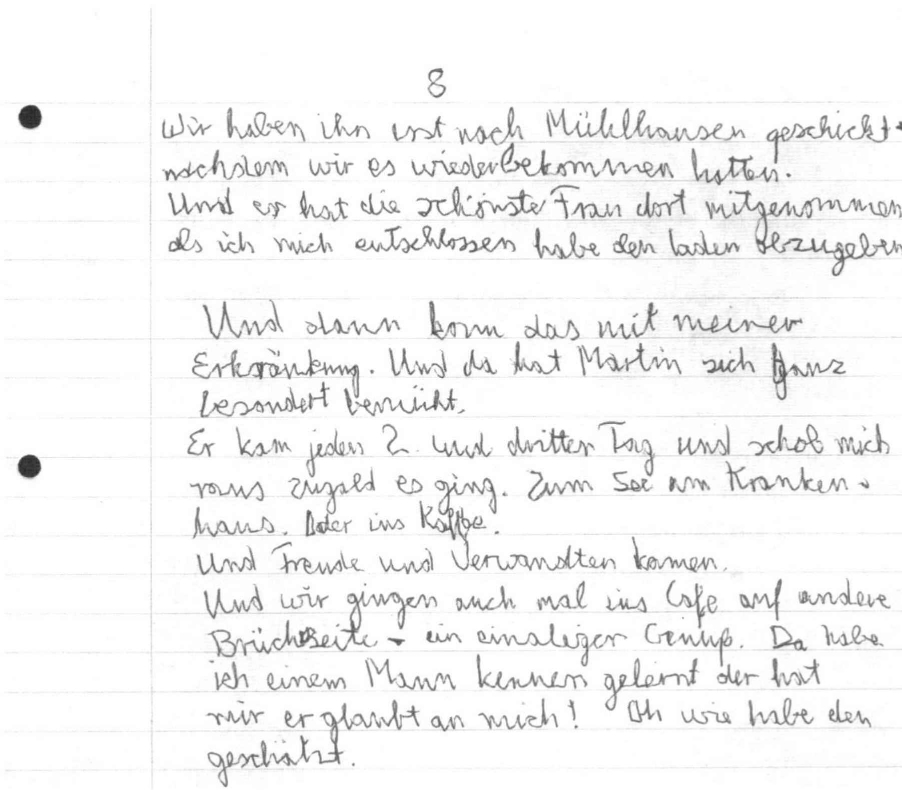
8

Wir haben ihn erst nach Mühlhausen geschickt-
nachdem wir es wiederbekommen hatten.
Und er hat die schönste Frau dort mitgenommen
als ich mich entschlossen habe den laden abzugeben.

Und dann kam das mit meiner
Erkränkung. Und da hat Martin sich ganz
besondert bemüht.
Er kam jeden 2. und dritten Tag und schob mich
raus soweit es ging. Zum See am Kranken-
haus. Oder ins Kaffee.
Und Freunde und Verwandten kamen.
Und wir gingen auch mal ins Cafe auf andere
Brückseite - ein einmaliger Genuß. Da habe
ich einem Mann kennen gelernt der hat
mir er glaubt an mich! Oh wie habe den
geschätzt.

Und dann kam das mit meiner Erkränkung. Und da hat Martin sich ganz besondert bemüht. Er kam jeden 2. und dritten Tag und schob mich raus zugald es ging. Zum See am Krankenhaus. Oder ins Kaffee. Und Freude und Verwandten kamen. Und wir gingen auch mal ins Cafe auf andere Brückenseite — ein einaliger Genuß. Da habe ich einem Mann kennen gelernt der hat mir [gesagt] er glaubt an mich! Oh wie habe den geschätzt.
Und war dach der Mann in meinem Zimmer. Der wurde an der Bandscheiben operiert und kriegte sein Essen immer im Stehen. Der war ganz niedliche und half immer wenn es was zu helfen gab.

Da kam zu Beispiel mein Geburtschtag. Da kam meine Frau ins Krankenhaus und mit brachte eine Zauberhand den mit brachte und aufstellte. Und Kuchen für die Schwestern und so weiter. Und ich konnte noch kein Wort sagen. Es war schrecklich. Aber es half ja nichts. Ich mußte ein Anfang finden — dann ging.
Und alle alle kommen — und keiner konnte reden — ja sie konnten sicher sein daß ich die Rede verstand — aber das war alles.

Jetzt ging es ab in Albertinenhaus — eine Klinik die es sich zur Aufgabe gemacht hat Schlaganfallspatienten zu helfen. Aber die nur Patienten auf, die alt und senil sind. Daß sie mich aufgenommen haben war ein Wunder.
Sie haben mich hingebracht in einem Unfallwagen. Und der fuhr schon so komisch auf die Autobahn in Ottmasschen [Othmarschen] daß da knallte. Und so mußte es die ganze Zeit warten, bis ein Polizeiwagen kam. Und inzwischen stand Martin da und wußte nicht was mit uns geschehe sei.
Hier kam ich zu Frau Dr. Ufer — eine wirklich tolle Frau. Und die Pfleger und Krankenschwester waren auch toll.
Hier mußte man sich so betten, daß die Krankenseite geschütz ist. Und frühmogens ging es raus zu waschen oder duschen. Das Dusch nähm immer sehr viel Raum ein. Da wär ich immer fertig [erledigt].
Mit mir hatten eine Patient den Raum bewohnt der auch nicht Sprechen und sich bewegen konnten. Aber der war noch viel älter als ich.

Und hier hatte alle meine Schulungungen. Und hier hatte ich auch Sprache unter Einfluß von Schultz. Und kam es zum ersten Mal das

Mund bewegen kommen und es kam was heraus: die Puppe.
[09.11.1993]
Ich mußte lernen was die Nase, die Zunge, das Zäpfchen tut. Da konnte ich schon unterscheiden, ob ich die Puppe, die Pappe, die Pumpe, der Pilz oder der Pelz sagte.
Und lauter Sprechübungen mußte ich machen. Das Sprechen bei geschlossenen oder bei offenen Lippen. Und dann mußte Papiertuch her und es mußte beweißen das so und so viel Luft bei geschlossen Mund und so und so viel Luft bei offenen Mund entströmt. Nur das ich mehrkte — ich kann sprechen wenn ich wollte.
Hier kamm ich erst mal richtig zur Ruhe und ich konnte überlegen was ich machte. Der Arm und das Bein konnte ich schon bewegen, natürlich sehr langsam. Im sitzen kannte mit der linken Hand mich waschen und anziehen — na ja nicht gut aber es ging. Ich konnte sogar die Schuhe zubinden weil ich eine Schleife gelernt hatte die man nur links macht. Ich konnte auch Speisen zu mir nehmen da ich das Brot auf ein Holzbrett legte das war mit Nägeln versehen. Und darauf schmierte ich die Butter.
Ich wußte nicht wann ich wieder gesund werden würde, aber das ich gesund wurde das war für mich ausser Fräge.

Und die lieben Freunde und Verwandten kam ohne Zahl. Die Verwandren, das ist meine Schwester und mein Schwager. Die haben sich ganz rührend um mich bemüht. Mein Schwager hat immer Domino mit mir gespielt — stundenlang. Und war da die Schwester von Meiner Frau, die Tante Reni mit ihren Mann. Auch die haben sich um mich bemüht. Mann darf ja nicht vergessen — ich war sprachlos — ja und hilflos. Aber ich war nicht allein. Die ganzen Verwandren, die Vettern und Nichtern, alle alle sind gekommen — und ich saß da, nur da und konnten alles aufnehmend was Sie so sagten — aber ich konnte ja selbst nichts sagen.
Und die Wanderfreunde kamen — einer nach dem andresen. Sie kamen und man mußte sehen — Sie erfreuhten mich aber ich konnte es nur so — wie es ist zeigen.
Und dann kamen die Lauffreunde Ulli und John — liebe gute Freunde. Ich habe Ulli seinen Rechner zurückgegeben weil da mit wirklich nicht anfangen konnte — die Sprache und besonderes das Rechnen hängen in meine Kopfe nicht hinein.

Und dann die Jazzfreunde. Wie ich wohl das Spielen vermißte. Da war mein allergrößter Wunsch das ich das wieder so hingerkeid — mein aller große Wunsch. Die Meikels waren das, um die Schrelsen Stompfers auch — das war ganz tröstlich. Und die haben mir CD's mitgebracht. Und dann war nocht da dar Karnerehen [*Anm. d. Autors:* von der 'Low Rabbit Jazzgang'] Wolf T. Und der wohnt mit sein neuen Frau gleich nehmen Frau Dr. Ufter. Und Walsdorfs und so weiter und so fort, die waren alle da.

Und noch einer war da: Erich ans Bleicherode und Martina und Mann Gehard und Sohn. Ja, das war eine Überraschung für mich. Und ich konnte nichts sagte, nur immer Lächeln das die anderen verstanden du verstehest was die andere sagen wollten.

Und dann sind wir essen geganngen, unsere Familie: das sind die Kinder und die "Schwiegertöchter" und Erich und seine Familie Und ich wollte "Gesängekeule" bestellen, aber da kam man raus — und bis ich Martin das erklärt hab verging die Zeit — dann aber war das gegklärt.

Dann haben Sie mich wieder im in Krankenhaus abgeben und Sie haben mich noch einmal gedrückt.

Und dann kam Weihnachten. Und ich konnte zu hause bleiben. Das war eine Freude. Und die Kinder und die Schwiegertöcher in Spe und alle die uns mal besuchen wollten Alle wären Sie gekommen — und es gab köstliche Speise (ich glaube ein Ente). Was ich geschenkt kriegte kann ich nicht mehr sagen aber daß wichtigste ist ja die Gesundheit.

Dann kam Neujahr — auch einen Tag um hier zum Schlafen, im eignen weichem Bettchen. Und alle ware wieder da — die ganze Familie. Und früh morgen, na ja spätemorgen gabs Frühstucks. Und hienter gab es ein gemüteichen Spaziergang. Näturlich waren die Wege sehr matchig und es was gefährlich den Steg einzuhalten. Und so mußte ich menchen aufstehen und der Stuhl mußte getragen warden. Das war ganz neu für mich — aber mir gefällt das gut.

Einmal oder 2 mal bin ich ins Kino gegarngen — nd ein erwachsener Mensch mit aller Köpferteilen in Ordnung war schon dabei — ich bei erstermal war es meine Frau und anschliesen Martin Ich weiß nicht mehr was für Filme gegeben wurden — aber das wir fast alle im der Schau waren [*Anm. d. Autors:* ... daß wir das einzige Publikum waren, ...], daß hat mich ein wenig gestört.

Und dann bin mal sonnstags in die Messe also in den Gottesdienste gegangen mit Martin oder meiner Frau. Ja, da waren auch eine kleine Gemeinde — vier oder sechs Leute. Ja die Predigt und dann das Abenmahl — das kam direkt zu mir auf den Rollstuhl. Ich weiß [nicht] ob ich ein gläubiger Mensch war. Nein, mit Sichheit nicht. Gut, früher war so, daß immer ein Gebet in den Himmel schickte wenn es ans einschlafen ging. Jedeswed mal wenn ich ein schlief.

Ja Ostern, Pfingsten, Weihnachten hab ich die Kirche unsicher gemacht — nicht allein weil gut aussah, nein, weil ich ein kanz biseche glaube war.
Die Weihnachtfeier in dem Restaurant [18.12.1993] war sehr gut und hat allem Spaße gemacht. Und noch eine gute Naricht — singen konnte ich — das war eigenartartig. Was beim Sprechen nicht geht — daß geht beim Singen — ganze Texte. Das ist nicht zu fassen, aber es geht so. Und die Musik kommt von vier begabte Musikern unseren Laden.

Mit dem Rollstuhl wurde ich nach untergeschoben. Untern das bedeutete Gymnastic, , [*Anm. d. Autors:* Die Lücke aus meinen Originalaufzeichnungen steht für Ergotheraphie] und Logopädie. Also Gymnastic, da hab eine die versteht was davon auch. Die macht so Übungen bei den rechten Beinen und rechten Armen das die Musekln noch gedehnt werden so das die Bewegen wieder gehen. Aber das kostet Zeit das kostet Abeit. Aber die Bewegnung werden immer lang und länger.
Und die andere macht andere Ubüng. So das ich meine Sachen ankriege, die Zähne putze, mich unter der Dusch abwaschen kann und so weiter. Und hier könnte ich auch was lernen: Hier könnte Seidene Tücher machen indem ich Sie geschmückte in allen möglichen Farben. Da hatte ich gleich was zu verschenken. Praktisch, nicht.
Und die Logopädien machte auch Forschritte mit mir.

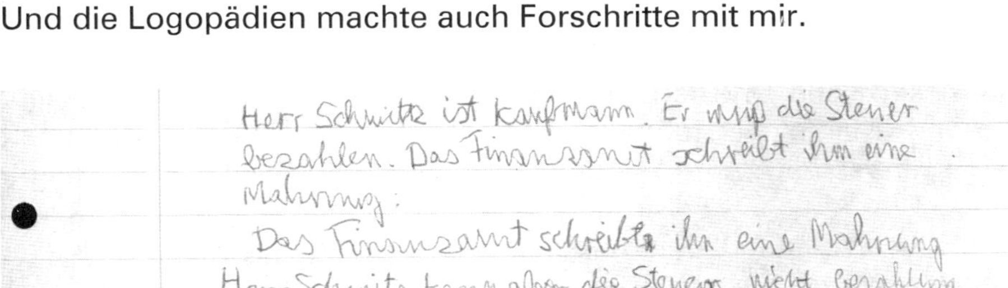
Herr Schmitz ist Kaufmann. Er muß die Steuer bezahlen. Das Finanzamt schreibt ihm eine Mahnung:
Das Finanzamt schreibte ihm eine Mahnung
Herr Schmitz kann aber die Steuern nicht bezahlung

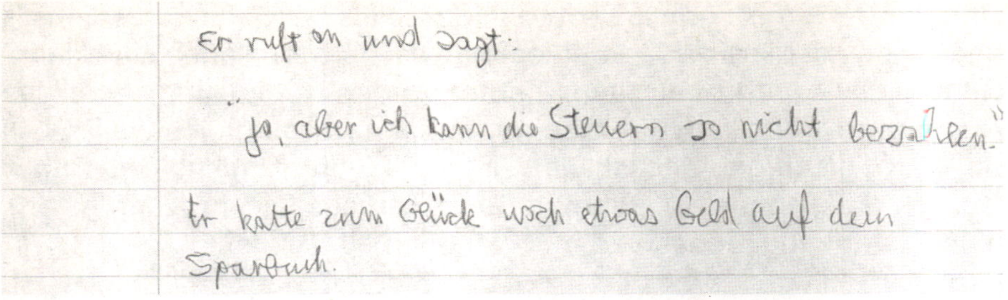
Er ruft an und sagt:
„Ja, aber ich kann die Steuern so nicht bezahlen."
Er hatte zum Glück noch etwas Geld auf dem Sparbuch.

So macht sie immer mit mir solche Froschritte aber auch das ist sehr begrenzt macht man die Froschitte deutlich.

Ja dann kam das Häuslebacken und schmücken mit Hansel, Gretel und die Hexe. [16.12.1993] Wir haben sonst immer bei H. gemacht schon als Benny klein war. Nun gut, jetzt ist größer, aber das Hexenhaus wird immer noch gemacht. Und nun das erstemal bei uns weil ich nicht hingekommen kann. Die Marcia bringt alles mit — die Wände und das Dach und allen Süßkram und Früchte und so weiter und so fort. Und wir machen daß ganz fein und ordentlich. Und mir wird auch ein Haus gebaudt — das kann ich mit in das Krankenhaus nehmen — das wär wunderschön.

Also als ich noch in der Klinik lag da hatte also bei mir zum Waschen, zum Kämen, frische Bettwäsche, und Sachen zum Anziehen. Also wie das werden sollte als ich zu ersten Mal zu Schlief [*Anm. d. Autors:* ... zu Hause schlief.] — nur für eine Nacht — Kurz vor Weihnachten. Mein Frau machte die Betten hoch, ein Martazen zusätzlich rein und ein Kissen auf die rechte Seite. Dann mußte morgans aufzustehen — natürlich in einem Rollstuhl. Und zu Dusche. Da haben wir ein Stuhl hingesetzt und darauf habe ich mich geduscht und dann angezogen. Das hat ordentlich lange getauert — Mein Frau hat mit viellen Mühe und mit Elan mit fertig angezogen — und dann haben wir Frühstückzeug gegessen immer mit den linken Hand. Und dann sind wir rausgegangen immer auf dem Weg. Na wenn Martin mich führte, dann bin ich schon mal stecken gebl eben — so ganz schräg im Feld — aber er hat mich schon wieder frei gekriegt.

Also das Weihnachtsfest haben gefeiert bei uns zu Haus — Na ja, daß tun wir immer so. Aber hier war das besondere Ich kam über

das Fest nach Hause. Und da war ich und konnte ganz still in einer Ecke sitzen und mich freuen — ja, mich freuen — mehr war nicht drin.
Und die Kinder kamen, Martin und Karsten und die beiden Schwiegtrichter — so zu sagen. Und meine Schwester und mein Schwager kamen zu Besuche und meine Schwiegermutter. Und sie packten ihre Päckchen aus — alles von meiner Frau eingewickelt. Ich habe nur im Rollstuhl gessenen und mir die Dinge angesehen. Dann kamen die Kinder Wolfgang und Silke vom meiner Schwester.
Dann ging es ab zur Messe in das Krankenhaus — das ja nur ein Straße weiter liegt. Und hier könnte man wirklich hören, was einem so am Herzen liegt, wenn man krank ist. Das ist wirklich andere wenn man gesund ist. Da sind ganz andere Dinge wichtig, andere Dinge gefragt, als wenn man sich pflegen muß und krank ist. Und dann ist es noch ein Unterschied ob man wieder gesundt wird — wie bei mir — oder ob man nur beten kann, daß es schnell zu ende gehe.
Am nächsten Tag habe wir ausgeschlafen — ich in meinem eigenen Bett. Und aufgestanden — das Bett hatte Höhe und hatte Polsterung — ein Kissen. Dann hat man mich zum Dusche geschoben — man hat mich auf einen Stuhl gesetzt und gewaschen. Dann angezogen und gefrühstückt.
Und dann sind wir hinausgezogen. Einmal bei J. gekugt, da mußte ganz viel Stufen laufen bis man oben ist. Die Kinder sind auch da und verbreiten eine glückliche Stimmung.
Na, ja dann sind wir zu N. geganken. Da kann man hinterum über den Garten gehen. Martin mußte mich schieben. Die Mutter hat den Gänsebratung zu zu bereiten. Und dann haben wir gegessen. Die Schwester und der Schwager von meiner Frau war auch mit von der Party und meine Schwiegermutter. Und die Gans war vorzugerlich. Und sind wir spazieren gegangen — na ich ja im sitzen — weit durch Feld und Weiden und Wald.

Und nun ein letztesmals geschlafen und dann zu H.. Diese Freund laufen ja immer noch mindestens einmal die Woche so 7 bis 10 km. Und und fallen sie ein und dann reden Sie und essen Sie. Und ich auf meinem Rollstuhl hörte Sie reden aber ich konnte selbst nicht sagen. Das ist sehr merkwürdig — aber es ist so.
Nachmittag kam ich wieder in die Klinik — mein Bettnachbar auch. Und am Wochende darauf war Sylvester. Wieder zwei Tage zu Hause.

Wieder 2 Tage Genuß. Und zum Sylvesterfest ware auch alle Kinder hier versammelt und auch die Freudinen. Wir spielten ein Spiel — Monopolie — man mußte mir vorrechnen denn rechnen konnte auch nicht.
Und dann das alte Jahr geht – ein neuen Jahr kommt. Und das was kommt hat eine besondere Verantwortung — ich möchte wieder hergestellt sein — richtig und wahrhaftung — daß war mein besonderer Wunsch.

Es geht aufwärts

Januar 1994

Den rechten Arm und das rechte Bein waren noch wie tot. Zum Laufen brauchte ich den Stuhl. Das Bein konnte ich bewegen, aber nur ein ganz winzigstes Stück, und den Arm konnte ich auch bewegen noch weniger als ein winzig — und die Manschette trug ich immer noch, die verhindern sollte, daß die Finger sich verkranften und die dafür sorgen sollten das sie nicht zu dick wurden. Und dann der Kopf — immer noch sprachloss — na ein bisschen konnte ich schon sagen — na, nur ein bisschen. Es war schon ein Forrschritt zu sehen — aber nur klein, winzig klein — aber immer schon ein Fortschritt das muß man sich einmal überlegen. Und das war natürlich ganz wichtig für mich, denn ich war immer überzeugt, daß ich wieder gesund werden würde — nur die Zeit, die war doch länger und lästiger als ich das voher eingesehen hatte.

Martin kam ein um den anderen Tag und ging mit mir spazieren. Durch die Felder und den Wald des Niendorfer Geheges. Und die Freunde und die Verwanden kamen und alle sprachen mir Mut zu und Geduld.
Und ich lernte malen. Die Barbara, meine Frau, hat ein Tuschkasten für mich zu Weihnachten auffahren lassen. Und ich habe mit links gemalt. Ein Bild schöner als das andere, wenn man bedenkt das es linksseitig ist.

Und dann habe Batiquen gelernt. Schöne sehr schöne Tucher. Und damit konnte auch was anfangen: Man konnte Sie verschenken.

Und dann kam Sie: die Mutter der Kompagnie. [Florence Kraus-Irsingler] Die Österreichereihin die nur 4 mal oder 5 mal kommt pro Jahr, die Bordbahn 14 Tage. Da muß man 14 Tage Training nehmen [*Anm. d. Autors:* Gemeint ist der 'Bobarth-Kurs', benannt nach Bobarth, der in England lebte. / Siehe auch Seite 215]. Ja, 14 Tage muß man sich ganz zusammen reißen, damit man das gut und erfolgreich übersteht. Das geht so: Am 1 Tag muß man sich daran gewöhnen, am 2 Tag kommen die Beine dran, da wird gestreckt und gerechet, am 3 Tag sind die Arme dran. Da wird gedehnt, daß einem Höheren und Sehen vergeht. Na ja, ganz so schlimm ist es nicht — aber es ist ganz schön anstrengend. Und dann, am 4 oder 5 Tag kommt die Mutter auf einer zu und macht alles noch mal und wesentlich anstrengeder als die Schülerinnen. Aber das bringt was. Du kann es zwar nicht bemerken — du kann es nicht sehen — und kann Du es spüren — das es was betragt hat. Und das macht Dich so dankbar.

Und dann kam ende Jananar [1994] die Entlassung. Für mich kam sie überaschend, aber sie kam. Da mußt Du dich erst mal dran gewöhnen. Bin dahin bin ich ganz und gar geschützt gewesen bei unseren Ärzten — Frau Dr. Üfer, bei unseren Krangenfleger, bei unserem Besuch — alle haben Sie eine schützende Hand über dich gehalten — und einfach nach Haus? Na ja, und dann komm Du in die Tagesklinik für 4 Wochen oder länger. [*Anm. d. Autors:* Die Ärztin, Frau Dr. Ufer, meldete mich in einer Rehabilitationsklinik an — gleich bei Walsrode.]

Na zu Haus! Die Krankenschwester haben ein tolles Trinkgeld gegriegt und ein gutes Essen vom Italieren [*Anm. d. Autors:* Die Krankenschwestern erhielten als 'Dankeschön' eine Einladung zum Italiener]. Frau Dr Ufer hat mein erstes Bild gegriegt und die Logopaidin und die Therapeutinnen auch. Mann weiß, daß die Krankheit gut angenommen wurde und daß die Widerstandsnester gut genutzt werden. Und dafür meinen Dank.
Na nun zu Hause! Ja ganz zu Hause. Na es gibt was zu essen. Es gibt was zu trinken. Es gibt was zu lesen. Es gibt was zu feiern. Das war alles in ordnung. Meine Liebe Frau hat das alles ganz toll gedreselt [gedeichselt]. Aber dann kommt das schlafen. Das Bett mußte ganz hoch sein, damit ich besser rauskomen konnten. Und

eine leichte Decke mußte es haben und ein Kissen zum Unterlegen unter die rechte Seite.
Das Wäschen war ganz schwierig — wir hatten das ja gut — wir hätten ein große Badezimmer Da konnte man alles unterbringen und dem Mann im sitzend waschen. Und anziehen. Und dann konnte er los zur Pflegestation. Zu erst kam immer der Bus angefahren und hat ihn mit genommen. Und dann ist er schlieselich selbt gefahren. [Zuerst mit dem Rollstuhl, später reichte ein Stock als Hilfsmittel zur Fortbewegung aus.]
Und dann in dem Hause war alles neu. Neue Logopadien, neues Therapienten, neue Krankenschwester, ein neuer Raum ganz untern, und ein neuer Arzt.
Und alles ist ist neu in der Therapie [Gymnastik]. Und selbst das Essen — dann wird das Essen hingebracht und dann muß man sich gegüber sitzen und essen und natürlich erzählen wenn man kam — sonst schiegsam [schweigsam]. Und dann gibt es ein Ruheraum wo eisern geschlafen wird. Und dann die Theraphie: Dann hat ich eine die gewußt wo sie anfängst und wo sie endet. Und wie mitterdrin aussieht. Die konnte mit mir alles machen. Die Hauptsache das Bein und der Arm kommen in Bewegung. Und sie hat es in Bewegung gebracht — nicht doll, aber doch bemerkbar.
Dann die [*Anm. d. Autors:* Die Lücke aus meinen Originalaufzeichnungen steht für Frau Riepke] die hatte einen besonderen Charme. Und sie hat sich jedes neue Sachen einfallen lassen was Sie dann mit mir ausprobieren hat.
Und die Logopädie, die ist auch mit einer neuen Frau besetzt.

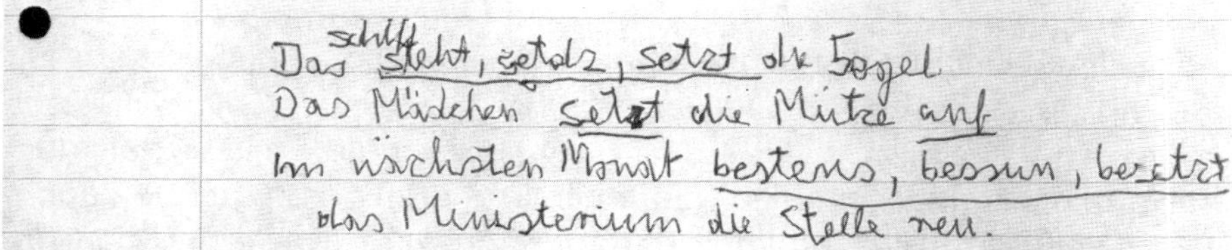
Das schiff stelt, setdz, setzt die Segel.
Das Mädchen setzt die Mütze auf
Im nächsten Monat bestens, bessun, besetzt
das Ministerium die Stelle neu.

Ja das geschieht wieder in der altern Fasson wir suchen so lange bis wir das Wort finden. Ja wir kommen dabei in Grubbeln [Grübeln].

Lesen konnnte ich schon immer, wenn auch zu erst nicht gut. Hören war wir immer geläufig. Rechnen ging anfangst über haupt nicht.

Heute nur die einfache Sache wie Geld zählen und so weiter. Aber die Buchstaben zu finden, das war so eine Sache. Am Anfang fehlte mir die Stimme, keinen Ton kriegte ich heraus. Die stellte sich dann ein — nein — das ist nicht richtig. Sie mußte hervorgelockt werden. Und auch heute kommt sie leider noch nicht richtig bei manchen Worten an. Wenn ich sage `falscher Fußbieger Eßgewohheiten Skibbe`, da muß ich mir sehr viel Mühe geben, das ich das richtig herausbringt. Die deutsche Schrift ging verloren, daß heißt, die Schrift geht mir nicht passend ein wie ich es vorher gewohnt war. Wenn beispielsweise das Wort `hervorgelockt` bustabiere soll dann wie weiß ich nicht, wie das am ende geschrieben wird. Oder bustabierend. Dann nehme ich die Gewohnheit zu Hilfe lasse das gewohntes oder eranhtes ersetzend — nicht durch gelerntes.

Irgwie ist das Futural [Futteral], der Köcher herausgesprung. Und das alte Futural läst sich nicht wieder flicken, wie das Hirnverletzungen, oder ein Aniorisma [Blutiger Infarkt im Gehirn] namchen wieder tut. Das alte Futrual ist hin. Und es gibt eine Möglichkeit, nämlich ein neues Futural, ein Köcher zu finden. Ja so muß das sein. Denn sie sind ganz neu, das merkst du schon daran, das du Worte nicht finden kannst die auf deiner Liste nicht liegen. Manche Fremdworte last es eine andere Sprache sein. Hast du beispielsweise ein andere Sprache gesprochen kann Du sie nicht wiedergeben — beim besten Willen nicht.

"Der Mann schneislet die "Torcke" "Torte" an"
"Torcke" Torte anschneisden
" Das Mißverständnis
Der Ami fährt mit der Eisbahn Amerikan kaut Krautabach
Er ist Ami und es ist ein deutsche Dame " er erzahlt ihr was und Sie ...
Da kurz vor dem Aussteigen meint Sie, Sie könne
nicht verstehen ~~und meinst nun~~ überhaupt
nichts und Sie möchte sich dafür entschuldigen
ich bin völlig taub

Dann kam Biike brennen. [*Anm. d. Autors:* Mächtige Holzhaufen werden angezündet und hinterher gibt es Grünkohl.] Ein Fest der Nodsee — nämlich Föhr. Wir wollten nicht hin — und ausser uns wollte keiner hin. Ich bin immer in die Tagesklinick gelaufen. Kein Stock mehr — nicht mehr an schützensten Sachen.

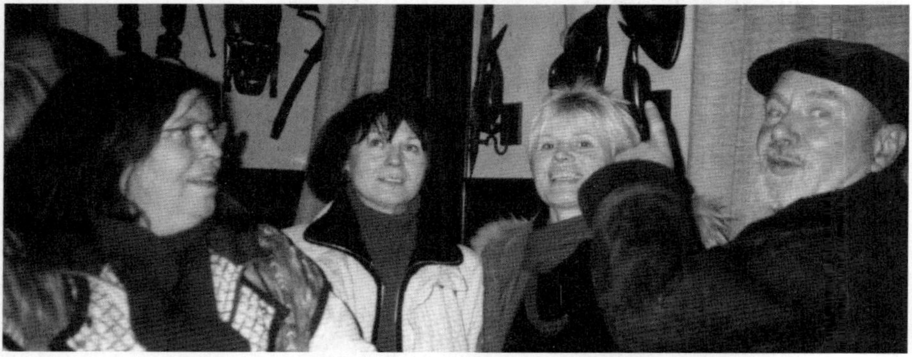

[Beim Biike-Brennen an der Nordsee]

Und das kam das Muttertier [Florance Kraus-Irsingler] wieder: Und hat mich vorgerührt [vorgeführt] — ich hatte so zu sagen ein Stammplätz und alle konnten sehen was Sie mit mir machten.
Und Sie machte viel mit mir — das Bein mußte ich heben, den Arm heben, den Körper krümmen und strecken — das war eine Schau das hat was gebracht — und ist Fotographiert worden.

Das Geschäft ist wichtig für mich. Einmal ganz verständlich, denn das war — und ist mein Leben. Na, ich will das beschwichtigen. Mein Leben hat viele Merkmale, viele Ecken. Aber ganz wichtig ist das Geschäft schon. Schon weil uns alle ernährt. Billstedt haben wir abgegeben und Glinde gebaud. Das haben wir noch vor 4 Jahren ausgebaut. [*Anm. d. Autors:* In Glinde hatten wir ein Grundstück im Herzen der Stadt gekauft und darauf ein Kaufhaus gebaut.] Das ist benaht so große wie Eidelstedt. Und den Bergedorfladen. Das wird von meinem Vetter betrieben.
Die drei Herren Abteilungsleiter habe ich eingeladen, und sie waren auch da. Ich konnte ja nichts sagen — na ja so sonst. Aber ich konnte meine Entschlossenheit zum Ausdruck bringen das ich wieder gesunden werden würde. Die Abteilungsleiter waren schon lange

allein — nein so allein daß sie nicht wußte was gemacht werden sollte, und das kam durch die ostlichen Geschäfte mit Erich und Martina und dann mit Mühlhausen. Ja, da hab sie oft allein gelassen — nicht ganz waren nicht allein — weil wir waren verbunden mit dem Telefon.
Aber sie wußten was zu tun war — und wie meine Entscheidung. Und daran haben Sie sich gehalten. Und das war wehrend meiner Krankheit ebenso. Und dann hatte ich ja den Junior an bord. Der konnte mit allem umgehen — und der kannte sich mit allem aus. Nur so entscheiden — das konnte er nicht. Und so kam es auch, daß das Geschäft immer schlechter lief und wier trotzdem noch die hohen Pesonalkosten haben. Doch das brachte uns doch was ein — das Otto [und ich] aus dieserm Geschäft, aus dieser Gemeinschaft austeigend will. Das war doch was. Die Jugend wollte es trennen und das ist ja auch richtig so.

Und dann eines Abends, hat uns George B. besucht. George das ist ein Klassensprecher von früher als wir noch zusammen zur Schule gegangen sind — bis zum Abitur. Das ist nunmehr 40 zurück — ja vor 40 Jahren. Da haben wir ganz anderes ausgesehen als die [Jugend] heute. Wir waren weit weniger als die heute und von uns waren sechs oder so bereit zu studieren. Und davon machte einer seinen Doktor. Und war wir immer hatten: eine richtige Gemeinschaft auch auserhalb der Klasse — wie wir erst nachhinein feststellten. Jedes Jahr machten machten wir eine Wandung und jedes Jahr haben wir uns zu einen gemütlichen Kaffe oder Bier zusammen gefunden. [*'Übersetzung' d. Autors:* Wir waren auch wesentlich weniger Schüler in einer Klasse, als es heutzutage üblich ist. Ich glaube, sechs von uns haben später studiert, und einer davon hat seinen Doktor gemacht. Wir waren damals eine richtige Gemeinschaft — auch außerhalb der Schule — und trafen uns jedes Jahr zu einer Wanderung. Diese beschlossen wir dann mit einer gemütlichen Tasse Kaffee oder bei einem Glas Bier.] Das Jubileum 30 Jahre Abitur hat ebenfalls im Poggfred [*Anm. d. Autors:* Gemeint ist unser Haus auf Föhr.] statt gefunden und es war richtig schön wie wir mit unseren Fahrrädern so zurecht gekommen bei unserem Wetterlebnisse und ein richtig schönes Essen im alten Alt Wyk [= Gasthaus 'Alt Wyk'].
Ja, nun war er also da — Ich konnte nicht sagen nur nicken. Ja das war schwer, aber nicht zu änderen. Na er hat begriffen und er sagte mir Mut zu, Mut zu neuem Leben Mut zur Sprachen und zu besseren Bewegung. Das will brauchen — und so gingen wir ausseinander.

Immer weiter Auffweitz

Im Reha-Zentrum Soltau

März 1994

Die Ärztin, Frau Dr. Ufers, weiß schon über Erholungsheime, also Rehabiliationskliniken, eine ganze Menge — und sie hat uns geraten Soltau auszusuchen. Und es ist geglücket — die staatliche Rente hat zugestimmt. Die Staatliche Rente allein — was sind das für Kosten? Na — aber jetzt ist es egal — es tut mir nur gut.
Das Reha-Zentrum ist ganz neu und hat ein extra Speisezimmer für die Aphasiker. Und es ist toll gelegen — mitten im Wald.
Und dann kam das Programm:
Linguistik, 2x am Tag. Dann Krankengymnastik — dann noch mal als Gruppentraining. Dann Ergotherapie, dann Herr Pflantz, er macht psychsommatische Test. Und dann eine Krankheitsverarbeitungsgruppe. Bei dem es auf das Gesprache ankommt. Die Werkgruppe — da kann man sich aussuchen ob man töpfern will und einegenes mehr. Das kommt die Wassgymnatisch und schwimmen, das ist auch ganz wichtig. Und dann kommt Entspannung — das ist so was wie [*Anm. d. Autors:* Die Lücke in meinen Originalaufzeichnungen steht für Yoga] nur einfacher. Und zum Schluss kommt noch eine wichtig Aufgabe auf mich zu — nämlich Auto zu fahren. Und ganz zu Schluß gibt hier auch zu eine Art Bobath Kurs — für eine Woche. Das waren die Kurse — immer nur 1 Stunde, aber ganz schön viel.

Da war einmal der Sprachunterricht, das war ein Mann, ein Docktor. Er hat sein Wissen in Politik und hat er sich spezialisieurt auf Sprache. Und der wollte sich immer unterhalten als der Aachner-Test vorbei war. Und hat mir keine Hausaufgabe gebenen. Dabei konnte ich nichts lernen, das habe ich ganz schnell bemerkt. Und daher hab ich kann schnell entschieden, daß ich eine Lehrin brauchte und die habe ich auch schnell bekommen, Frau Pawlosky. Die Wohnung ist in Hamburg und sie ist verheiratet mit einem Lufthansapiloten. Und sie ging so vor:

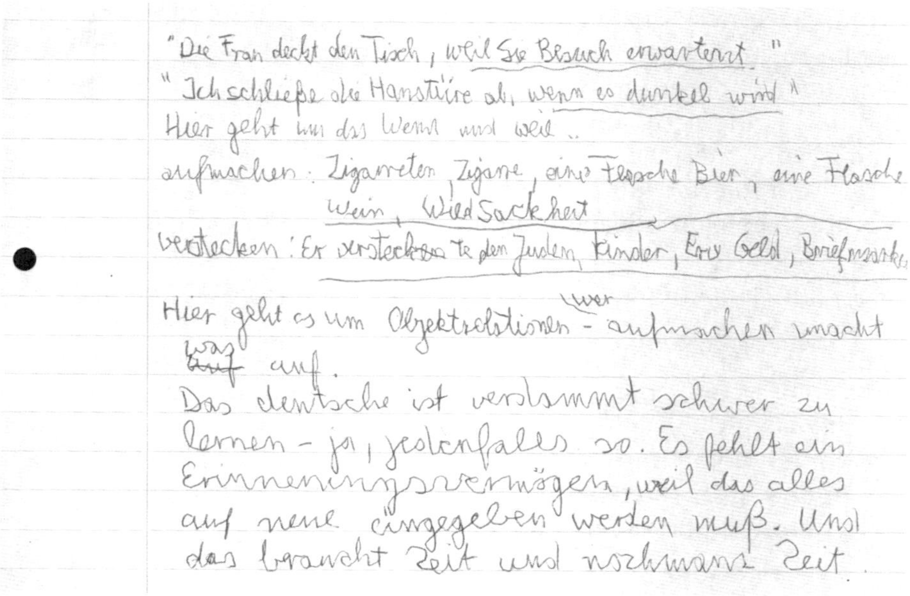
"Die Frau deckt den Tisch, weil Sie Besuch erwartert."
"Ich schließe die Haustüre ab, wenn es dunkel wird"
Hier geht um das Wenn und weil ..
aufmachen: Zigaretten, Zigarre, eine Flasche Bier, eine Flasche Wein, Wiedsackheit
verstecken: Er versteckte den Juden, Kinder, Ein Geld, Briefmarke
Hier geht es um Objektrelationen - wer aufmachen macht was auf.
Das deutsche ist verdammt schwer zu lernen - ja, jedenfalles so. Es fehlt ein Erinnerungsvermögen, weil das alles auf neue eingegeben werden muß. Und das braucht Zeit und nochmans Zeit.

Dann die Ergotherapie — die bringt einem Sachen ein — daß glaubst du nicht. Sachen [die] alle verloren gingen — zum Beispiel alle Handgriffe rechter Seits — auch die, die nicht verloren gingen oder wieder gekommen sind

Und die Therapetion für Gymnastic. Was hat dieses Mädel [in der kurzen Zeit] für ein Chance — keine oder nur sehr wenig. Sie macht Streckübungen mit meinem Bein und meinem Armen. Und gehübendungen. Und Greifübenungen. Und dann bringt Sie mich auch auf mein Fahrräder — und wenn es Sommer ist — dann will ich Fahradfahren.

Ja das ist ganz komisch. Die Beine und die Arme sind quasi gelähmt [nur die rechte Seite] — das liegt am Kopf. Der ist mit Sauerstoffe nicht mehr vesorgt worden, Teile davon — und das hat die Lähmung bewirkt.

Nun ist das genau so wie die Sprache — es gibt immer eine Vielzahl von ungenützenden Zellen, quasi bereitsliegende für solche Fälle, die wieder aktiviert werde könnten. Ob es geht oder nicht geht ist hier die Frage — man mußt es versuchen.

Also was wir alles versuchen werden — es kommt einiges wieder — aber es dauert lange — ja lange dauert es schon. Die Beine und die

Arme, die konnte man ja gut schon bewegen — aber die gehorchen nicht unseren Relgeln. Das linke Bein und der linke Arm — die laufen nach ganz anderem Regeln und Merkmalen ab wie das rechte Bein und der rechte Arm. Ich kann das auch nicht erklären — aber Sache ist so: Wenn man das gut trainiert, dann hat man was davon — dann kann man wieder laufen und den rechten Arm benutzen — zum Trompete spielen oder Schreiben: aber das dauert lange.

Herr Pflanzt macht psychischte ist — ob ich auch ganz gesund bin — geistig gesehen. Und geistig bin ich auf der Höhe der Zeit — ich habe nur Wortfindungprobleme, kann keine Zählen addieren oder subtrahieren oder divideren oder mal nehmen. So und dann hat er mir alte Bilder vorgelegt — die Personen, die kannte ich alle — nur die Namen fielen mir nicht ein. Sagte er sie mir — dann konnte ich sie nachsagen. Das sind Politiker, Schaustare, Sportler und Unternehmer, und die kannte ich alle.

Dann giebt es Gespräche — und ausserhalb, also das man einkaufen kann, mit einem Bus ein vorgebendes Ziel erreichen kann, jemand auf die Post gehen und was fragen — oder auf der Bank. Mein Ziel ist es, ein Tempotaschentuch zu erwerben — das konnte ganz schön schnell und dann das Duschguele von meiner Frau — das kriege bis heute nicht zusammen. Ich habe es in einer Pafümerie versucht herauszufinden — es ist mir nicht geglückt. Ich dafür konnte die Damen und Herren zu einem Eis einladen.
Und dann gibt es auch die Gespräche in Hause — und da muß man ganz froh sein das man das nicht hat was ein Teil der Männer und Frauen haben: Unglückliche Liebe, verachtend, verstoßen. Das habe ich nicht — meine Familie ist so gestrickt das das richtig zusammeln hält — was kann es schöner noch geben.
Was kann es schoneres geben als Werkarbeit — und dann natürlich Töpferarbeiten. Nun einmal habe ich mich umgesehen und dann natürlich was gemacht: Eine Palme, Schafe und ein Hirtenhund. Da sah ganz niedlich aus. Und als nächstes ein Haus — so ganz wie unseres. Rote Steine, das Dach war schwarz und dann die vielen weissen Fenster.
Dann war auch ganz wichtig die Wassegymnastisch und das Schwimmen. Ja ich konnte schwimmen aber immer so seitlich weil

mein rechter Arm und mein rechtes Bein teils gelämt ist. Da habe ich ettliche Runde zurückelegt, aber die schwimmer war immer nur eine Graus.

Eines Tages war ich mit N. los. Da sind wir zu einem Dorf gefahren und das gibt einem Maler — oder besser — es hat einen Maler gegeben und nun verwaltet die Frau das Erben. Im Winter ist alles grau — aber das Haus war eben anders und hier war doch schon ein wenig der Frühling angebrochen. Und nach dem Hause, da hat es Schweinehaxe von Wildscheine gegebenen. Das war sehr gut.
Eines guten Tages — es war ein Sonnabend — waren wir — das sind meine Frau und ich — losgezogen um den Vogelpark zu besuchen. Der Park hatte erst diesen Manat April aufgemacht und deswegen waren nur sehr wenige Menschen da. Aber die Prachtvollen Vögel einer schöner als der andere. Und sehr schön auseinander gezogen. Und der Rasen, die Blumen und vor allen Baum-Hecken [Rhododendron] — die waren naturlich nicht in voller Blüte da — aber sie waren da. Also so was hat man eigentlich nach nicht gesehen, so was köstliches. Ja so ging der Tag zu ende.
Dann kam ihr Geburtstag. Sie hatte die Idee in einem Landhaus an der Straße nach Solltau [Soltau] essen zu gehen. Die Kinder alle mit Freundinen auch mit. Und die Großmutter war dabei. Da in dem Landesgasthaus konnte herrlich Wild essen. Es war ganz wunderschön. Nachdem Essen haben Sie mich zurückgebracht in die Klinik.

Na und dann kam der Abend in dem Musikhaus — der Abend mit den ganz große Jazzer [Lionel Hampton] — wier haben ihn vor 7 Jahren mal gehört in den USA. Da war er schon so gut wie töt wenn er auf die Bühne kam. Aber kaum mächt er jazzed dann läuft es wie am Schnürchen. Und so war es hier genauso. Da ganz der alte Jazzer wieder und machte ordentlich ein Faß auf. In der Pause habe übrigens den alten Jazzer [Gunter W.], der immer alles spielen konnte nur kein "C", wieder getroffne. Er hat mich gleich erkannt und begrüßt. Na er wünschte mir alles Gute.

Wir wollten zu Ostern nach Wyk. Das ist sichert. Und wir wollten uns abmelden für Donnerstag bis Montag von der Kur hier im Hause. Das wurde uns genehmigt.

Wyk, das erste Mal daß ich seit meinem Schaganfall wieder hinkomme. Das este mal, daß ich hier wieder leben.
Wir fähren die Autobahn, die Landstraße, das Schiff und dann stehen wir vor dem Haus. Ja und dann gehen wir hinein. Das Haus sieht noch immer so aus wie früher. Nun man selbst ist ein anderer geworden man lähmte mit dem Arm und man hingt mit dem Fuß — aber sonst es ist noch genauso geblieben. Unsere Kinder sind mitgekommen und das Essen ist wieder ganz ernorm. Oben ist das Bett zum Schlafen — und ich schlafe göttlich — ganz gleich was passiert war.
Und haben wir noch die Sachen vom Dom: das Spiel mit den 8 Kartchen die an einander gereiht wurden und das Treppchen spiel. Ja, hier war es gewesen: hier in Wyk. Keine Warnung, kein Alarm — es war gewesen — was für ein Glück das es nicht im Flugzeug passiert ist. Es war gewesen und wir müssen das Beste daraus machen.

Und dann muß ich nocht etwas was erzählen:
Wir waren im Kaufring-house Knudsten. Wenn sahen wir da übrings: Unseren Postkarten Heini dar auch unsere Wand versorgt. Und wir hatten eine Menge einzukaufen — denn wir hatten ein großen Menge von Besuch. Ich hab gewartet, hab mich vor dem Postkarten-Heinis gedrückt und bin dann hinausgegangen. Und meine Frau wollte von mir wissen wo habe ich den Autoschüssel. Habe ich den gehabt? Ich weiß es nicht. Meine Frau auch nicht. Wir kugten drinnen nach. Fragten die Kassierinnen — keine Spur von Autoschlüssel. Wir suchten den Erdboden ab um das Auto — kein Autoschüssel zu sehen. Na endlich setzte ich meine Mütze ab — und was soll ich euch sagen: Der Autoschüssel wie er leibt und lebt, unter mein Mütze.

Wie geht es weiter. Im Reha-Zentrum bin nun durch. Wie geht es mir? Ich meine gut so weit, ja gut geht es mir schon. Ich meine aber gut heißt allerdings, daß ich keine Hilfe im Gehen mehr habe. Der kann wieder ordlich bewegt werden. Der Mund kann wieder dies und jenes sagen. Aber bin ich nun gesund? Nein. Und das dauert länger, als es schien. Und wahrscheinlich wird nicht alles wieder so werden wie zu vor. Auch, wenn nicht so wäre. Aber die Trompete wüßte ich zurückgewinne und die deutsche Sprache.
Mein Nachbar der Herr G. der kann weniger als ich. Im Laufen bin ich ihm überlegen. Die Hand kann immer noch nicht aufgemacht werden,

und die Laute die kommen nur als verkraft [verkürzt] heraus. Aber sonst macht er einen gut Eindruckt. Erst war er Tischler bis er einen Herzinfarkt kiegte. Und dann ist er Schäfer geworden in der Heide. Da konnte er draußend schlafen und draußen leben. Und dann kam der Schlaganfall. Sie habe ihn nicht gleich gefundet und dann habe Sie eine falsche Diagose gestellt. Die Schafe gingen für ein spottbilliges Geld weg. Und seine beiden Hunde auch. Aber seine Freundin ist treu geblieben — und das ist die Hauptsachse.
Wier hatte so manchmal ein Gang durch die Felder und Wälder und er hat mir eine Menge beigebracht. Ja ist wahr Frühling die Natur erwachte zuhensens. Ja, und ich habe ihn angelernt im Malen. Ich male Bilder von einem bekannte Maler — so van Gogh oder so — und die werden ganz gut. Ist ja mit links gezeichnet. Und dann habe ich auch Herrn G. veranlassed sich Pinsel und Farbe zu besorgen und siehe da: da kommen probere Bilder raus.

Ach, ich möchte nicht dastehen und nichts sagen können — und doch alles verstehen? Ach nein — das möchte ich nicht — und da will ich dran arbeiten.

Die Sommerpause

Juni 1994

Es war gut wieder zu hause zu sein. Jetzt ist erst mal Pause. Die Blumen kommen so langsam hervor. Die Gräser und die Busch verfärben sich langsam — daß bran und grau geht heraus und das Grün kommt herein und was es für Grün überhaupt gibt. Unwahrscheinlich.

So, nun muß es sein — ich gehe in mein Geschäfft. Zu erst ganz langsam — mit meiner Frau. Das ist ein Gefühl. So ganz langsam die Treppe herauf. Mein Sohn hat das ganz gut geleitet. Aber die Tendenz ist: das Geschäft geht zurück. So immer um die 10%. Das ist eine

ganze Menge und der Gewinn schlägt sich um zu miesen. Es ist ein Glück, daß wir das Gebäude auch an andere Gewerbetreibende zum Teil vermietet haben — also Läden in unserem Laden und Ärzte. Da haben wir noch ein sicheres Gefühl.
Ich merkte schon, ich konnte noch nicht mitmachen — und ändern konnte ich auch nicht — also schwieg ich lieber.

Die Trompete muß gepfleckt [gepflegt] werden. Ja, das ist wahr. Ich kann sie vorläufig nocht nicht spielen. Die Hand läßt es noch nicht zu. Sie macht die Bewegungen nicht schnell genug. Und oben drein fällt mir keine Melodie ein. Ja, nachlesen läßt es sich gut — auf dem Harmonienbuch — nachlesen läßt es sich auch auf der Schal platte. Wir hatten vier oder fünf gemacht: Zwei richtigen, gute und eine Kinderschallplatte und eine mit einem Chor — so Wanderlieder. Ja, lesen konnte ich das gut — aber spielen — und das geht auch nicht in meinem Kopfe herein sonst könnte ich ja die andere Hand nehmen. Aber so ganz allmählig kommt es wieder — aber langsam, langsam. So, da habe ich nun gedacht, ich mache das alles ganz und gar neu und habe den Körper neu eloxieren lassen. Und das Mundstück bekam ein Silberschein — das soll dem Mund gut tun. Ich — bzw. mein Sohn Martin und ich haben es gebracht zu einem Spezialisten nah den Flugplatz — der Vorgänger hat jedenfalls die Trompete gefertigt. Und jetzt hab ich sie wieder — ganz neu und ganz schön — aber zum Spielen reicht es nocht nicht. Wer weiß — vielleicht überhaupt nicht mehr. Vielleicht in einem Jahr.

Ja, und dann war noch das Flugzeug dar. Es war eine Commache, ein viersitzige mit einzibarem Fahrwerk. Sie hatte sechs Stunden Sprit an Bord und das letzte Flugzeug ist 1975 hergestellt worden. Meines war 1960 gemacht worden, von Pipers. Ich hatte es 1980 gekauft. Und weil das Flugzeug so wertfoll war hatte es ein Club: Der Commachen-Club.
Und neben Ersatzteilen — das war ganz schlecht auf dem Markt — gab noch eine Europa interne Verpflichtung den Club zu führen. Und der hat ganz viel mit internationaler Flughafen gemacht. Zu Martins Abitur habe ich ihn eingeladen. Wir sind bis Reims gekommen und sind ohne Fahrwerk gelandet — das heißt es war ein bißchen draussen und ich muß irgendwie die Blochade übersehen haben.

Na ja, wir sind heil gelandet und wir haben erst mal eine Flasche Sekt auf unser Schicksal getrunken.
Karsten hatte das Flugzeug im Ärokurier aufgeben — kein Resultät. Dann hat eine Zeitung gemeldet die auf gebrauchte Flugzeuge spezialisiert ist. Und wir haben unsere Werkstadt angerufen — und der hatte als einiziger einen an der Angel. Ein [Einer] der Föhr auch kennt und der will ein Schmuckstück daraus machen und dann irgohin [irgendwohin] verkaufen. Ja, das war das Flugzeug. Also ich bin sicher — ich werde niemals wieder fliegen — also was solls.

Meine Frau hatte eine Wohnung [in Wyk] im Anbau unten bestellt — das ganze Jahr über. Mit Martin und seiner Freundin und mit Frank K. und mit noch einer Freundin bin für eine oder 2 Wochende hingefahren. Ich bin gelaufen — so hundert Meter im Sand. Ich bin Rad gefahren von Wyk nach Nieblum und zurück und ich habe mich am Strand wohl gefühlt. Aber eine Sonnenbrand habe ich mir schon geholt wie ich das verletzte Bein und den rechten Arm nie richtig zugedeckt habe. [*Anm. des Autors:* Die geschädigten Extremitäten sind besonders sonnenempfindlich.]
Und dann habe ich noch was gemacht: Ich habe mich wie jeden Morgen gewaschen und wollte die Unterhose anziehen. Da bei rutschte ich aus und fiel auch mein Gesicht. Und das blutede und bluhtete. Ja und ich kam im Haupthaus so ganz lässig an, aber mir war doch ganz anderes. Na — die Kinder haben mich zum Krankenhaus gebracht — und die Ärztin hat zwei Nadeln genommen und es genäht. Und die Ärztin kannte mich aus früheren Zeiten, als ich noch hier eingeliefert bin und notversorgt bin.

Und dann kriegt mein Sohn — der jüngere — ein Kind von seiner Freudin aus Mühlhausen. [28.07.1994] Ein Kind! Und natürlich wird vorher geheiratet, das muß sein.
Den Polterabend machen wir bei uns im Haus und die Hochtzeitsfeier in Quickborn. Als Kirche wollten sie die Apostel-Kirche [in Eimsbüttel] nehmen. Seit dem die Kirche mal gebrannt hatte haben sie unter [unten] ein Cafe für die armen Leute gemacht und oben im ersten Stock ist die immer Kirche. [*Anm. des Autors:* Hier bin ich konfirmiert worden — aber da war unten noch alles Kirche und Gotteshaus.]
Der Polterabend war sehr schön. Alle Freunde der Famlie war da. Jung und alt. Aus Hamburg und Mühlhausen. Aus dem Geschäft,

sogar der Herr de B. und Herr G. waren dabei. Und alle habe sich königlich amusiert.
Und die richtige Feier war auch schön. Erst in der Kirche, dann in Quickborn. Und ich konnte nichts sagen — hochstens vorlesen:

> Meine lieben Carsten und Corenelia,
> Du bist der Zweitgeborene der Reinholds. Du bist besonders gut dran, weil Dein Mädchen aus meiner alten Heimat kommt und in unsern Geschäft alles mitmacht.
> Und nun freuen wir uns über Euer persönliches Glück, daß Eure und unsere Familie wächst.
> Ihr beide habt unsere Leben wieder schön gemacht.
> Viel Glück Euch beiden !

Und dann hat es Essen gegeben und eine Kapelle hat Tanzmusik gespielt. Da waren von uns die Verwandten da und von Conelia aus Thüringen und einige Freunde. Zum Beispiel die aus Koblenz, die konnten zum Polterabende nicht kommen und nun kommen am Hochzeitsfest.
Die hatte ein ganz großen Camper mit und darin hin so geschlaffen. Und mit den haben wir uns verabreded das wir nach Norwegen fahren, so im Herbst.
Und wir haben getanzt — ich natürlich auch, aber ganz vorsichtigt. Und die Hochzeit wir richtig schön und stimmig.
Am nächsten Morgen haben wir im Garten gesessen — die Verwandten aus Mühlhausen und Hamburg und haben das Leben genossen. Und Kinder — also die verhattete [*Anm. d. Autors:* ... die verheirateten] — haben Venedig und Rom und Verona abgeflogen. Und wenn Sie dann wiederkommen wartend für noch die nach England. Das war alles gut durchdacht und mit Sorgfalt geschenkt.
Ja und an der ersten Reise ins Ausland, nach Dänemark, hat Hildegard schuldt. Und zwar hat Peter und Hildegard R. ein Haus gemietet an der Ostsee in Jütland. Und Peter feiert hier seinem Geburtstag und er hat uns eingeladen — das sind J.'s, Sch.'s und Reinhold.

In Appernade [Aabenraa] machen wir mittag am Strand und dann fahren weiter in Richtung Norden. Dann haben wir das Haus vor uns. Wir können alle hier schlafen und ein kleine Schwimmbad ist auch dabei.

Wir schauen uns am Hafen um — da liegt ein Seerauberbraut — ein Schiff das wir besichtigen können. Und ein wunderschöne Stadt. Und am Abend haben wir uns versammeld in seinem Haus und Hildegard hat wunderbar einen Fisch gekocht. Und dann sind wir ganz spät ins Bett gegangen. Muckelchen [*Anm. d. Autors:* Gemeint ist meine Frau.] mußte früher wieder früh los weil sie nach Düsseldorf müßte. Sie war mit den Schwiegersohn von Peters Sonntag abend gefahren. Und meine Auto fährt Ursula. Und sie führ wirklich so was von selbstsicher das man jedenfalls ich vor Neid erblassen könnte. Und nachdem wir tschüss gesagt hatten — Hans ist mit seinem eigenen Wagen gefahren weil er noch Kunden besuchen wollte — sind wir ganz bequeme zuruckgefahren — Hans Joachim und Christa J., Ursula Sch. und ich.Wir haben noch mal in Apperade Stadion gemacht und haben uns die Einkaufstraße angesehen. Und dann sind wir in ein Gasthaus gegangen und haben ein Mittagbrod zu uns genommen. Dann sind wir nach Hause gefahren.

Wir hatten ein Fahrrad. Das wollte ich mal probieren. Aber das ging nicht wegen des hohen Gestelles. Also mußte ich es mit den Rad meiner Frau versuchen. [*Anm. d. Autors:* Ich konnte zwar fahren, das war nicht das Problem. Nur das Anfahren fiel mir sehr schwer, weil ich Schwung brauchte um auf das Rad zu gelangen. Und beim Abseigen war es das Gleiche: Ich hatte Schwung und mußte stoppen, damit ich wieder runterkommen konnte. Und dann noch eins: Das rechte Bein, der rechte Fuß, schlug immer unten gegen die Steine, weil er nicht gerade stehen bleiben wollte.]
Wir hatten es mal versucht in Reha Zentrum Soltau: Da bin ich auf die Freße geflogen und dann habe ich es gelassen.
Aber jetzt wird es ernst weil es nicht angehen kann das ich das nie mehr lerne. Und dann hatte wir eine Idee. Bei uns gegen über, am Eidelstedter Platz ist ein Fahrrad Händler. Und der soll meine Füße — mein rechter Fuß in so ein Ring legen. Aber der schlug war anderes vor: so eine bequeme Platte als Unterstützung — und er hatte Recht. Wir kauften zwei neue Räder und er nahm sein Geschenk danken an: eine Flasche Wyski. Und damit bin nun rumgefahren.
Also das Schwierige war das Aufsteigen. Da mußt man immer genug Schwung haben, das man nicht stehen bleibt und dann fällt. Da muß man vorsichtig sein wenn man gestoppt wird. Man müßte ein eigene Bahn haben — aber das geht nur schwer. Wichtig ist auch noch folgendes — daß das rechte Bein strampelt — nicht so wie man es

kannte von früher — aber schön stark. Und der Fuß? Na, der steht immer noch so schräg da. Na ja, aber das Fahrradfahren macht Spaß. Nur das Aufsteigen und das Absteigen nicht. Aber das kommt auch so nach un nacht.

Und kommt das Autofahren. Das war ein ganz wichtiger Punkt für mich. Das Auto stand in Wyk. Meine Frau ist mir Krankenwagen gefahren und das Auto ist mit meinem Sohn Karsten oder Martin zurückgeholt worden. Und wurde es, je nach Gebrauch eingesetzt. Ich konnte es ja nicht fahren.
In der Reha-Klinik in Soltau machte ich erst mal ein Trocken Kursus mit. Alle Situationen wurden getästet sowohl nervlich, angstmäßig, am Auto und vor einer Leinwand. Das Ergebnis war befriegend: Ich bin fahrfähig. Nur was macht man jetzt? Zu einem Fahrlehrer gehen und sich testen lassen — und dann vor der Polizei das wiederholen? Na einer unserer Freunde ist Fahlehren — könnte der so einen Test machen? Nein, daß muß ein speziel ausgebliederter Fahrlehrer sein für Idioten.
Mein Sohn Martin machte den Test: Er hält auf den Dorfstraße aus Soltau hinaus an und läßt mich fahren — und ich könnte das ganz gut. So bin ich da hineingekommen. Ich habe das Auto mit Martins Hilfe immer bewegt, habe im Rückwartsgang das Auto geparkt und bin dann allein losgefahren nur in das Geschäfft. Und ich bin immer hingekommen wo hin ich wollte. Meine Frau hat zwar immer wieder gesagt Sie hält für besser wenn ich meinen Führerschein noch einmal machen würde — aber ich sagte nein. Und mit Recht, wenn ich daran denke, was die Vorsitzende [der Aphasikerselbsthilfegruppe] alles erleben mußte bis Sie ihren Faherlaubnis wieder Gültigskeit hatte.
Nur einmal war ich in Aufregung. Das war hinter unserem Haus und da hab ich einen BMW angekarrt. Ich weiß nicht wie das kam. Irgendwie war der Weg zu eng und ich haben die Tür angeknackt. Der Fahere [Fahrer] wär [war] gleich zu Stelle. Ich habe meine Karte rausgerüget und ich fühle mich schuldig. Ich brauchte nichts zu sagen nur das es meine Schuldt war. Er war nämlich an Anfang der Hosteinischen [Holsteiner] Chausse zu Hause und war Veresserungverter [Versicherungsvertreter]. Und er hat mich so ohneweiter weiter gefahren lassen. Das war alles. Sonst bin ich anständig gefähren — sehr anständig.
Und ich führ ins Geschäfft und nach Hause. Das war groß artig für mich. Mein Auto war das ganz große Ereignis.

Die freihe Natur und der Heilungsprozess

Juni 1994

Die techneschige [technische] Zeicherin von Hans Joachim gab meiner Frau die Adresse von einer Frau mit der sie außerst günstige Erfahrung mit ihrem Sohn hatte. Meine Frau ruft da an und macht einen Termin. Sie stellt sich vor als Feldenkais [Feldenkrais] Theapeutin [Ulla Kiesling] vor. Es ist vor Hamburg — Tornesch. Und sie bewohnt ein Einzelhaus oben. Sie mustered mich genau und dann nimmt sie mich dran. Und walked mich und knetet mich und immer in einer etwas anderen Lage. Eine Stunde lang. Mein Sohn oder meine Frau wartete daraus, vor der Tür, oder drinnen im Wohnzimmer.
Ja, ich hatte Feldenkrais gelesen, Moshe Feldenkrais und hatte nur gutes davon gehört.
Und hinter verschlossenen Türen fand der Heilprozess stadt. Ich war 10 bis 15 mal da. Meine Familie mußte mich immer hinfahren, weil ich noch seit meinem Schlaganfall nie Autobahn gefahren bin.
Und ich habe verglichen: Das Stadium vor und nach Feldenkrais — und ich konnte wirklich nicht feststellen, wahr es nun besser als vorher? Konnte ich besser mich bewegen? Und die Krankenkasse — Sie machte einen Strich durch die Rechnung und bezahlte nicht.
Aber trotzdem muß was dran sein, denn es gibt viele Patienten, die hingehen und Stein und Bein auf Feldenkrais schwören. Ich hab von ihr zwei Tonbandaufzeichnung bekommen — von einer Lehrerin von ihr. Die spiel ich manchmal ab. Ich lege mich auf den Rücken oder den Bauch und mache die Bewegungen mit. Ja, das sind meine Erfahrungen mit Feldenkrais.

So, aber nun kommt die gute Frau Dr. Lutz dran. Ich hatte viel von ihr gehört und ich hatte ihr Buch gelesen. Meine Frau hatte es gekauft. Na, das einzige gute und verständliche Buch. Ich habe das nicht ganz zu Ende gelesen — aber eins hatte ich begriffen: ich mußte immer mit einer Lehrerin gemeisam gehen, und mich von einer Globalem Aphasie zu einer Brokerer, und dann zu einer Restaphasiskeit zu verbessern.
Uns hatte sie aus dem Urlaub in der Schweiz eine Karte geschickt. Aber jetzt war Sie da. Und ich bin mit ihr ins Büro gezogen. Ein winzig kleines Büro. Und habe meine Kenntnis von Deutschen ihr

ausgebreitet — na dar war ja nicht sehr viele zu sagen und zu sehen. Von Jutta Pawloski, die für meine sprachliche Bildung in der Reha-Klinik Soltau Linguistik ein Abschlußbericht schreibt, hört sich das folgendedmassen an:

Klinische Linguistik
Jutta Pawloski

Soltau, 2.5.94

R e i n h o l d , Gerhard
geb. 28.10.36

Linguistischer Abschlußbericht

Herr Reinhold erhielt in der Zeit vom 3.3. - 8.4. 94 eine halbe Stunde und vom 11.4. - 27.4. eine Stunde täglich Einzel-Sprachtherapie.
Der AAT von 3/94 weist keine Aphasie mehr nach. In der Spontansprache lassen sich jedoch noch aphasische Merkmale, insbesondere semantische Paraphasien, Wortfindungsprobleme und leichte Syntaxfehler (Kongruenz Nomen/Pronomen, Verbflexionen, Konjunktionen) beobachten.
Es fällt dem Pat. sichtlich schwer, konkrete Ausdrücke zu finden, und er kann nur mühsam Hilfen zur Wortfindungsstrategienfindung verarbeiten.
Nach wie vor bestehen sprechapraktische Störungen.
In der Sprachtherapie wurden Übungen zur Syntax (Logotherapia: Satzverbindungen, Rüffer/Neubert/Zeh-Hau: Agrammatismus, etc.)bearbeitet. Wegen der raschen Fortschritte konnten wir jedoch bald zur Textplanung (schriftliches Nacherzählen, Vorbereiten einer Rede...) übergehen. Beim schriftlichen Nacherzählen von Texten braucht Herr Reinhold Unterstützung beim Herausarbeiten von Stichwörtern. Ohne diese treten erhebliche Linearisierungsschwierigkeiten auf.
Da mit weiteren Besserungen zu rechnen ist, wird eine ambulante Sprachtherapie sowie eine Wiederaufnahme in ca. einem dreiviertel Jahr empfohlen.

J. Pawi

[*Anm. d. Autors:* Diese wurde von der BFA nicht genehmigt.]

Allso mit dem Sprechen hat es noch schwerste Arbeit vor sich — Arbeit der Logopädin und Arbeit des Patienten.
Also wie verschafft sich ein Logopäde ein Beweis dafür was geht und was nicht geht. Er versucht erst mal alles was schon geht festzustellen.

S/KON	S/A	Frage-Antwort	11_5

Wie sind die Dinge?

Wie ist Pfeffer? *scharf*
Wie ist Wasser? kalt, wärm, leicht angenehm.
x Wie kann ein Hund sein? ~~Bis~~ bisschen, Böse sehr gemütlich,
Wie können Beeren sein? Die Beeren können gut schmecken
Wie ist der Sommer? Der Sommer hat lieblich, ~~oder aufenthören~~
Wie können Kinder sein? Die Kinder können sehr lieb sein, ausgelacht
x Wie kann eine Rose sein? Die Rose ~~n~~ kann stachelig ~~stalicht~~ sein
Wie kann ein Sommerkleid sein? Das Sommerkleid kann sehr schick ~~[illegible]~~ sein
x Wie kann der Wein sein? Der Wein hat seinen Hof bestimmt?
Wie kann ein Buch sein? Ein Buch hat sehr viel gutes.
Wie kann die Luft sein? Die Luft kann trocken sein
Wie ist ein Sessel? kugelig ~~Kugelbesch~~, gemütlich
Wie kann eine Party sein? ein Party für viele Gäste
Wie kann ein Schuh sein? Der Schuh ist mir zu hoch
Wie ist eine Autobahn? Die Autobahn entpuppt sich als Steckplatte
Wie ist Licht? Das Licht kann sehr unwirklich sein
Wie kann Fleisch sein? Das Fleisch hat kleine Maden ~~[illegible]~~ gemacht
Wie kann ein Zug sein? Der Zug fährt in die verkehrte Richtung
Wie ist der Fernsehturm? Der Fernsehturm ist groß und stark

Also die Sätze laufen noch verkehrt bei mir ein. Aber er ist ein Junge der ordentlich phantasiebegabt ist.

Bitte Sätze vervollständigen (Problem: Endungen)

Ich habe keine Zeit, weil ich den Garten umgraben (Garten umgraben)

Er ist wütend, weil den Schlüssel verloren hatte (Schlüssel verloren

X Der junge Mann schlägt die Zeitung auf, weil er den Sportbericht lesen ~~wollte~~ will. (Sportbericht lesen)

Der Busfahrer holt den Fahrgast zurück, weil er seine Busfahrkarte sehen ~~wollen~~ will (Fahrkarte sehen)

X Die Krankenschwester kommt ins Zimmer, weil sie die Fieberthermometer abholen ~~sollte~~ will. (Fieberthermometer abholen)

Die Mutter holt ein Messer, weil sie den Geburtstagskuchen anschneiden ~~wollte~~ will. (Geburtstagskuchen anschneiden)

Der Tourist geht zum Bahnhof, weil er den Fahrplan studieren ~~wollte~~ will. (Fahrplan studieren)

Der Gärtner schimpft über die Trockenheit, weil er den Rasen sprengen ~~sollten~~ will. (Rasen sprengen)

Der Fotograf kniet im Morast, weil ~~den~~ Frosch aus der Nähe fotografieren ~~sollte~~ will (Frosch aus der Nähe fotografieren)

Der Rennfahrer schneidet die Kurve, weil er den Rivalen überholen ~~wollten~~ will. (Rivalen überholen)

X Die Architektin arbeitet bis in die Nacht, weil sie einen Wettbewerb gewinnen ~~wollte~~ will. (Wettbewerb gewinnen

Die Sätze gehen, aber nicht die Zeiten.

Und dann kommt eine Geschichte, eine Kurzgeschichte:

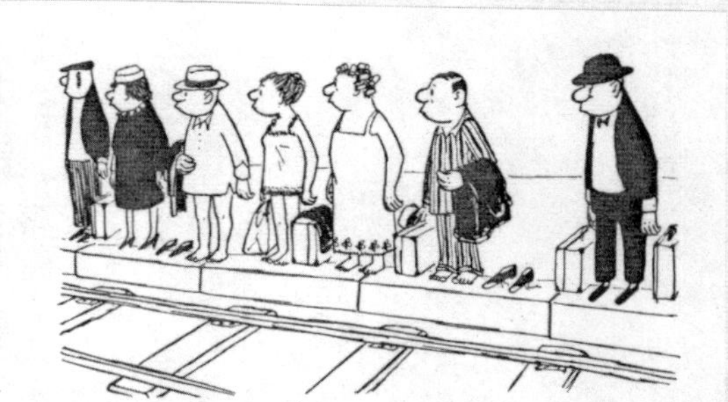

Schlafwagengerechte Nacht.
Ein schlangfachnete Night.

Ein Mann ist aufgetaucht und seine Frau eben Hals,
die sehen ganz normal aus.
Aber Die kommen die Epaare, die ganz unüblich
Kleidig haben ~~haben~~: Der eine Nachthemd bzw.
ein Schlafanzug und die ~~sämtlich~~ Damen
eine kurzes oder ein längeres Nachthemd. Und die
Gespächste und die Schuke stehen dabei.
Dann kommt ich. Ich wollte den Aufzug nicht
glauben. Dann ~~kommt~~ von Glück sagen, daß
man so nicht geborne ~~wäre~~;

Der Aufsatz gefällt mir. Trotz vieler Fehler und Irrtümer kann ich was mit angefagen. Nun wollen wir mal sehen, ob wir die Fehler nicht rauskriegen.
Und eines kann Frau Dr. Lutz ganz ausgezeichnet
– sie kann auch selbst reden und erzählen. Zum Beispiel die Geschichten:
– anders als manche anderen
– interessant
– vielfältig
– lustig
– leicht zu lesen
– kurz
ja, so müssen Geschichten sein.

Und meine Verwantschaft — das ist ein besonderes Probleme — die Namen. Manchmal kommen die Name ganz sebstverständlich, ganz wie von selbst. Aber meistens sind die Namen weg — wie ausgeblasen. Vollkommen weg. Das liegt daran — so ein Sprachlehrer — das das geben von Namen so wie Lotterie ist — Ansichtssache. Und da fallen die Name ganz schlecht wieder in unser Gedächtnis zurück. So muß es jedenfalls sein, obwohl mir machmal Namen einfallen, Rosa zum Beispiel, der Name ein langer verstorbenen Tante, die ich ganz sicher bei Aussichten ganz bestimmt nicht gefunden hätte.

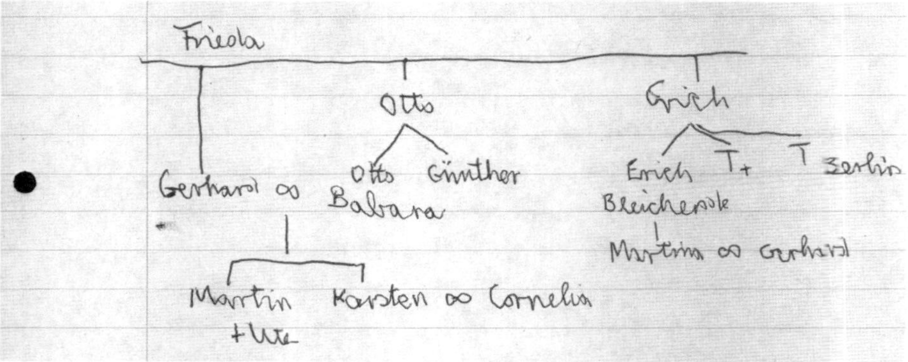

[Familienstammbaum]

Dann gibt ein Einladung: Die Stundentin [Studentinnen] der Sprachbehinderten Pädagogik und Aphasiker und deren Angehörigen wollten gern am Samstag dem **2. Juli 1994** zum Klön-Treff zusammen kommt. Einladene war Frau Dr. Luitz [Lutz]. Da haben wir zusammen gesessen, die Studentin und wir und wir haben berichtet sofern was angekommen ist. Und da habe ich auch andere Aphasiker kennen gelernt — gute und weniger gute. Ganz gut war ein Mann der erst wenig Hoffnung hatte — aber sich gut entwickelt hat und der Mann der das *Madhouse* führte — "the legend lives on" — Manfred K. Also führen ist wohl zu viel gesagt, aber er hat immer sein Händchen drauf.

Ja, das war Frau Dr. Lutz. Sie hat ein Stelle angenommen in Vechta — ab Januar 1995. Da konnte sie alles machen und sie könnte Seminare abhalten, Wochendendseminare und sie konnte Einzelstunde geben.

Ich habe viel gelernt — natürlich, das war mir jetzt deutlich und klar, immer ein bisschen dazu, aber nie endgültig, nie abschließend. Immer nur ein bißchen dazu — wann ist es soweit das man sagen kann man ist wieder gesund?
Und dann hat sie mir aufgegeben:

1) Mdl.
- So viel wie möglich über Sachfragen reden
- Texte umwandlerung
- Gedichte lesen
- Pausen üben !

2) Schriftl.:
- Notizen
- Texte umschreiben
- Direkte > indirekte

Wollen es mal versuchen. Wollen es mal versuchen und sehen, was dabei herauskommt.
Eines Tages kam mein Vetter Karl damit an — in Berlin gebe es ein kranke Tante, eine die es so ähnlich hatte wie ich. Und die Tante hätte es gehört, in Bremen gibt es Biosignale und die helfen. Ja, das muß man unbedingt probieren. Also Bio-Signale!
Das muß man sich so vorstellen, daß die Signale links af den Oberarm geklept werden und drei Signale rechts. Und die leiten dann den Strom durch ein elektensches Signal. Und das gibt bei dem linken Arm bei richtigem Gebrauch eine sehr starke Tönung, ein Klangbild — und das will rechts durch richtiges setzen und richtige Bewegung auch erreichen. Der Schlaganfallbahient lernt an der akusitent [akustischen] Sollwertvorgabe seiner nicht betroffenen Extremität.
Ich bin mit meiner Frau hingefahren und hab mir den Betrieb da angesehen. Und hab mich so einer Prüfung unter worfen. Ja, so sollte das sein — man macht eine Zielvorgabe und ich wollte so gern wieder Trompete spielen. Ja, die Trompete in die Hand nehmen und spielen. Ich vereinbarte mit meiner Frau, nach unserer Reise wollte ich zweimal pro Woche zu Hinnerks-Vögt [Frau Hinners-Voigt], so heißt die Dame, Kommen. Und es war auch einfach zu finden — ganz in der Nähe haben wir Jazz gemacht.

Jetzt kommen die ersten Reisen

September 1994

Ja, die ersten Reisen kommen. Du weißt das Hawa und Christa zur Hochzeit von Karsten und Cornelia gekommen waren, und zwar mit einem großen Camper — ein Luxusfahrzeug. Und damit wollten Norwegen machen, bis ungefähr nach Bergen und dann wieder zurück. Wir sollten im weichen Bett hinten schlafen und Hawa und Chista wollt vor über dem Führerhaus nächsten [nächtigen].
Und Hawa und Christa waren gekommen. Wir luden unser Gepäck ein. Und die Ausweise und Geld und am nächsten Morgen waren wir weg. Erst mal nach Dänamark hinauf bis Hirtshalfst [Hirtshals]. Hawa war ein guter Fahrer, sehr gewissenhaft. Das Auto hat alles was das Herz begehrt. Es hat Klimaanlage, Wasser in der Pantry und Wasser auf dem Klo und Wasser in der Dusche. Und es hat noch ein Mofa hintendrauf. Da können wir fähren wenn das Auto seinem festen Platz hat.
Dänemark hat zwei Wasserseitens die sich ganz oben im Norden begegen — eine Seite Ostsee und eine Seite Nordsee. Und da oben schlagen die Schaumwellen zusammen, aus ganz verschiedene Richtungen — das ist rührend. Die Ostsee und die Nordsee begegnen sich. Und am darauffolgederung Tag sind wir nach Norgenwegen gefähren. Ja, vier Jahre vorher sind wir die Strecke von Krianiasend bis Hirtshalles geflogen.
Und dann waren wir drüben — und haben uns erst mal Kriansiasend [Kristiansand] angesehen. Da war nicht besonderes los und wir sind weiter gefahren, das heißt Hans Walter ist mit uns gefahren — und hat uns sehr gute Campingplätze gezeigt. Campingplätze am Wasser, an See, oder im Grünen. Und gutes Essen nebenbei — und wo es kein gutes Essen gab, haben selber gekocht — aber das hatte es nur drei mal gegeben. Und dann haben wir Bergen erreicht Ein Hafenstädtchen, ein Hansistädtchen. Hier haben wir zwei Nächte geschläfen, und uns tags über die Stadt anzugücken. Wir sind auch mal getrennt gegangen und haben dann abend wieder zusammengefunden und sind dann essen gegangen nämlich Renntierfleisch.
Und dann sind wir ganz gemütlich auf dem inneren Weg, wo es über prächtige Höhe, sehr viel Wasser, sehr viel Grün, sehr viel an Altbausubstanz wieder nach Oslo gefahren.

Das Motorrad haben wir ausprobiert — und er für mich für gut gefunden. Ich sitze hinten drauf und halte mich fest. Das war ein Spaß, ich werde das nicht vergessen.
Dann sind wir in Lillehamer gewesen — da wo diese Jahr die olymphysian Winterspiele ausgetragen wurden. Und was davon noch übrig blieb.
Und dann sind wir nach Oslo gefahren. Wir sind am Sonntag da gewesen und haben einen Maranthonlauf gesehen — aber das Publikum schien leidenhaftslos zu sein — wenigstens schiens es so. Und sind wir auf die Fähre gefahren und haben und am Essen und Trinken gütlich getan.
In dieser Nacht oder eine Nacht später passierte etwas trauriges: Eine Fähre kam von Riga und ging unter — und keiner konnte sich befreien. [*Anm. d. Autors:* Das war die Estonia.] Aber davon hatte keine Ahnung und daher ging se [es] uns sehr gut in unseren Bett, gleich nehmen der Maschine.
Und wir wachten auf, tranken Kaffee und aßen Brötchen, und sahen daß die Küste immer näher und näher kam.

Und 14 Tage später ging es noch einmal los: Griechenland — Kreta. Und wir flogen. Das war mit unserem Arzt abgesprochen — er hatte keine Einwendungen. Es war ein wunderbaren Flug und wir landeten. Nicht auf dem Hauptflugtzapt so [sondern] auf dem 2ten westlich davon. Und ab ging es in das Hotel das war meine Frau und meine Schwester und mein Schwager.
Wir hatten Halbpension und das Hotel lag wunderbar — so mitten am Strand. Und wir konnten sonnen und baden. Und abends, das Essen dran und die Flasche Wein.
Ach, wäre ich bloß nicht behindert. Zum Beispiel einsteigen in das Wasser zu Baden — das ging nur miteiner Begleitperson. Laufen am Strand, das ging immer noch sehr schwierig — aber es ging — fünf hundert Meter — tausenden Meter ein Strecke. Und dann haben wir Kaffee getrunken oder Mittag gegessen in dem Kleiner Restaurent.
Und dann sind wir gefahren — das heißt der [da] war mein Schwager die Hauptperson, weil er das so organisiert und er war der Fahrer. Und wir haben schwierige Strecken zurückgelegt — bis auf die andere Seite der Insel. Und wir haben die Hauptstadt gesehen — Heraklion. Wir sind da durch gelaufen haben das Museum gesehen und haben

am Hafen gegessen. Also für mich war das wunderschön, ja atemberaubend schön — ich hätte ja gut unter der Erde liegen können. So kriege ich das alles noch mit — wenn auch nicht alles und jedes — aber doch das ganz wesentliche — das ist doch ein Geschenk.
Und wieder zu hause in unserer Wohnung am Strand spielen wir Skat, oder Doppelkopf oder diese was mein Schwager so liebt weil das nur auf das Zählen der Augen ankommt. [Domino]
Ja, das war ganz gemütlich und nett. Aber die beste Zeit geht einmal zu Ende wir mußten unseren Flieger wieder besteigen. Ja, unseren Flieger der uns nach Deutschland zurück brachte. Von unseren Kindern wurde wir mit viel Jubel empfangen — und unseren Schwiegertochter auch. Das war unser Ausflug nach Griechenland. Unser Schwager und unserer Schwester sei gedankt — die haben sich ja nicht gedacht das so gut geht und so problemlos ist.

Meine Schwester lädt uns einmal im Jahr nach Eutin ein. Und haben wir haben immer eine Oper [gesehen und gehört], ein Freilichtsoper mittem im Schlossepark, mit dem See im Rücken. Das ist wunderbar. Und auch dieses Jahr hat sie uns wieder eingeladen. Es gab in der Oper 'Carmen'.
Am nachmittag vor der Oper sind wir in das Schimmbad gelaufen — na ja, ich bin gefahren bis zur Brücke und dann das letzte Stück, 1000 Meter vielleicht — gegangen. Und dann haben wir uns hingesetzt und Eis gegessen. Und das Abendbrot — daß kam fertig von dem Schlachter angeliefert. Schweinfleisch und Soße und Krautsalats. Das war wie immer ganz herrlich, weil dazu noch Sachen aus der Küche der eingeladenen Familien kommen. Und dann danach die Oper. Das Wetter war bedeckt aber es regnete nicht. Die Aufführung war wunderbar — so richtig schön zum Mitsingen, falls es einem noch gegeben ist. Und danach zum Markplatz, wo es ein Bier gibt, daß gerade hier gebraut wurde: das Michelis Bier.
Wir blieben bis Sonntag abend und hatten den Tag voll genossen. Dank sein meiner Schwester.

Die Apahsikergruppe

Oktober 1994

Frau Dr. Lutz ludt mich zu den Aphisiker Treffen ein.
Was ist das, fragte ich. Das sind leute die nicht oder nur sehr schwer sprechen, weil sie auch — genau so wie du — einen Schlaganfall oder ein Aneyrisma [Aneurysma = Erweiterung d. Schlagader] gehapt haben. Ja, neugierig war ich schon, aber grade am Sommerfest konnte ich nicht teilnehmen — frag mich nicht aus welchem Grund. Aber am ersten Mittwoch des kommenden Monats war ich dann da — zunächst einmal mit einem Taxi. Es handelte sich um das Stavenhagenhaus. Ich war das erstem Male dar, und es hat sich eine sehr bünte Welt dargeboten. Zuerst der Chef, wenigstens der sich so aufspielt, Heinz Eggers. Er war hier weil seine Frau ein Schlaganfall gekriegt hatte — vor sechs oder sieben Jahren. Herr Eggers hat seine Rente — bzw seine Pension — eingereicht aber er ist so umtriebig und so schaffig, daß er nun sein neues Tätigkeitfeld, nämlich die Aphasiker neu endtechnet hat. Und er hat die Sache toll im Griff. Natürlich auch durch mithilfe der anderen nicht Aphisiker die einen Aphasike als Mann oder als Frau haben. Die haben ja keine lebenaufgabe mehr, weil sie sich beruflich zurückgezogen haben und dennoch die Kraft hier etwas neues, etwas anderes zu beginnen. Na ganz so ist es nicht aber die Sitzungen einmal im Monat werden schon gut vorbereitet und besucht. Die Urlaubsreisen — mit einer Gruppe aus Ostdeutschland, aus Greifswald, werden toll organiesiert. Da beist keine Maus einen Faden ab.
Aber nun komme ich zu den Aphasikern:
Die Frau, die alles im Griff hat, wenigstens optisch, ist die Vorsitzende des Vereins, Petra F. Sie fährt Auto. Aber die Methode der Sie sich ausgesetzt um ihrem Führerschein wieder zuerlangen und der Preis war mir zu hoch. Ich habe einfach den Führerschein behalten. Und sie spricht so ganz gut und das hat sie wohl zu dem Vorsitzendem gemacht. Jedesmal begrüßt sie uns und sagt der Versammlung was heute so dran kommt und dann gibt sie das an Herrn Eggers weiter. Dann kommt Wolfgang B. Er spielt sehr schön Giuaterre. Er redet fließend mit ein paar Satzfehlern, und wenn er schnell was sagen muß, dann geht es meisten schief. Sein Bein und sein Arm bewegen sich ganz normal. Er hat den Vorsitzens in zwei Vereinen: In dem

Krankaus Finkenau, das ist in der Hamburger Straße, und dann im Bahnhof Altona. Das sind Gruppen, die sich monatlich treffen. Dann gibt es noch eine Gruppe in Geesthacht, aber das sind jüngere Aspaherin, so 20 bis 40 Jahre alt — aber damit hat Herr B. nicht zu tun. Aber eins ist das Haupttreffen und das findet immer in Stavenhagenhaus statt. Auch so große Feste wie das Sommerfest und das Weihnachtfest und das offizelle, die finden auch hier unter dem Vorsitz von Herrn Eggers stadt und der Wolfgang ist immer dabei. Und neulich eins ist auch noch sicher, er hat geheiratet — ja, daß hat er gemacht. Früher war er Steurbevollmerig [Steuerberater] — damit hat er aufgehört Jetzt kümmert er sich um Bettlegerin und so weiter — und ist im Aphasiker-Vereins tätig.
Die Jenny B. hab ich kennengelernt in Solltau. Da hat sie sich an mich ran gemacht weil ich was sagen sollte, ob es mir hier gut gefällt. Das wollte Sie dann in die Aphasiker-Zeitung setzen und die Kommentare der Ärzte dazu.
Und dann habe ich sie wieder gesehen unter den Aphasiker. Sie kommt regelmäßig in das Stavenhagenhaus. Aber ihr Hauptgebiet ist das Krankenhaus Finkenau — da leistet sie eine Gruppe und macht Seidentücher mit Farbe voll. Und nebenbei ist sie in der Redaktion der Hamburgischen Aphasiker-Zeitung. Und sie hat damit ganz schön zu tun. Sie fährt Fahrrad – aber das hat drei Beine — und mit diesem Fährrad legt sie ganz schöne Strecken hin.
Dann ist die Kassenwärterin da. Die Aphasika ist vollkommen weg, bis auf wenige Ausnahmen. Wenn schnell sprechen muß. Neue Leiden sind hinzukommen aber das alte, dem Schlaganfall hat sie ganz toll überwunden. Und sie sorgt immer für eine gut abgestimmte Kasse.
Dann ist die da, die das Leiden schon lange hat — die hat es nämlich als jüngere Frau gekriegt zur Geburt ihrer Tochter. Inzwischen sind die Enkel groß. Ja, sie hat so etwa ein Aneurisha [Aneurysma = Erweiterung d. Schlagader] bekommen — und früher gab keine Lehrer wie heute. Und deswegen mußte sie lange stumm bleiben bis sie endlich einen Lehrer gekriegt hatte — und der konnte endlich einen Laut erzeugen und dann endlich konnte Sie sprechen.

Ja, es gibt solche und solche — die wieder sprechen können, und die nichts sagen — und dazwischen die sich so eben sich verständigen — mal besser mal schlechter. Und es ist gar nicht raus, ob so was durch Training weg gehen kann. Und dann kommen für die meisten noch schwere Leiden dazu — meisten ein gelärmter Arm gelämtes Bein dazu.

Die Frau unseres Vorsitzendes hat schon lange das Aphrsisma [Aneurysma] — mindest 7 Jahre — und sie kann immer noch sehr wenig sagen. Vielleicht hat das mit ihrem Mann zu tun, der immer alles tun muß und der immer alles zu sagen hat. Das geht ihr verloren.

Ja, das gibt es viel — das Leute die früher gut reden konnten heute keine Satz mehr raus kriegen. Der Mann, der im Himmalaya Gebirge verunglückt ist und Heim geflogen ist. Der Mann von Frau Z. Er konnt ganz gut sprechen — jedenfalls das Notwendigte — aber das Lesen ist die Katastrofe — da geht nichts und seine Frau versucht immer mit Kasetten, mit besprochenen oder mit Musik da einen Ausgleich zu schaffen. Aber das nicht gleichwertiges. Und außerdem fehlt ihm die mathematesche Ader — obwohl früher Buchhalter gewesen ist.

Na ja, das reizet einen schon etwas zu versuchen — dar ein Schauspiel draus zu machen. Da wäre das Leben vorher dem Schlaganfall, da kommt ein wirklich bunter Haufen daher. Wie dargestellt werden soll muß man sich gut überlegen. Dann der Schangfall. Der Schlaganfall scheint uns alle zu einigen. Aber auch zu separieren wenn es aufwärts geht. Und dann die Aussichten auf die Zukunft. Na, wier werden uns das noch mal gut überlegen.

Ein Mann ist dabei, der hatte ein linksseitige Lähmung — all das Musike ist weg. Er heißt Herr B. und war der Musiklehrer unserer Kinder. Ich kannte ihn noch als Lehrer. Und ein guter Lehrer. Auf jedem Fall in Musieschen [im musischen] Bereich. Und jetzt ist so was drauß geworden. Die Finger der linken Hand sind ganz gelähmt. Sein Gedächtnis weißt große Lücken auf. Es ist ein Jammer — aber das gibt es.

Ja, ich hatte Herr Geissler versprochen versprochen
das ich ihm anrufen würde. Und das machte ich
dann auch. Und dann haben wir ihn eingeladen
mit seiner Frau und zwei Kinder aus erster
Ehe. Die Frau hat immer zu ihm gehalten -
obwohl er sehr, sehr krank war. Er konnte
nichts sagen - genau wie ich. Und der rechte
Arm und das rechte Bein waren gelähmt - genau
so war es mir ergangen. Aber hier kam hinzu
daß man ihn nicht sofort gefunden hatte und
dann darüber hinaus ihn für betrunken hielt-
bis er dann von einem Arzt die richtige
Antwort erhält - er hat einen Schlaganfall.
Acht Jahre liegt das nun zurück. Und jetzt ist
er zum ersten Mal in die Kur gekommen.
Und nun ist er bei mir - und seine Freundin
und die beiden Kinder. Wir hatten große eingekauft
zu Essen und wir haben das draußen gegrillet.
Und die Nacht kam - ja das war ein schöner
Tag. Herr Gleissner und ich - wir ware
schweigsam - weil wir nicht reden konnten.
Nur das aller nötigste konnten wir sagen
bei mir noch mehr als bei ihm - aber wir
verstanden uns auch so.
Am nächsten Tag gingen wir zu schwimmen.
Und die Liegewiese und das Schwimmbad
war voll, ganz voll. Ich ging auch ins
Wasser - und kam schnell wieder heraus.
Es war ganz ungemütlich aber die Kinder

[Ja — so hat mein Tagebuch ausgesehen, Juli 1994]

Begegnungen im Herbst

November 1994

Und dann kamen die Wanderfreunde nach Wyk. Danach habe ich mich gesehnt. Die Wanderfreunde sehr [sind] mehr als nur Freude zum Wandern oder Fahradfahren — sie stehen mir auch so zur Seite, wenn ich mal krank bin. Und deshalb habe ich sie gebeten und alle, alle kamen. Wir haben alle einen Begrüßung Schluck genommen. Mit Peter R. und seiner Frau und natürlich meine Frau sind wir auf den Golfplatz gegangen und wir haben dem Golf der R.'s zugeschaut. Also mein Teil ist das nicht und ich glaube auch mein Frau. [*Anm. d. Autors:* Golfspielen ist nicht so mein Ding. Und auch meine Frau ist davon nicht besonders begeistert.] Ja das ist zwar ganz schon immer an der frischen Luft zu sein und Ball zu spielen — aber das kann ich auch so erledigen. Und dann sind wir zurück gegange und haben gespielt. Und meine Frau hat gekocht — das war sehr lecker — und nachher habe wir wieder gespielt.

Und anfang Dezember kam ein Fest. Die Barbara als Köchin, und das ganze war vorzüglich, ja göttlich — aber wer waren die Gäste: Dr. L. ein Wirtschaftprüfer, Herr S. unser Anwalt, Frl. Christine Ripke, die macht Bobart [Bobarth / Siehe auch Seite 215] und alles möglich mit mir, die erste Logopadin Frl. Schultze, die mir das Sprechen wieder beigebracht — nur so notdürftig, dann die Frau Dr. Lutz, und Herr Dr. L. Der [Dr. L.] war vor mir krank — hatte ein Aneuisma [Aneurysma] und war so gut wie todt. Ich hatte das gar nicht so mit gekriegt. Und dann eines Tages war er wieder so weit das er seinen Geschäften Nachging — er war bei uns Orthopäde. Nach einem Jahr. Und dann kam bei mir ins Krankenhaus und ich mochte ihn gut leiden. Leider war meine Ärztin nicht da, Frau Dr. Ufer. Die hatte eine Reise zu einem Kongress vor.
Und alle hatte Männer oder Frau mit gebracht nur Frau Dr. Luitz [Lutz] nicht. Das war bitter, denn er [ihr Freund] hatte einen Schlaganfall gekriegt. Und Dr. L. hatte seinen Hund mit gebracht — der kam in das Kaminzimmer. Und es wurde ganz lustig, denn die Frau L. kam aus Brazilien und die macht manchmal Gedankensprunge da bleibt einem die Luft stehen. Der Herr S. setzt sachbezogen seine Stellung dazu und der L. kann sich nicht wieder einkriegen — so komisch ist das. Und man selber? Ich komme mir richtig ein bißchen veloren vor — ich möchte gerne etwas sagen — und es geht nicht, es geht einfach nicht.

Dann kamen die Musiker von der Schnelsen Stompers zu uns nach Hause. Die hatte ich auch eingeladen und am **16.12.1994** sind sie gekommen, mit ihrem Frauen. Und sie haben alle ein Instrument mitgebracht und wollten mich erfreuen. Die Frau, die Köchin von einst hat ganz einfach [bei einem Italiener in der Isestraße] eingekauft. Das war auch gut. Und die Musik dazu — und ich mit meinem Horn — das traf mich: Ich konnte keinen richtigen Törn rausbringen so viel Mühe ich mir auch geben. Na, nicht desto weniger war es doch eine sehr schöne Sache — und dann kam noch ein Gespräche — Laura — unser Enkelkind, das Kind von Karsten und Cornelia, war da! Es war nachts um elf. Und alle mussten noch Sekt trinken und alle waren ganz lieb.

Na ja, dann kam der letzte Tag im Jahr. Alle waren Sie bei uns. Alle waren Sie frohlich und ausgelassen — ich auch. Ja, mir fehlte ja nicht. Das Bein, ja das konnte ich verschmerzen. Der Arm, na ja, das weniger. Der Arm macht noch so viel Probleme, wie ich die rechte Hand nicht bewegen kann — als gut bewegen kann um damit ein Halaki [Hallali] auf der Trompete zu blasen. Na, und von meinem Kopf woller gar nicht sprechen. Wie lange ist das her — ein Jahr und zweieinhalb Monate — und sprechen fällt mir noch sehr schwer.
Alles geht leicht von statten. Nun das Sprechen geht schwer. Leicht fällt es mir, fröhlich zu sein, weil ich ja immer noch spüre — der Fuß, die Hand, der Kopf die kommen noch in ordnung. Nicht so wie sonst, so wie ich vor dem Schlaganfall war — äber sicher so ähnlich. Aber daß dauert sehr, sehr lange — und das nimmt sehr viel Elan weg.

Ein neues Jahr

Januar 1995

Das neue Jahr beginnt mit guten, mit besten Vorsätzen: Ich will all meine Kraft reinlegen, so daß wieder soweit komme, daß schreiben ich kann und daß ich Musik machen kann. Und da sollte das Bremer Systeme beitragen.
Es handelt sich um eine Vergleichsfeeback [Vergleichsfeedback] — so haben die es erklärt.

Es werden Oberflächeneletronen auf einem bestimmte Muskel geklebt der eine gute Rückmeldung bei einer gewünschten Bewegung ergibt. Die Bewegung des Muskels wird bei Ausführung einer entsprechendem Bewegung vom EMG (Elektro Myogramm) akustisch zurückgemeldet, so wohl an dem rechten wie an den linken Arm.
Der Schlaganfallpatient lernt an der akustischen Sollwertvorgabe seiner nicht betroffenen Extremität. So die Dipl. Psychologin Gabriele Hinners-Voigt. Und das ganze natürlich eingebettet in einem pychrlogischen Kurs. Na ich habe Türmchen gebaut aus Bausteine, habe Kreise mit der Linken und dann anschliesend mit der Rechten Hand gezogen.
Ich habe meinen Name geschrieben und ich war angeschlossen dabei. Und die Laute links kamen deutlicher rüber also rechts wo sie an dem Oberarm angebracht waren. Und das anderthalb Stunden. Und das zweimal in der Woche. Und am Anfang hat Martin oder meine Frau mich hingegefahren. Das hat alles viel Kraft gekostet, vor allem die mich hin und zurückgefahren haben. Und dann die Krankenkasse — die wollte nicht bezahlen weil niemand weis was dabei herauskommt. Und das konnte niemand beweisen. Na ja, dann ein anderes mal mehr.

Frau Warnike war die nächste Logopädin. Sie machte mit mir so einen Test, wie ich ihn schon einmal, nein mehrere male gemacht habe. Und sie zeigte schon, daß ich irrsinnige Forschritte gemachte habe. Aber nicht schnell genug. Aber nicht destotroz — wir wollen ran rauschen — da gibt kein Perdon.
Zuerst macht Sie mit meiner rechten Hand Schreibübungen: Viereck, acht, Dreieck und so weiter und das soll ich mit meiner rechten Hand ausfüllen. Und dann kommen Buchstaben dran: J, H, K und so weiter. Und dann sind einfache Sätze angesagt. Sie stellt die Sätze vor und ich beurteile Sie ob sie richtig sind oder nicht. Oder ein Eigenschaftwort richtig zu setzten: Folgende Wörte kommen in dem Test vor und ich muß die richtige zusammsetzung machen:

dort, unterwegs, aber, deshalb, plötzlich Unterweg kamen Sie an ein schönes schattiges Plätzchen. Dort legten sie ihre Rucksäcke ab ...

Mein Name wird hundert mal geschrieben — natürlich mit rechts. Und dann kommt eine Geschichte dran — Geschichte aus meim Leben: Aber so was kam viel zu selten vor. Meisten kommt was vor, was in Lehrbüchern steht: `Liebe, Danke für, mir geht es .... ich möchte, Bitte ...`
Ja, und das geht monatelang so,. Und eines Tages sagt Sie zu mir, ich hätte eine andre Dame beleidigt weil ich mit irgend einer Zeit nicht zurecht gekommen wäre und ich wollte das dann gleich regeln — als Sie Sitzung hatte. Da bin ich ausgeflippt und bin gegangen.
Ja, ich brauche Zeit um so was zu erklären. Das kann sich kaum jemand vorstellen. Aber die Zeit ist wichtig weil ich sonst nicht zu Ende diskutieren kann.
Ich bin später wieder hingegangen aber mein Herz hat nicht an ihr gehängen.

Fedd-back-Programm aus Bremen

[Feed-Back Programm aus Bremen] Februar 1995

Das Feed-Back-Programm aus Bremen ging immer weiter und weiter. Meistens 2 mal die Woche. Und ich wurde trainiert und es klappte wunderbar. Die Sprache und die Schulter und die Hand waren ein Problem. Ich kriegte die Sprache nicht so raus wie ich wollte. Es ging einfach nicht. Und der Arm erst recht nicht. Und dabei habe ich gesagt, daß die Trompete wieder klingen möchte. Das war mein großes Ziel. Aber es ist noch Milenweit [meilenweit] davon entfernt. Ja, ich hatte sie einmal oder 2 mal mit. Hahnebüchen!
Die Tonleitern nicht getroffen – aber ein paar Klänge schon.

Während ich so zu Hause sitze, klingelt das Telefon — meine Frau geht hin weil ich nicht will und nicht kann. Frau Hinners-Voigt das ist die Frau aus Bremen, ist dran und fragt mich ob ich bei der Sendung Schreinemaker mitmachen würde. Ich brauch nur auf der Trompete zu spielen und ein paar Sätze sagen. Das wird morgen abend gesendet. Ich bin damit einverstandnen.
So — wir also morgen hin.

Mein Sohn ist der Fahrer — und wir sind rechtzeitig da. Das Kabelgewirre und die Beleuchtung werden gelegt. Dann spricht die eine Dame über das Feed-back-Progamm und dann komm ich — mit meinem Worten (peinlich) und meinem Tönen (noch peinlicher). Aber was sollst. Am Abends habe ich es dann gehört. Erst kam der Sprecher dran, der auch einen Schlaganfall hatte — und der schon wieder auftritt. (So ein Schlaganfall ist sehr verschieden) und dann ich mit meiner Trompete.

Ja und jetzt was ganz trauriges: Die Kasse will die Bremerin, Frau Hinners-Voigt, nicht bezahlen, nicht das Feed-back-Programm, weil es einfach kein Belege dafür gibt, das es gut ist. Frau Dr. Medlin hat eine Bremerin, eine Fachärztin für Psychiatrie und die macht eine Untersuchung mit mir. Die Schwester Reni, die Schwester meiner Frau, hat mich hingefahren. Sie macht die Untersuchung ganz ordentlich, ganz prezese. Und ich schickt die untersuchen [Ergebnisse] ein — Ablehnung. Also das hat mich sehr geehrgart [geärgert] weil ich Belege dafür hatte, das andere Kassen das zahlen — oder sich wenigstens beteiligen. Na ja — eben alles geht nicht. Aber das man eine tolles Ding nicht unterstützt, und die Männer und Frauen immer nur Kur und noch mal Kur machen lässt — das macht mich ganz verrücket.

Der Abend mit R.'s.

Januar 1995

Der Claus R., ein Klassenkamarad von mir, hat mit 28 Jahren das Land verlassen — er ist Caffee-Iporteur [Kaffee-Importeur] geworden. Zuerst war er in Costa Rica und dann in Guatemala. Da hat er bei einer Deutschen Firma gearbeitet. Er hat geheiratet, eine Guatematelin (spanischer Abstammung) und drei Kinder mit aufgezogen. Und mich hat er pausenlos eingeladen zu ihm zu kommen — aber ich hatte nie Zeit.
Bis der Schlaganfall gekommen ist. Dann hatte ich Lust. Ich weiß ja nicht wie lange das noch so geht. Und ich hatte ihm versprochen,

daß ich das nächste Jahr kommen will, so April bis Mai. Und meine Frau war begeistert.
Frau R. — die Mutter von Claus — lebte immer noch in Othmarschen — und neuerdings lebte auch ein Enkelkind bei Ihr, die hat Bauwesen studiert und arbeitete hier. Und wir hatten uns entschieden, die einzuladen. Und sie kamen, die Mutter und ihre Enkelin. Ein bisschen hatte sie Ähnlichkeit von ihrer Mutter, aber sie war ein ganzes Stück großer. Wir hatten Martin und Ute mit eingeladen. Martin studiert ja auch Arichetur [Architektur].
Der Mutter geht es augenscheinlich recht gut — und sie erzählte und erzählte: Von ihrem Zinshaus in der Telemanstraße und in der Wrangelstraße und was daran so kaputtgehen kann. Und wir wollten ja etwas über Guatemela hören und wie es Claus und Racell [Raquel] so geht. Na ja, ein bisschen sind wir doch zum Thema gekommen.
Racell nimmt sich selbst immer die Marmelade und Parfum mit Also werden wir uns damit ausstatten. Und für den Vater haben wir eine Kaffeemühle vorgesehen, so eine alte.
Jawohl — und eine kleine Reise werde Sie vielleicht für uns manchen. Na ja — wir werden es sehen. Und anschließend setzen wir uns nach Belize ab. Das haben wir so ausgekaggt [ausgesucht]. Belize ist eine Reiseziel, daß uns noch viel Freude bereichten soll. Und wir sollen auf das Land achten. So soll es werden.

Herr M.

Februar 1995

Es gibt Gelegeiten, da lernt man Leute kennen. Aber im Krankenhaus, und unter der Berüsichtigung [Berücksichtigung] das ich bewegungunifähig und sprachlich tot warsei, ist gar nicht an so was zu denken. Aber weit gefehlt. Denn es gibt Menschen daran läßt sich gut dran erinnerh. Und das sind M's.
Er [Herr M.] war Patient im Krankenhaus in meim Zimmer. Er hat immer gestandten beim Essen, weil sie ihm den Rücken geöffnet haben. Er hat nämlich Bandscheibenvorfall. Und er war immer sehr freudlich und hilfsbereit zu mir. Wenn fernsehen wollten, kamen wir immer

nur auf sein Programm, weil er gerne Sport sehen wollte! Mir macht das nichts aus. Aber wenn es gibt, was er mir besorgen kann, dann tut er das.
Wir waren bei seiner Hochzeitet auf dem Polterabend — und da hat er auch einen eingeladen, den er vom Krankenhaus gut kannte. Der hatte das gleiche wie ich, nämlich einen Schlaganfall. Aber der lebte unter sehr viel einfacheren Verhältnissen.
Na ja — und M.'s hatte wir heute eingeladen, Martin und Ute waren schon wieder dabei. Zuessen gab es Kohl mit Fleisch — das war wunderbar. Und geredet wurde über dies und das.

Gunnar, das ist Herr M., war bereits drei mal gekündigt worden, und drei mal wieder eingestellt. Zuletzt von der Hafen- und Lagerhaus GmbH. Und nun hat er es am besten, in vielerlei Dingen, und am besten von der Arbeitszeit.
Am liebsten wäre ihm ein Krahn — ein eigener. Dann könnte er sich selbstänstisch [selbständig] machen und könnte Auto verladen.
Die Frau war Steuergehilfin und war bei einem Steuberater beschäftigt. Sie hatte so kleinere Kunden und Dienstags abends war im Fischmarkt in der Bar und löste die Chefin ab. Das konnte nur eine Person des Vertrauens sein. Und das hatte man zu seinem Steuerberater.

Und dann sagt Barbara zu mir: Du musst deine Tenniskarten verschenken — gib doch zwei davon M. Ja, das war klar. Die Karten kriegte ich immer im Oktober oder November von J. und damals wußten wir noch nicht, wann unsere Reise los geht. Jetzt steht es fest: Das Turnier fällt für uns aus. Aber dafür wollten wir in das St. Pauli-stadion. Da muß man wissen, das die Frau M. noch jeden zweiten Spieltag das St. Pauli Pressefest für die Mannschaft leitet. Und gerade vor unserem Abflug nach Guatemala, einen Tag vorher, findet das Spiel Hannover 93 [Hannover 96 : St. Pauli] statt. Na ja, uns ist es egal. Wir hatten richtiges Karten-Fiber — und acht Karten. Eine für jedes Kind.

Der Schäfer

März 1995

Mein Freund, den ich bei der Klinick in Soltau kennen und schätzen gelernt habe, ist Schäfer. Schäfer in der Heide. Wie kann einem Schäfer es passieren, daß er einen Schlaganfall kriegt? Wo die Schäfer doch mit Schafen und Hunden umgehen und richtig ruhige Menschen sind.
Der Schäfer hat einen Schlaganfall bekommen vor acht Jahren, und war immer noch nicht so zuwege wie ich. Der Arm konnte sich schlecht bewegen. Aber er konnte schon alles machen mit der linken Hand.
Der Schäfer hat uns eingeladen zum ihm und seiner Frau auf sein Dorf, nach *Hodenhagen*, zu kommen. Und wir kamen.
Der Schäfer, seine Frau und die beiden Kinder aus erster Ehe, bewohnen eine Wohnung die groß genug ist — nämlich 120 m². Aber sie [ist] nur als Feuerwerkwohnung, also mit Brennholz oder mit Kohle, zu heizen. Und auch das Bad, also das Wasser im Bad. Deswegen habe sie uns bei Nachbarn untergebracht.

Wir haben über Mittag eine Suppe gegessen, die wirklich ganz lecker geschmeckt hat. Und dann sind wir rausgegangen. Raus zum Vergnügen. Da aber kam ein Gewitter über uns her und wir hatten alle Hände voll zu tun, um auf den Beinen zu bleiben — insbesondere der Schäfer. Es war Schneeregen, Hagel! Und dann war der Regen vorbei und es ging zur guten Stube am Deich. Ja, da konnte man einen Fluß sehen, weit, weit ins Land blicken. Das war ein sehr schönes Bild.
Da haben wir den G., den Ulli, nach seinen Leben gefragt.
Als Kind ist er von Südamerika, Chile, hierher gekommen, und zwar nach Hamburg. Er wurde Tischler, Schiffstischler. Aber nachdem er einen Herzinfarkt hatte, vor 10 Jahren, wurde er Schäfer und ist hierher nach *Hodenhagen* gezogen. Da hat er sich auch in die Frau, seine jetzige Frau verliebt. Er hat ein Zelt gehabt und es war richtig gemütlich darin. Und dann kam seinSchlaganfall und er hat mindesten eine Nacht darinnen, in dem Zelt gelegnen. Und als man ihn dann gefunden hatte, da hatte man ihn zuerst als Akoliker [Alkoholiker] eingestuft Ja — und seit dem ist Schluß. Die Herde und die Hunde gingen spottbillig

weg — da war niemand der Interesse hatte. Und Ulli hatte keinen Sprachtherapeutin — in *Hodenhagen* gab es so was nicht.
Ja — und jetzt beschäftigt er sich mit Bienenvölker. Zwei hat er letztes Jahr gekauft. Und über den Winter sind sind eingegangen. Kaputt? Und er weiss nicht warum. Na ja — und jetzt kauft er sich neue — wir werden sehen was dabei rauskommt und wie lange das währt.

Am nächsten Tag sind wir in einem Urwald gefahren. Das war wirklich wunderschön. Die Sonne kam zwar nicht hervor — aber es war troken und eine laue Luft. Und soviel Singvögel trällerten uns ein Lied. Und die tausendjährige Eiche — ja — das war ein Lied ohn Worte.

Und das Schloß, das Schloß stand auf einer einsamen Wiese. Das da für einen Zweck, nämlich das die Frau des Fürsten eine Zuhause hatte weil der Fürst mit einer anderen Frau sein Schloß einnahm. [... weil der Fürst mit seiner Mätresse im Hauptschloß lebte.]

Na, und dann noch ein leckeres Mal in einer Gastwirtschaft. Und dann ging es ab zu Ute B. Die hatte nämlich an diesem Tag Geburtstag.

Aber die zwei Tage mit Ulli und seiner Freundin werden uns immer im Gedächst [Gedächtnis] bleiben.

Die Schnelsen Stümper

März 1995

Heute ist Dienstag und Dienstags ist Probe bei den Schnelsen Stümper [*Anm. d. Autors:* **Schnelsen Stompers** ist der richtige Bandname; und 'Stümper' sind die Jungs auf keinen Fall ...]. Früher, als ich noch mitspielte, da war regelmäßig am Dienstag üben angesagt — jetzt aber ist es selten geworden. Die Junges sind mit Spielen ausgelastet.
Aber heute ist Probe. Und ich bin natürlich hingefahren mit meinem Auto zu dem Raum im Schnelsener Freizeitzentrum. Da standen sie nun — alle 6 Mann, aber kein Trompeter dabei. Und sie sagten, ich soll ein Stück auswehlen. Ja, sie meinten es gut mit mir. Aber was

soll ich wehlen, ich weiß keines. Ich weis wohl wenn ich spiel was ich spiel. Ich kenne die Harmonien aber ich komme nicht auf die Titel.

Na ja — also sie spielten ihre Stücke. Für mich hieß das, die Trompete hinzuhalten und die Töne raus zu suchen auf die die Harmonien passenden. Es ging sehr schwer aber es ging. Na ja, ich würde sagen, so mit dem Sommer könnten wir etwas wagen. Aber es braucht noch Zeit, viel Zeit. Aber es kommt, wenn auch sehr, sehr langsam und bedächtigt. Aber sicher ist daß es kommt — und das ist die Hauptsache.

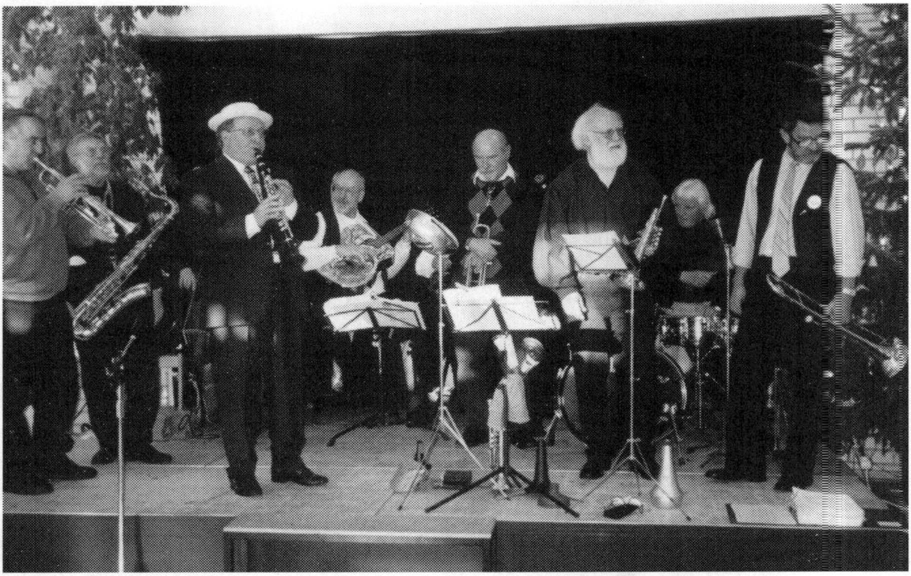

[Da spiele ich mit den 'Schnelsen-Stompers', die Trompete in der Hand]

Familien Seminar bei Vechta

März 1995

Ein Jahr geht schnell vorbei. Je älter man wird um so schneller geht es. Ja — es ist Sommer. Laue Tage und warme Nächte. Ja, es ist wirklich Sommer. Nur eins habe ich vergessen was wirklich im Winter passiert ist: das Familien Seminar von Loise Lutz in ihrer neuen Heimat — in Vechta. Das war am Sonntag dem 5. März bis Mittwoch den 8. März 1995. Vechta — das ist hinter Bremen, von Hamburg aus, und da ist es das letzte Gemäuer — sehr schön gelegen und ganz neu errichtet. Der halbe Raum allerdings [ist an den Bundesgrenzschutz] vermietet. Ich war mit meiner Frau da — allerdings wollte sie Dienstags wieder gehen — sei es weil sie nach Düsseldorf musste oder sie wird spielen wollen. Na ja — ich habe einen Freund wiedergetroffen, den Steuerberater. Auch er hat einen Schlaganfall — und die Frau, die seit sie ein Kind bekam sprachbehindert ist. Und die hatte ein Auto das mich mit zurück nehmen würde.

Zunächst wurden wir vorgestellt — es gab etwa 20 Gäste — und jeder mußte sein Ziel nennen bzw seine Angehörigen. Er muste seinen Weg benennen der jetzt vor ihm liegt.

Einen ganzen Nachmittag waren wir damit beschäftigt alle möglichen Instrumente anzuschlagen um damit Musik zu erzeugen. Die alte Krankenschwester brachte uns das bei. Und schließlich kriegte ich die Gitare — und siehe da — da konnte man schon mit spielen. Aber es ging langsam und betächtigt. Der Steuerberater, der konnte gut Girtarre spielen. Bei dem ist auch der Arm o.k. Und dann war da noch eine, die konnte gut flöten, obwohl sie den rechten Arm gar nicht bewegen kann. Die hatte ein selbstgebastelltes Gestellt wo sie die Flöte drauf legen kann. Das hörte sich sehr gut an.

Am nächsten Tag sind wir eingeladen zu dem Haus, wo der Stifter der Anlage gewohnt hat. Er hatte auch einen Schlaganfall und Aphasie und er ist dann leider gestorben. Er war im Futtermittelgeschäft und das hat er richtig hochgebracht. Sein Garten war ein Park mit vielen verwunschenen Seen darin. Sein Haus war ein Kleinod. Und die reiche Wittwe schenkte Land und Geld so daß das Haus richtigt fertigt wurde und das der Unterricht beginnen konnte. Und dann war Schluß mit der Spende von Geld, denn nun mußte sich das Haus selber tragen durch die Krankenkasse. Und die Gehälter waren nicht üppig.

Aber Abends sind wir bei Frau Dr. Lutz gewesen, in ihrer Wohnung, haben einen Wein getrunken und haben von diesem und jenen erzählt — na, bei mir war alles sehr gedämpfed. Und hier hat auch Frau Lutz erzählt das sie es nicht leicht hat.
Ja und dann sind wir abgefahren in Richtung Bremen und Richtung Hamburg — mit dem Steuerbellmächtiten [Steuerbevollmächtigten] und mit seiner Freundin.

Was machst du so im Geschäft

März 1995

Ja, das ist eine richtige Frage? Was mag du so?
Ich sehe mir die Umsätze an. Es ist beschämend. Wir waren mal auf über X Millionen. Das war 1990. Und seit dem ist er gesunken und gesunken — auf wenige als 60%. Was ist der Grund? Ich glaube, daß das Publikum sparsamer geworden ist. Die geben nicht mehr so viel Geld aus. Und was sie ausgeben, daß verteilen Sie auf die Sparmärkte, auf die Sonderposten Märkte. Das bringen sie zu TCHIBO und Eduscho. Das bringen sie zu Adler Märkte, Baumärkte, Schreibmärkte. Und sie bringen es zur Autobahn — Hörgensweg — da ist Euro-Markt, Toy Are us [Toys "R" Us], und zwei Baumärkte und Fast food markt. Und zwar Mc Donnald. Da bringen die Leute ihr Geld hin — entsprechend weniger zu uns. Und dann ist noch Woolthworth [Woolworth] da. Die Sparsamen und die Ausländer — die kaufen gern dort ein.
Ja, und wir machen weniger Geschäfte: 60% — und die Kosten bleiben konstant. Nun haben wir noch eine Menge Mieter im Hause: In dem Stock oben drüber haben wir Ärzte. Und mit unserem Kaufhaus zusammen wenigstens 10 bis 12 Mieter, von TCHIBO-Kaffee bis Reisebüro. Und die geben uns in ärmeren Zeiten das Glück — überleben zu können.

Ich sehe mir unten den Laden an, mache gute und weniger gute Bemerkungen. Ich stelle Körbe hin und beobachte den Betrieb. Aber ich denke mir meinen Teil.

Und oben habe ich noch andere Sachen zu erledigen. Die beinache wöchentliche Sitzung mit der Geschäftsleitung. Und die Anzeigen in den Zeitungen — und die privaten Dinge: Die Hausabrechnungen und so weiter. Ja — ich könnte das sehr gut in meinem Kopf zusammenbringen, aber nach aussern zu bringen war immer mit Schwiergickeit verbunden.
Otto hatte — in meiner Zeit, als ich gelegen hatte und mich mit dem Rollstuhl bewegte — immer mal nach dem rechten gesehen und Verträge unterzeichnet. Das rechne ich ihm hoch an. Und dann gings es wieder mit mir — und er kam nicht wieder.
Na ja — es ging weiter, weil mein Sohn darüber wachte. Ich selbst konnte nur stundenweise in dem Laden kommen. Und auch nicht jeden Tag. Das konnte ich noch nicht — und das brauchte ich ja auch nicht — Karsten war ja da.

Meine Frau

April 1995

Meine Frau war eine ganz liebe, gute und tüchtige Hilfe — so wohl im Geschäfts als auch zu hause. Aber sportlich war sie nicht. Und Sie hat immer geraucht, und geraucht, und geraucht. Ich hab sie so gelassen, wie sie war. Im Geschäft und zu Hause. Na ja, ich war viel weg — wegen der Musik. Und wegen des Einkaufs. Wegen aller möglichen Geschichten.

Und eines Tages war dann vorbei — ich hatte einen Schlaganfall — und es war ein großer. Ich war gelähmt. Ich war sprachbehindert. Ich war aus dem Vekehr gezogenen. Man konnte mit mir nichts mehr anfangen. Man konnte mit mir nicht mehr sprechen ?!

Bis ich das begriff vergingen Tage und Wochen. Aber es war so. Ich war voll da — und die anderen merkten es nicht. Das war für mich sehr schmerzlich, frustierend — aber ich konnte es nicht änderen.

Na ja — den größten Teil der alten Sachen habe ich selbst vorher bereinigt: Mühlhausen haben wir an einem Kollogerein [Kolegen] gegeben. Die Osterstraße [ist] an einen sehr jungen und tatkräftigen Textilhändlern weggeben worden. Eidelstedt haben wir behalten — und das macht Karsten, der sich seine Lorbeeren in Mühausen geholt hatte. Insofern war ich vom einem große Glück gesegnet als uns das jetzt passiert ist. Und Otto war da und hat alles andere gemacht — mit der Bank geredet und mit der Buchhaltung.

Und meine Frau war da — hat mit meiner Bank geredet, mit meinem Mietern, mit meinem Arzt, mit meiner Rente, mit allen die was von mir wollen. Und meine Söhne waren immer dabei. Und was für Gespräche hatte die Frau durchzustehen.
Das Gespräche mit der Bank — daß war so frustrierent, weil ich sebsverständlich alle meine Privatkonton selbst verwaltete und gar nicht daran dachte Untervollmacht zu geben. Und nun bin ich völlig bewegung- und sprachlos.
Und ihr Gespräch mit dem Arzt von Altona. Das war entnerfend. Und das wurde auf dem Flur geführt. Und der Arzt macht keine Hoffnungen mehr — keine Wünsche. Das muß furchtbar gewesen sein.
Und dann die Zeit zu Hause. Immer — wenn ich gewaschen werden soll muß ich mich hinsetzen, auf einen Stuhl und die Frau ist immer dabei. Und dann gehe ich weg aus dem Hause zu Tagesklinik bei uns um die Ecke. Am Nachmittag komme ich wieder — meine Frau ist auch wieder in unserem Hause.
Warum klappte das alles so schön?
Weil meine Frau wirklich ein guter Mensch ist, ja ein guter, treuer Mensch.
Die Kollegen im Geschäft waren schon vorher gewohnt, die Sache selbständig und vollautomatisch zu machen, weil ich durch die Ostgeschäfte da drüben tätig war und meine Frau auch. Das hat die Selbständigkeit bewirkt.
Und dann bei meinem Schlaganfall war es richtig und gut, daß die Leute alle selbständisch arbeiten können. Meine Frau und meine Söhne hatten allerhand zu tun, um das Schiff wieder zum laufen zu bringen.
Nun — dann ging es langsam berg an und ich brauchte die Hilfe nicht mehr wie an anfang. Kurze Strecken konnte ich fahren mit meim eigenem Auto. Das muß sie ordentlich entlastet haben.

Sie war [ist] eine herrliche Frau. Sie hat alles für mich getan, aber auch alles.
Und ich bin mit ihr in Norwegen gewesen und auf Kreta — und in Kürze wollen wir nach Mittelamerika, darüber müßte sie sich doch auch freuen — und sie tut es auch. Sie will von mir durchs Leben geführt werden — ja, und da muß ich noch kräftig wachsen und gesund werden.

Dieter G. und seine Frau

April 1995

Ich war in unserem Garten als er da war, der Dieter G. Er wollte mich mal besuchen und von alten Zeiten reden — und jetzt findet er mich so vor: Hinkend an einem Bein, der Arm war nicht zu gebrauchen aber das schreckliche kam erst noch: ich konnte gar nichts sagen. Ich nähm alles wahr und auf aber ich konnte nichts sagen.
So sah er mich zum ersten mal, zum ersten Mal seit dem Schlaganfall. Ach was wahr das früher für eine Zeit. Wir machten Musik und er arbeitete mit der Anlage und machte die Musik so richtig laut und unüberhorbar. Er kam überall mit. Er war unser Ohr, Dieter G. Geschäftlich hatte er ein Reinigungsunternehmen und er machte die Eloxalpflege [Metallreinigung für unsere Fenster] bei unseren Häusern.
Er hat eine Frau geheirated und sie haben einen Sohn. Die Frau war oder ist es noch: Trinkerin. Der Sohn hat geheiratet und der Schwiervater hat eine Fensterfabrik. Da hat der Dieter nun auch seine Beschäfftigung nach dem er sein Unternehmen verkauft hatte. Warum erzähle ich das? Weil sie weiß wie schwer es ist, wieder auf die Beine zu kommen. Wie schwer es ist, seine Freunde zu halten. Hat sie es ja alles mit gemacht. Und sie weiß bescheid wie das Leben so spielt — und über das Glück oder Unglück eines Menschen gibt es keine Regel. Es gibt keine Richtschnur wo es lang gehen könnte.
Es kommt ein bisschen auf den Arzt an. Ein bisschen auf die Medicicien [Medizin]. Ein bisschen auf die Heilverfahren — und das wesentliche: auf einem selbt. Auf das was man einzusetzen bereid ist. Das war eine Menge bei ihr wie auch bei mir.

Aber nun ist heute Geburtstag bei ihr — sie wird 50 Jahre alt. Sie feiert im *Zeppelin* — das ist ein Hotel und Speisewirtschaft — gleich um die Ecke wo wir wohnen. Und die ganze Verwandschafts und alle Freunden feiern mit — und wir auch.
Wir haben uns gütlich getan am warmen und am kalten Büttfet, haben die Verwandteschaft begrüsst und haben auch mit der Frau gesprochen — wie sich das so gehörret.

Wir gehen zum St.-Pauli Stadion

April 1995

Ja, alles für unsere Reise nach Guatemala ist gepackt. Wir brauchen nur morgen zum Flugzeug zu gehen. Aber heute sehen wir St. Pauli, daß ist ja klar. Die Leute, das sind die M.'s die ich im Krankenhaus kennegelernt habe, hatten uns vor langer Zeit die Karten besorgt — meine beiden Kinder und meine Frau und ich — wir waren alle mitgekommen um St. Pauli siegen zu sehen — oder verlieren. Aber besser ist noch ein Sieg — damit sie in der Bundesliga bleiben.
Hier gibt es Bier und Wurst. Hier war die Stimmung gut. Und ich glaube St. Pauli hat das Spiel wohl gewonnen.
Die Haupttribühne steht im Osten. Wir hatten einen wunderbaren Blick über das Spielfeld, die Gegentribühne und über den Hamburger Dom [Der Hamburger nennt seinen Jahrmarkt 'Dom'.]. Und die Lichter gingen hin und her, nach oben und nach unten. Und wir fühlten uns selbst in den Dom mit einbezogen als wären wir selbst ein Karussel.
Na, jedenfalls war es ein sehr schönes Spiel mit einem begeisternd Publikum. Jedes Mal wenn sie begeisterd sind dann steht eine ganze Reihe von Menschen auf und setzt sich wieder hin und die andere Reihe steht auf. Und so setzt das Publikum die Reihe fort durch das ganze Stadion.
Als das Spiel vorbei war kam Herr M. und nahm uns mit zur Pressekonferenz. Da mußte der Trainer zu dem Spiel Stellung beziehen.
Wir gingen anschließend nach Hause — denn Morgen, ja morgen gehts nach Guatemala.

Nach Guatelama

Der Flug

April 1995

Ja, das ist es was ich wollte!
Ich wollte endlich einmal sehen, wie mein Freund, Claus R., da drüben lebt. Wie ist es in einem Land, daß nur von ein paar Personen geführt wird. Und die ärmsten der Armen, die Indios, praktisch keine Rechte haben.

Und wie komme ich da zurecht. Ich weiß — ich bin abhängig von meiner Frau — denn ich allein kann ja nichts sagen. Aber meine Frau macht das wirklich gut und ich habe kein bißchen Angst mit ihr.

Ja, wie geht es mit mir? Ich habe Zeit darüber nachdenken, wärend wir die Zeit in der Luft verbringen. Ja, wie geht es mir? Ich würde sagen, es geht mir gut, sogar sehr gut. Weil ich krank sein irgend wie mit Leiden verbinde — und die habe ich nicht, kein bißchen. Ja, der rechte Fuß, das Bein geht nicht richtig und ich muß sehen, daß alles so in die Reihe kommt, wenn ich eine längere Strecke laufe — na gehen ist wohl besser. Und den rechte Arm kann immer noch schlecht bewegen. Ich will nicht sagen, daß mein Bein und mein Arm nicht besser geworden ist, ja viel, viel besser als im Krankenhaus oder bei der Kur in Soltau — aber dennoch: Ich schleiche immer dahin und dem rechten Arm schleife ich hinterher und die Trompete, kein Stückchen krieg ich heraus. Nur Phrasen, Harmonien — die sind zwar alle richtig, aber sie kommen sehr zörgerlich heraus.
Aber das wichteste ist der Kopf. Mein Gehirn. Links ist die Sprache — und links war es, das die Natur die Luft angehalten hat und so alles was links vom Kopf ist, getödet hat. Und das macht sich im Körper rechts bemerbar. Ich hab noch Glück gehapt ich konnte lesen — erst spärlich und dann immer besser. Mein Verstand ist intackt geblieben. Ich konnte das meiste von dem, was man von mir wollte, begreifen und verstehen. Aber das Sprechen, das Sprechen konnte ich nicht. Und das Schreiben ebensowenig. Ja, guten Tag, wo geht es hin, was ist los mit dir, wir machen ein Faß auf, und geht's gut — das konnte ich schon sagen, wenn mein Tag gut gewesen war. Und ich konnte mich gut verstellen, so das garnicht auffällt wenn ich nicht

direckt angesprochen werde. Na — und die anderen Sprachen — das Englische, das Spanische — das kann ich gar nicht mehr. Verstehen wohl — aber nicht sprechen — ja, sprechen geht nicht mehr. Aber meine Frau, die macht das großartig, wenn die Sache [für mich] unüberwindlich wird. Und deshalb bin ich nun unterwegs nach Guatemala. Wollen wir doch mal sehen was uns da erwartet.

Wir sind da

April 1995

Wir sind in Guatemala, und zwar in der Hauptstadt Guatemala City gelandet. Und wir werden abgeholt. Claus R., seine Frau Raquel und sein Sohn Claus Michael 14 Jahre alt, sind gekommen um uns zu holen.
Ja, wir sind tatsächlich angekommen in der Stadt, die so lange auf mich gewartet hat — minstenstens 30 Jahre.
Claus fährt uns erst mal nach Hause. Wir müssen durch eine Schranke, dann sind wir da. Ja, das ist ein schönes, warmes Haus. Drei Innenhöfe und dann noch ein schöner, großer Garten. Auf der einen Seite haben wir die Schlafräume — das Ehepaar, sein Sohn Claus Michael, und die beiden Schwestern, Johanna und Stephanie. In der Mitte ist das große Wohnzimmer und auf der anderen Seite ist das Frühstücks- und Abendbrotzimmer und dahinter die Küche. Und dann kommt noch ein Patio und dann kommen die Zimmer für die Mädchen. Aber zur Zeit haben sie keins und sie wollen auch kein Mädchen haben das den ganzen Tag hier lebt.
Uns haben Sie in eines der Schwesternzimmer untergebracht. Die zwei Schwestern sind ganz von zuhause weggezogen — ein nach Deutschland — die will Architektin werden — und eine studiert in den USA.
Den ersten Tag besichtigen wir sein Kaffeefirma — wo er 30 Jahre lang gearbeitet hat und wo er heute noch seinen Schreibtisch hat. Hier laufen alle Kaffeemuster zusammen — hier wird probiert — hier wird verkauft.

Dann werden wir auf die Straße gesetzt und sind frei – bis wir dann in seiner Firma wieder eingesammelt werden. Freiheit in dem anderen Teil der Welt — wo Soldaten die Banken und die Geschäffte bewachen. Wir gehen in ein Restaurant, denn wir haben Hunger und weil das Essen in drei Größen angeboten wird, bestellen wir das kleinste, aber davon zwei. Und dann können wir das kaum Aufessen — so viel ist das. Ja, andere Länder andere Sitten.
Und dann kam der Urwald. Claus begleitende uns. Zuerst flogen wir auf eine Insel auf den Peten Itza See. Das war richtig Urlaub — denn die Insel hatte ein Hotel an dem anderen. Und am nächsten Tag ging es los mit einem Mietwagen — durch ein wunderschönes Land. Bäume, Pflanzen und Tiere gab es in Überzahl — und Wassel [Wasser]. Darauf hing ein Boot — so ein richtiges Familienboot und ab fahren wir — das Gebäck hinten drauf – stundenlang durch ein Fluß. Wir sehen Krododile, Wasserschildkröten, Reiher und Pesqual [Quetzal — das ist der Nationalvogel Guatemalas]. Die Fahrt war nicht zu beschreiben — so schön war sie. Und dann kamen wir in seinem Hotel an. Na, ein Hotel wollen wir es nicht nennen, eher ein Biwage. Das Mosquito-Netz darf nicht fehlen. Das Essen war sehr gut, es wurde in einer Küche gekocht die in einem extra Haus untergebracht war und die Feuerung war: Holz. Und am nächsten Morgen sind wir dann aufgebrochen um zur Maya Pyramiden vorzustoßen.

Erst mußten wir ein langes Stück auf dem Fluß zurücklegen. Dann landeten wir an und weiter ging es dann zu Fuß den Berg hinauf. Ja, es war ein bißchen anstrengend für mich, aber auf der anderen Seite — so aufregend — daß wir die Anstregung vergassen. Und dann haben wir es gesehen: die Maya Pyramiden.
Wir, daß war unser Führer, Claus R., Baraba [Barbara] und Gerhard Reinhold. Wir haben die wesentlichen Bauwerke gesehen und was davon noch übrig geblieben war. Tempel so groß wie die Pyramiden von Ägypten. Und bis heute weis man immer noch nicht, was es war, das die Tempel verlassen worden sind — nicht nur hier — sonderen im ganzen Land — von Mexico bis nach Honduras.
Dann stiegen wir wieder ab und nahmen unser Schiff wieder in Besitz. Eine Nacht noch im Biwag und dann zurück zu dem Peten Itza See, zur Insel Flores.

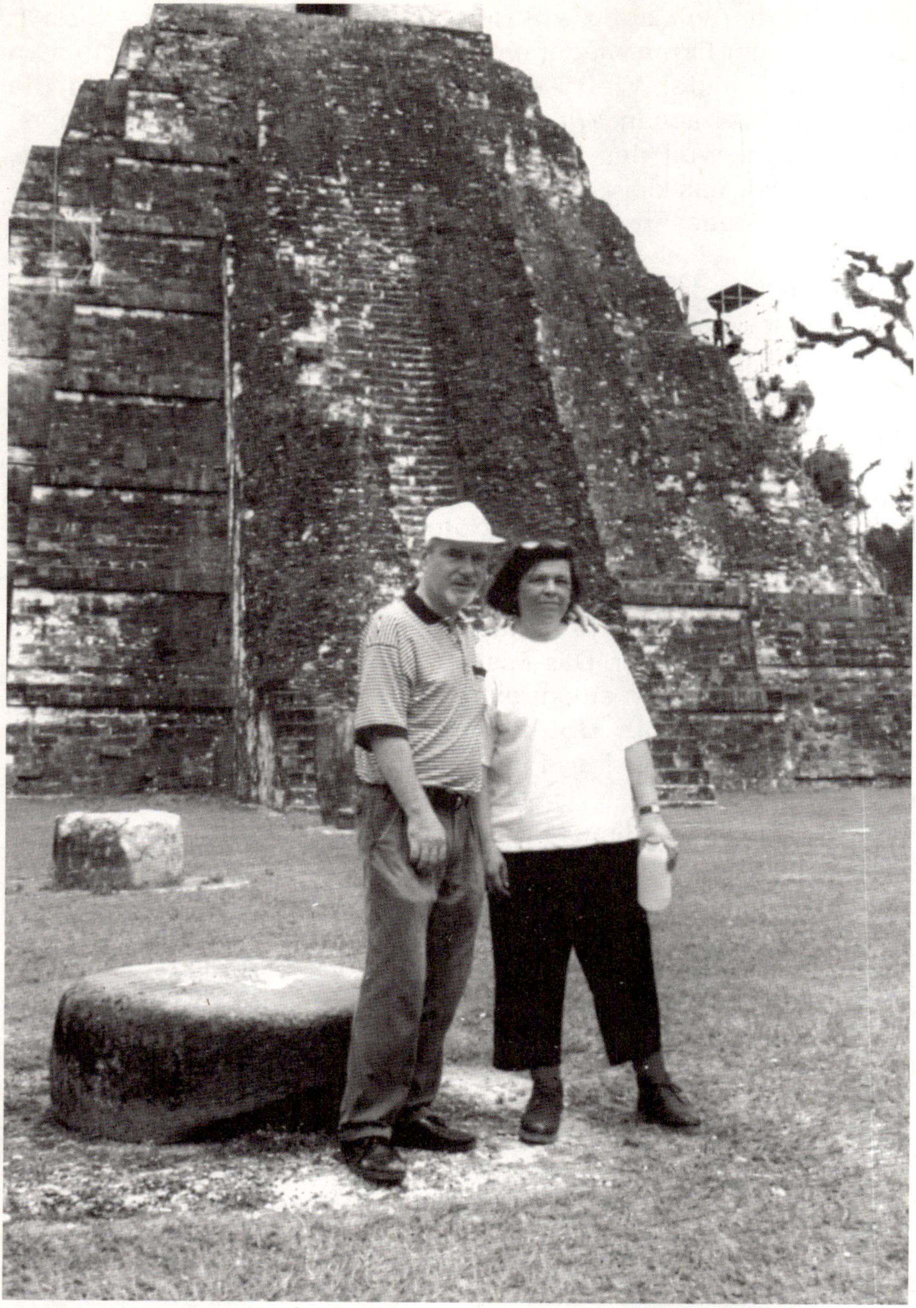

Süd Mexiko und Belize

Mai 1995

Die Frau war sehr tüchtig — sie hatte eine deutsch-stämmige Frau gefunden — in einem Reisbüro. Und sie hatte Reisen bestellt: Das einemal nach Süd-Mexico, nach Yucatan und einmal nach Belize. Claus flog zurück zu seiner Familie nach Süden — und wir flogen nach Norden, nach Mexico — nach Cancun. Das ist eine Landzunge die mit den besten Hotels vollgestofft ist — ich glaube an die achtzig Herbergen. Und da konnte man wunderschön baden, essen, flanieren aber uns konnte das nicht gefallen. Und so atmeten wir auf als unser Fahrer kam und unsere Rundreise, unsere Fahrt zu den verschiedenen Denkmälern, zu den Temples der Maja durchzuführen. Und das waren sehr schöne Sachen. In der Stadt Merida haben wir gewohnt, in ein sehr anständigen ein Hotel. Und waren in Chichen Itza und Uxmall — zwei sehr unterschiedliche Tempelanlagen. Überhaupt sind die Baulichen Anlagen sehr gegensätzlicher Natur. Nur im Sport und Spiel — da war es bei allen sehr ähnlich.
Hier, in Merida, hatten wir die Gelenheit einen Mai-Umzug zu sehen: 10% Protzend Lohnerhöhung ist zu wenig — skandierten die Arbeiter.

Nach Merida, das aussieht wie eine Spanische Siedlung, so ordentlich und sauber, gehts dann per Flug nach Villahermosa, an die Südgrenze Mexicos. Auch da haben wir ein Stadt der Majas gesehen — leer und unbewohnt. Aber der Führer hat uns überall hingeschleift. Er hat mir einen Bambusstab zurecht geschnitten und hat mir raufgeholfen auf die höchsten Höhen. Ja, Palenke hieß dieser Ort — und hier hat ein deutscher Graf mit seiner Geliebten 2 bis 3 Jahre gelebt.

Und dann geht es nach Beliza [Belize]. Erst kamen wir wieder nach Flores mit einem Flugzeug. Dann ging es weiter mit einem Auto — durch dick und dünn, durch Schlamm und auf einer Gravelroad bis zur Grenze. Wir mußten alles zeigen, unser Ausweis wird geprüft, und die Reifen desinfiziert, und dann ging es weiter — der Hauptadt Belize-City entgegen. Im Hotel Raddison — sehr gepflegt am Wasser liegend — machten wir Quartier. Oh — Belize-City war schmutzig und schäbig. Wir hatten ein halben Tag gebraucht um es zu besehen — und die andere Hälfte nach Altun Ha, dem Maya Temple Belizes.

Wir blieben noch einen Tag und dann gehts weiter mit dem Flugzeug nach Pedro Island — dem Ort, wo wir uns erholen und wo wir Urlaub vom Urlaub machen können.
Pedro Island war ein schöner Ort — mit einem sehr guten Hotel. Das hatte einen Swinning-Pool und wir badenden darin jeden Tag.
Der Hauptanziehungspunkt war das große Barierериff — das zweitgrößte der Welt und viele Taucher besuchten es.
Für uns gab es nur ein Glasbottemboot [Glasbodenboot] um die Fische und andere Meeresungeheuer zu besehen. Und dann gab es noch ein Boot um Fische zu fangen. Das haben wir zweimal gemacht — das erste Mal um das kennen zu lernen, wie wir mit dem Schiffer allein ungefähr 10 Fische gefangen haben. Einen haben wir sebst in der Küche für uns zubereiten lassen — in der Tat, er schmeckte uns sehr gut. Die anderen hatten wir dem Schiffer geschenckt. Das zweite Mal war kurz bevor wir heimreisen mussten. Wir haben einer Eisbox aus Steropur gekauft und dann fuhr der Seemann mit uns los, diesmal auf die andere Seite der Insel. Hier konnte man die Mangroven sehen, ganz unwahrscheinlich. Und unser Fischfang war auch gut und lecker.
Die Fische wurden ausgenommen und dann in die Eisbox gelegt — und dann ging es ab nach Guatemala. Gut zweidrittel des Urlaubs waren vorbei — aber wir sind gut erholt und ausgeruht.

Die restlichen Tage von Guatemala

Mai 1995

Mann hat natürlich viel zu erzählen, beide Seiten. Ich konnte nur zu hören und manchmal ein Wort — ein Gedanken äussern — das wars. Aber meine liebe Frau — die habe ich da bei. Und die erzählt von Cancun, von Merida, von Vilhermosa [Villahermosa]. Sie berichtete von Belize, von Pedro Island.
Und Raquel berichtet von ihrem Erlebnisse, von der Hochzeit ihrer Cousine, von den Besuchen der Freunde und Verwandten, von ihrer Tochter, die jüngste, die ist auf Besuch hier — und nebenbei essen wir den wunderbarsten — weil so frischen Fisch.

Am Montag machen wir uns erneut auf große Fahrt: Wir wollen an den Attitlan See. Diesmal waren wir viert — Claus R. und Raquel und wir. Und das ging durch eine sagenhafte Landschaft. Ein Marktplatz unter einer riesengroße Ceiba — einem Laubbaum. Unten — in der Ebene konnten Zuckerrohr sehen. Je höher wir kamen um so mehr Tee- und Kaffeeplantagen konnten wir sehen. Und dann, in etwa 2000 Meter Höhe — da war er da — der Attitlan See, zwanzig Kilometer lang und im Süden siehst du einen hohen Berg, einen Vulkan.

Am nächsten Tag machte wir eine Fahrt auf einem Boot zum gegenüberliegenden Dorf. Da sprachen die Leute ganz anders. Da war auch die Kleidung sehr verschieden. Sie hatten über Jahrhunderte keine Kontackt zu einander.
Wir sind noch weiter gefahren, nach Chichikastenango. Da gab es zwei Kirchen — jede an einer Seite des Platzes — und der Markt — ja der Markt war auch da und es gab alles Mögliche zu kaufen und zu sehen. Und dann hinein in die Kirche! Oberhalb der Stufen werden Weihrauchfeuer gehalten und so riecht es auch. Innen sind Schutzheilige aufgestellt, die alle Schutzumhänge wie Kittel tragen — und in der Mitte vom Kirchenschiff sind auf dem Boden Platten, auf denen sich Kerzen und Blüten befinden. Die Indianer zünden da ihre Kerzen an, verstreuen die Blütenblätter, gießen etwas Schnaps darauf und sprechen in ihrer Sprache Getete oder Bitten — ja — so machen das die Indinianer. Und der Priester ist damit zufrieden.

Dann machten wir — Barbara und ich — einen Ausflug nach Antigua — die ehemalige Haupstadt — die vor 200 Jahren durch ein Erdbeben zerstöred wurde. Eine Nacht haben wir da in einem ehemaligen Kloster zugebracht — ja das Kloster war durch Erdbeben zerstört und wurde jetzt zu einem Hotel umgebaut. Und zurück sind wir mit dem Bus gekommen.

Der Flug nach Copan, Honduras, wo es noch ein weiteres Maja-Zeugnis gibt — dann die Autofahrt Lekien am Pazifik, dann das heimatliche Guatemala City, die Schule, der Markt, die Kirche das haben wir allen gesehen und genossen. Ja — Claus R. hat es wirklich wunderbar — denn er ist wohlhabend und stammt aus Deutschland. Wir wünschen ihm kein Krieg — kein Unruhen.

Guatemala war schön und schrecklich

Mai 1995

Guatemala war schön — landschaftlich einmalig. Die Indios waren zufrieden — so sah es jedenfalls aus. Einzig in Guatemala City gab es furchtbar arme und unglückliche Menschen — und die wohlhabenden haben Wachtposten und Angestellte und mussten ihre Kinder hin und her kutschieren.

Ja — und was machst du hier — in dieser schönen und schrecklichen Welt.
Ja — ich war hier, weil ich das lange versprochen hatte. Und ich war hier um zu überprüfen, ob ich hier zurecht kam.
Dabei muß ich zugeben, das ich ohne meine Frau aufgescheschmissen wäre, weil ich gar nichts — aber wirklich gar nichts sagen konnte. Meine Frau hat alles für mich gemacht — die Reise nach Süd-Mexico und Belize hat sie gebucht — natürlich hat sie vorher mit mir gesprochen und wir haben uns wirklich auf ein Ziel geeinigt.
Natürlich konnte ich ihr auf deutsch manchmal sagen was der Mann oder die Frau auf Spanisch meinten. Natürlich konnte ich das Englisch verstehen. Aber antworten konnte ich nur auf deutsch — und das nur ein Wenig. Ach, das war deprimierent.
Und dann zog ich immer den rechten Fuß hinter her — und auch die rechte Hand. Ja ich konnte schon die Hand reichen und guten Tag sagen. Und ich konnte schon humpeln und manchen Tempel besteigen. Aber es geht schwer und langsam. Aber es ging.

Jedenfalls war es eine Reise, die mir gefallen hat, weil ich alles sehen konnte, was ich wollte. Ist das nichts!

Denn der Gesundheitsprozess — der geht weiter — und immer weiter — aber es geht unheimlich langsam — so langsam das man es gar nicht bemerkt. Und doch — der Prozess ist immer und immer im Gang.

Schreibübungen

Sommer 1995

Ja, dann war er da, der Tag an dem ich Schreiben konnte. Na, schreiben ist übetrieben. Aber ich konnte Worte finden. Worte finden und schreiben. So mitte Sommer [1995] ging es los und ich schrieb jeden Tag ein bißchen auf. Es war ein langer Prozess.
War absotut schweigsam, einsam, weil ich alles, alles beobachte und in meinem Gedanken Sätze formulierte und sie nicht rausbrachte.
Ja, so war es mit mir: Entweder ich werde am Schweigen sterben — wie die Kind [wie die Kinder unter] Friedrich II [*Anm. d. Autors:* Friedrich II, röm. deutscher Kaiser, geb. 1194] — die in einer Luxusherberge an Sprachlosigkeit gestorben sind — oder ich packe das und werde das Unglück meistern. Eine unbekannte Logopädin, die in Altona einige Laute mir wieder beibringen wollte aber nicht konnte — dann mein erster Versuch durch Ricarda Schultze, der ersten Logopädin die Laute, Wörter in mir produzierte. Ich kann mir bis heute nicht vorstellen, wie es kommt das ich alle Wörter, alle Sätze verloren habe — So mir nichts dir nichts. Aber so war es — und nichts kann den alten Teppich, den alten Ausgang dazu bewegen, die Tätigkeit wieder aufzunehmen. Es muß ein neuer Ausgang geschaffen werden — und Richarla Schultz und ich — wir arbeiten daran. Und dann kommen noch andere, die sich auch versuchten: Im Krankenhaus und in der Reha-Klinik.
Dann kam der Sommer — und ein bißchen Pause und dann kam Sie — die größte [erfahrenste] Logopädin [*Anm. d. Autors:* Hier muß ich mich korrigieren, Frau Dr. Lutz ist Sprachtherapeutin.] der Zeit: Dr. Luise Lutz. Ja, sie testete mich, gab mir Aufgaben auf — und machte diese und jenes. Und ich kam näher zu dem Ziehl — aber es ging langsam, ganz langsam voran.
"Ich kann mich gegenüber anderen nicht erklären" stimmt nun nicht mehr. Ein bißchen an Sprache ist wieder gekehrt das haben andere Aphasiker nicht. Und jetzt habe Ich das aufgezeichnet jeden 2. oder 3. Tag. Ich muß dazu sagen, das mir Worte eingefallen sind, Worte die ganz selten genutzt werden und Worte, die viel benutzt werden wollte mir partout nicht einfallen.
Und noch was ist ganz wichtig: Nicht jeder Tag ist so gut wie der andere. Mal fällt mir toll was ein, mal sehr wenig — je nach dem wie der Geißt, der Kopf mitspielt. Aber eines ist sicher — es wirkt im

laufe der Zeit sicherer und gefälliger — aber es braucht eben seine Zeit. Das Ziel, alle Tennissasse zu kennen — dem Namen nach, wollte mir nicht gelingen. Die beiden besten kenne ich wohl — der Boris Becker und Steffi Graf. Aber schon Michael Stich — das wird heikel — die Persone ist mir bekannte aber der Name — den Name kriege ich nicht über die Lippen und über den Stifft. Das ist traurig — aber das ist wahr.
Mit dem Rechnen hatte es auch so eine Bewandnis: die Zahlen konnte ich gut aufsagen. Aber zusammen zählen konnte ich sie nicht. Das war auch mit verschüttet. Und teilen und mal nehmen, das ging so wie so nicht. Mit den großen Zahlen — mit unserer Betriebsabrechnung, mit unserem Vermögen minus Schulden hat das überhaupt nicht zu tun. Und ich konnte wohl meinen Teil dazu beitragen, daß wir einmal von unserer Schwester und unserem Onkel Otto getrennt wurden — was das firmenvermogen betrafft.
Aber die winzige Rechnung, das Spielergebnis — das konnte ich nicht ermitteln. Wohl konnte ich spielen — Skat, Doppelkopf, Domino, aber die Karte auszurechnen — das war ein Ding der Unmöglichkeit.
Aber Spielen, daß konnte ich noch. Und das taten wir häufig mit Freunden und Bekannten.

Das Tonband

Juni 1995

Einmal im Monat oder zwei mal besuchen wir unsere Selbsthilfe gruppe im Stavanhagenhaus [Stavenhagenhaus] oder in Altona. Da gibt ernstere oder fröhliche Gespräche. Und da kommen Leute hin, die interessiert sind, die Aphasiker zu besuchen und kennenzulernen oder die was wissen wollten. Und so eine war die, die kam von KISS, von der staatlichen Selbsthilfe-Gruppe. Und die fragte, ob wir unsere Gruppe, die Aphasiker mal vorstellen wollten im Radio, auf Frequenz 96,0, eine Stunde lang. Das ist eine tolle Idee. Unser erster Vorsitzender, ein Mann der normal ist und dessen Frau Aphasikerin ist, der in Rente gegangen ist aber der aber sehr gut drauf ist — der war leider nicht da. Aber ich berichtete ihm als ich ihn das nächste

Mal — so um Weichnachten 1994 sah. Und der war Feuer und Flamme. Wir gingen zusammen zu KISS, Und holten uns genaue Anweisungen, wie wir vorzugehen hatten. Und wo das Haus war, wo wir die Sendung zusammenschneiden konnten.

Und dann konnten wir loslegen. Wir machten uns zuerst ein Konzept: Wir wollten alle guten Tag sagen — und dann schickten wir ein Mann vor der so leidlich sprechen konnte. Der fragte, was Aphasi wohl sei. Und darauf gab es ja tausend Antworten.
Dann kam ich dazu. Ich ging zu meiner Logopädin und fragte Sie so aus. Und ich ging weiter zu Herrn Dr. K. und stellte ihm fragen: Wie kommt es dazu, daß das stimmliche prötlich verschwunden ist, wie aufgelöst wie ausgelöscht — und der Betroffene kriegt kein Wort heraus. Und das Lesen und verstehen genauso. Wie das den Angeheurigen ergeht — genauso schlecht, genauso beschissen. Was muß man tun — was sollte man lassen. Man muß Ruhe, Geduld haben und zuhören können.

Dann kam Sie, die Frau des Vorsitzenden, und erzählen ihre Geschichte, die Geschichte des Schlaganfalls und ihrer Aphasie. Ja heute, nach 10 Jahren kann sie wieder sprechen — so ein bißchen jedenfalls. Sie hat unter den Aphasikern jedenfalls viele Freunde, die noch nicht so weit gekommen sind. Das erste Wort, daß sie lernte war "Scheiße" und das war es wirklich auch gewesen. Na heute macht sie so allerhand was sie gelernt hat: Weben, Blumenstecken, Glasscherben kleben — und sie hat einen Mann der eine ganze Menge in die Aphasie gruppe investiert. Den Mann mag ich sehr gern, weil er was bewegt was sonst kein Mensch tun würde — zum Beispiel seiner Frau und ihre Geschichte.

Und dann kam Frau B. und hat die Arbeit in der Selbshilfegruppe dargestellt. Was wir an Reisen und Treffen, daß regelmäßige Treffen jeden Monat und dann daß Sommerfest oder die Weihnachtsfeier da kommen immer die meisten Mitglieder der Gruppe hin. Und Spiele abende und andere Handwerkliche Hobbies — so etwa Seidenmalerei oder Tiffanyarbeiten — kommen für die Aphasiker, die ja Lähmungen rechts oder links, so wohl am Arm als auch am Bein haben in frage. Ja, Frau B. hat selbst einen gelähmten und sprachlosen Mann —

aber für unsere Gruppe ist sie da — und auch für die Radiosendung — sie hat früher selbst einmal so was beruflich gemacht. "Lieber Aphasiker" — so spricht Sie, "Wenn wir gemeinsam auftretten, sind wir stark. Das Leben macht trotzdem Spaß."

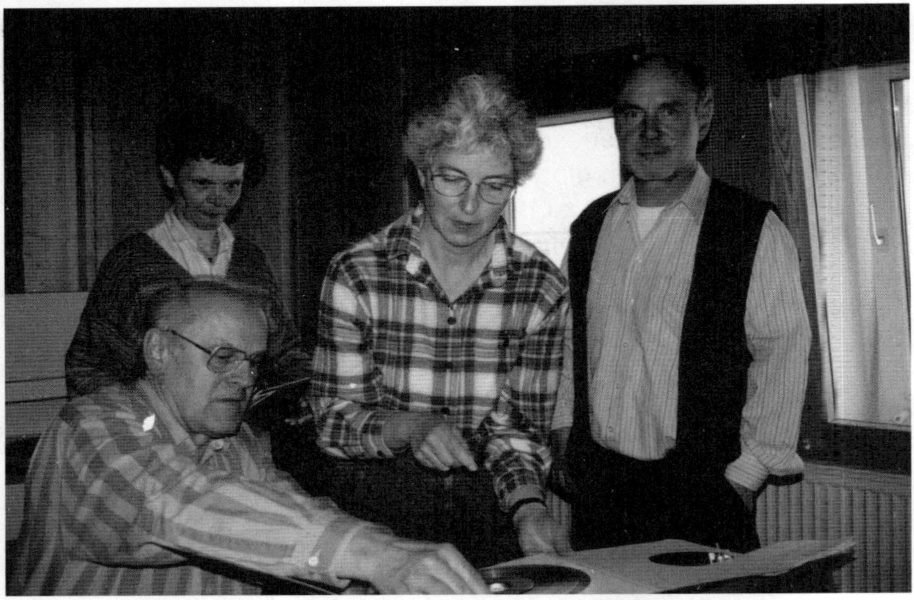

[Das Tonband — ja es wird von uns gemacht]

Und dann kommt Frau Dr. Lutz. Sie nimmt erst mal Stellung zur Volksmusik, die geht wunderbar — auch wenn die meisten Aphasiker sind. Das liegt daran, daß die Sprache links beheimatet ist, und links ist man meistens beeinträchtigt — daß drückt dann rechts in Lähmung aus. Aber die musikalische Sprache ist rechts — und daher können die meisten gut singen, gut musizieren — Aber aber gut singen macht eines, daß sprechen, daß höherin geschieht ganz und gar anders. [*Anm. d. Autors:* ... das Hören geschieht an einer ganz anderen Stelle.]

Die Fr. Dr. Lutz hat die hamburger Selbsthilfe gruppe mal gegründet. Die Aphisiker haben es sehr schwer Freunde zu behalten. Ihnen fällt es sehr schwer so zu sprechen, daß man verstanden wird. Die Aphasiker unter einander haben mehr Zeit für einander. Nichtaphasiker können manchmal nicht einsehen, daß man für einander Zeit braucht und halten die Aphasiker für dum und neurotisch weil die in der Eile nichts richtig

manchen. Deshalb haben Aphasiker manchmal das Gefühl, daß sie mit anderen Aphasiker besser kommunizieren können. Und bei den Aphasiker ist es genauso wie im gewöhnlichen Leben — es gibt eine ganze Menge doofe wie kluge Leute darunter.
"Ich finde, daß Aphasiker neuen Lebensmuth finden" sagt Fr. Dr. Lutz, "und der kann auf keine andere Weise gefunden werden."

Und dann komme ich wieder, und ich habe die Leute, die Aphasiker, interwied. So wie es ihnen bei uns gefällt, und ob sie Probleme hatten mit Nichtaphasiker zu sprechen. Und heraus ist gekommen, daß ihnen der Umgang mit Sprachbehinderten gut gefällt und es gibt nicht besseres für sie — weil sie ja auch teilweise sprachbehindert sind, daß sie so sprechen können, wie es ihnen gefällt und nicht gemaßregelt werden. Und die Gemeischaft die akzeptiert sie, weil die Aphasiker alle was haben ob es nun sprachlich oder körperlich ist.

Herr Eggers hatt die Interwius und die Beiträge fast fertig und Frau B. saß am Schneidetisch. Inzwischen hatte sich herum gesprochen daß ich früher Musik gemacht habe und ich Platten angefertigt haben. Natürlich mußte 2 oder 3 Stücke dafür herhalten. Und natürlich das gesungene von den Aphasikern. Im Juni war das Band fertig — fix und fertig, und wurde aufgeführt — 2 mal. Wir kamen uns ganz glücklich vor — aber natürlich hörte sich keiner 96.0, Das war einer interner Beitrag — so mußte wir das auch nehmen. Aber es ist egal. Wir haben uns selbst bestetigt und das ist doch was.
Wir sind abends essen gegangen — alle die an dem Werk beteiligt waren. Herr Eggers hat die Speisen bezahlt und ich die Getränke.

Sprachlehre und Schreiblehre

Herbst 1995

Fast sind 2 Jahre vorbei. Da ist es gut einen Rückblick zu nehmen. Zwei Jahre schon. Es ging mir gut. Meine Familie hat treu zu mir gehalten. Karsten hatte seine Mühlhauser Freundin geheiratet und sie hatten ein Kind, eine Laura. Martin und Ute, die wollen auch

heiraten, so Spätsommer vielleicht. Karsten machte das Geschäft. Meine Frau ist ein bißchen gespalten. Einerseits macht sie das Geschäft — anderseits mußt sich [sie] sich um mich kümmern. Das kümmern wird immer weniger — weil ich das Auto wieder fahren kann.
Ja, und sie hatte ich immer noch, Frau W. im Albertinen-Haus. Sie macht ihre Sache gut — aber sie ist für Kinder ausgebildet. Und so macht sie ihren Unterricht. Na gut. Eines Tages kommt Sie mit einer Nachricht — Sie ist schwanger geworden und ende August ist Schluß. Na bitte !

Da fällt mich der bei uns oben praktiziert ein — der Dr. L. Der hatte eine gute Logopädin. Der hatte nämlich ein Anorisma, und wär fast drauf gegangen. Aber nach einem Jahr ging er wieder in die Praxis. Und der hatte Frau Sch., in der Julius Leber Straße. Frau Sch. hatte keinen Termin frei, aber Frau Grün, die in der gleichen Praxis arbeitete. So kam ich zu Frau Heike D. Grün.
Ja, angefangen habe ich mit der globalem Aphasie — oder auch die totale Aphasie. Da war nichts aus mir herauszukriegen. Im Altonaer Krankenhaus hat meine Frau woher auch immer, eine Logopädin aufgetrieben, die es versuchte. Ich konnte ja nichts — gar nichts sagen. Oh — das war schrecklich. Hören ging gut, verstehen auch. Das Fernsehen hat uns mit der Aussentwelt verbunden. Lesen konnte ich nach den Anfangsschwiergenkeit gut. Das Rechnen — das ging gar nicht — ich konnte nicht 3 und 5 zusammenziehen, oder abziehen oder malnehmen, geschweige denn teilen. Obwohl ich die Zahlen ganz gut unterscheiden kann. Und ich weiß, was es heißt, wenn man 30 Prozent weniger Umsatz macht bei uns im Geschäft.

Und dann kam ich in das Albertinen-Haus. Da war es voll vom alten Leuten. Und auch voll vom Schlaganfall — das ist eine Krankheit die überwiegend alte Leute befällt. Schließlich war [das Albertinen-Haus] eine Klinik für alte Menschen. Das ich mit meinem 57 Jahren hier hereinkommen bin verdanke ich meiner lieben Frau.

Und ich bin gelandet bei Frau Schultz, Frau Richardis Schultz. Und die hat mir die Laute wieder beigebracht. Oh das war ganz schrecklich. Ich mußte eine Feder wegpusten. Ich mußte Löffel im Gaumenn halten — und dann kam das erste "l". Aber das hörte sich so fremd an, als wäre es nicht im meinem Mund geboren worden. Ein Schäferhund kann Laute von sich hergeben, Laute die andre erschrocken macht oder zärtlich. Ich konnte gar nichts. Kein Ton, kein Laut .

Und jeden Tag nahm Sie mich dran. Und jeden Tag kam ich ein bisschen weiter. Ich spürte keinen Forschritt — weil es so lange dauerte bis ich die Vokale und die Konsantnanten [Konsonanten] wieder einiger maßen beherrschte. Aber ich konnte jetzt den Laut nicht, die Geräusche die ich abgab, nicht mit irgendwelchen Gedanken verbinden — so daß Wörter aus mir rauskamen. Und die Laute ware so eigenartig, so fremd — aber es waren wenigstens Geräusche da.

Ich hatte nicht den leistensten Zweifel, daß ich bald wieder sprechen könnte — daß die gelämte Hand wieder die Trompete führen kann, daß das Bein bald wieder laufe lernen wird. Nur kam mir das bannig lang vor — zu lang.
Dann lernte ich sprechen, nur ein bißchen. Danke, Bitte. Und das kam nur wenn es mir einfiel. Ja und Nein. Und wenn es mir einfällt, dann sag ich ja wenn auch ja heißen soll.
Und wenn die Worte, die ich eben grade gesagt habe wiederholen soll — dann geht das nicht. Warum nicht? Weil ich die selbst gesprochenen Worte mir selbst nicht mehrken kann. Und darum nicht wiederholen kann.
Und dann habe ich noch was seltsames: Manchmal kommt in mir ein Wort hoch, sagen wir mal "trinken" — Und dieses "trinken" sage ich zehnmal und noch häufiger, wenn Frau Dr. Ufer das "trinken" nicht stopped. Das kann eine Abart von einer Wernicke Aphasie sein, die Sensorische Aphasie, bei der man viel sagt — aber wenig meint. Aber die Phase der Wernicke Aphasie war glücklicher Weise bald vorbei.

Mitte Januar konnte ich die Klinik verlassen und war dann tagsüber da. Ich hatte eine neue Logopädin. Ich konnte die Sprache nicht sprechen — und daran konnte ich auch nichts änderen. Das Schreiben ging auch nicht weil ich nicht wußte, was ich zu sagen hätte. Es ging einfach nicht — und meine linke Hand war auch noch nicht so geschickt wie heute. H.'s haben mir ein Schreibgerät, einen Kombuter [Computer] geliehen — aber auch hier konnte ich kein Wort schreiben und die Zahl noch weniger.

In Soltau, in der Reha-Klinik, da war ich ein Broca-Aphasiker. Ein Broca-Aphasiker der große Mühe beim Sprechen hat, keine Sätze bildet und mit große Mühe einzelne Wörter heraus bringt.
Da habe ich einen Logopäden gehabt der Sprachwissenschaft studiert hatte, Herr Dr. W.. Aber der hatte mir keine Hausaufgaben gegeben und deshalb habe ich einen Tausch gemacht, natürlich mit seinem Einverständnis, mit Frau P.. Die war mit einem Piloten verheiratet und wohnte in Hamburg. Nur in der Woche hatte Sie ihre Behausung in Soltau. Und sie gab mir Seitenweise Hausaufgaben auf und ich konnte sehen, daß mein Deutsch sich besserte — natürlich sehr langsam, sehr betulich, aber es wurde besser, so das ich eine Amnestische Aphasie hatte. Eine amnestische Aphasie ist die leichteste Form einer Sprachstörung — aber hier gibt es auch die leichte und die schwere amnestische Aphasie. Und als ich zu Frau Dr. Lutz kam, war mein Sprachverständnis zwar wohl vorhanden, ich konnte Sätze fomulieren — wenn mir die entsprechenden Vokabeln einfielen. Aber ich konnte sie nicht beweisen, weil mir die entsprechenden Regeln fehlten. Das besondere an dieser Aphasie ist die Wortfindungstörung. Das Wort scheint ihm auf der Zunge zu liegen, aber er kommt nicht drauf. Vielleicht habe ich das Wort ersetzt durch ein anderes, oder ich habe das Wort umschrieben mit "das Ding da". Aber ich konnte wenegstens was sagen, auch wenn es Quatsch war. Aber meistens scheint es ganz gut zu funktioneren.

Mein Bericht, meine Erlebnisse. Vom ersten Tag meiner schweren Krankheit. Na, von Krankheit wollen wir nicht reden. Denn es tut nicht weh. Keine Schmerzen. Und doch, meine Leidenszeit. Wie ich das alles zu Papier bringe? Frau Dr. Lutz hat mich aufgefordert, daß ich mich hinsetze und schreibe — egal was rauskommt. Und so setze ich mich hin. Schreibe. Und versuche was zu Wege zu bringen, aber mit mäßigen Erfolg. Aber ich schreibe.

Und dann kam Sandra W., weil Frau Dr. Lutz nach Vechta geht wo eine neue Klinik aufgemacht werden soll. Eine für Bewegung und Sprache. Sandra W. nahm mich zwei mal pro Woche dran.

Und dann kommt Schreiben mit der rechten Hand dran. Ich muß Dreiecke, Rechtecke, Quatrade, Elepsien [Ellipsen] und Kreise machen mit der rechten Hand, die Finger wieder bewegen. Es ging zwar langsam,

aber es ging. Die Figuren konnte ich richtig zeichnen, aber die Zahlen und Buchstaben brauchen Zeit. Zeit und Sauberheid und das machte es natürlich zu einem Problem. Ich schrieb links besser, exakter als rechts. Und die Materialien — die Geschichten — das fand ich zwar gut, aber das war zu einfach, zu primitiv. Und dann kam ich mit ihr menschlich nicht klar. Dann hab ich den Dr. L. gefragt und der hat mich zu Heike Grün gebracht. Nein, meine Frau hat mich hingebracht. Und sie hat gefragt. Und Heike Grün hat geantwortet. Sie hat gefragt, warum ich jede Kontrolle verlieren, wenn ich wütend bin und ausflippe. Na ja, das geht zurück auf den Schlaganfall. Die Bluttlehre Stelle ist ausgebreitet und kann verschiedenes bewirken: Sprachstörungen, Lähmungen des Armes und des Beines, Dysarthrie das heißt Störung der Aussprache, der Stimmgebung, der Atmung und das Sprechausdrucksmerkmale so wie es anfangs bei mir war, oder weinen, weinen in jeder Lebenslage, die beklagenswert ist.
Ja, so kamen wir uns näher.
Zuerst machte Sie eine Einführung in's Gehirnjogging. Das ist was für alte Menschen und für Gehirnkranke — so auch für uns. Da muß man aus 20 Buchstaben drei, vier oder fünf richtige heraus suchen, die richtig oder falsch rum gesetzt sind. Oder von 20 Zahlen, die acht, die im Text gesucht werden, zu finden. Oder Buchstaben zählen oder ganze Worter zu finden in ein ganzen Satz von Zahlen oder Buchstaben.

Als zweites kam der Aachener Aphasitest dran. Den Aachener Test hatte man schon zwei mal mit mir gemacht und jedesmal ist er besser geworden — man kann deutlich sehen wo man gegenwärtigt steht?
Man hat ihn zum ersten Mal am **12.1.94** mit mir gemacht. Ich war schwer betroffend. Zwei Tests lagen im unteren Bereich — mittel Störunggrad — und drei Durchläufe im oberen Bereich — leicht betroffen, wenn man kein A vor dem O schreiben kannst. Am **17.11.94** hat man eine neue Aufnahme gemacht und dabei festgestellt, daß alle Durchläufe einen leichten Störungsgrad hatten. Ich konnte mich verständigen, wenn auch sehr schwer. Und am **5.7.1995** war es nur einer noch, der im Kritischen Bereich liegt — alle vier übrigen hatten nur noch minimale Störung.
Aber wenn die Minimale Störung das Reden so beeinflußt, das man nicht sprechen was man will, daß man nicht schreiben kann was man soll — dann weiss ich nicht — ob man das als Bewutseinstörung bezeichnen soll. Eine Störung des Ausspruchs, der Schrift — obwohl man da drinnen alles ganz genau weiß.

Und dann was ganz Gemeines: Du bist nicht immer so gut, so spaßig, so erzählsam aufgelegt. Das geht jedem anderen Menschen so. Aber bei dir wird eine Katastrophe, wenn du was sagen willst und du kriegst es nicht raus. Ja, es kommt einfach nicht raus, obwohl du richtig denken und fühlen kannst.

Und dann gings los

September 1995

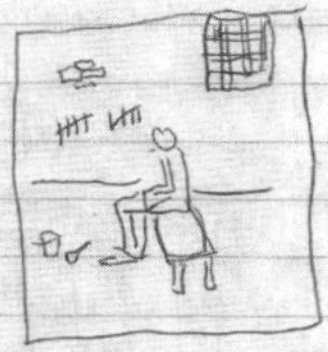

Da sitzt einer im Gefängnis tot traurig. 10 Tage sind voll - und noch nicht von Anklage gehört. Da schmeckt das beste Essen nicht. Wieso konnte mein Anwalt sich bei mir nicht melden.

Bin ich in einem Gefängnis oder sonst wo.

Ja, ich bin im Gefägnis. Mir geht es gut. Ich hab keine Schmerzen. Ich kann essen was ich will. Aber ich bin im Gefägnis. Komm ich einmal frei?

Was kann man...

verbrauchen - ein Bleistift, ein Tank voll Bensin

einkochen - Gemüse, Obst, Früchte

verstecken - die Kinder, die Leute, die Juden vor den Nazi

Konzentrationsprogramm:

Bahn- melodie	Bahn- vorstand
Bahn- büro	Bahn- fahrt
Bahn- fundbürö	Bahn: gepäck
Bahn- ziel	Bahn- hof
Bahn- kartenverkauf	Bahn- damm

Finden Sie bitte ein Synonym:

Abgeordneter: Gesandter, Botschafter, ein Mann aus der Volk aber dennoch ein besonderer Auftrag

Absicht: Wenn man etwas tun will, ein Wille

Begeisterung: Freundentanmeln

Ja, sie hat noch mit einer Rest-Aphasie zu tun.
Synonyme, finden Sie anderes Wort gleicher Bedeutung:
vage:
Zentrum: Mittelpunkt Balsam:
Adresse: Anschrift bankrott:
aktuell: zeitgemäß Chance:
absolut: Chaos:
Apparat: Clique:
Bliblisthek: Chauffer: Fahrer
balancieren:
Das war nicht so leicht. Mann mußte sich anstregen.

Zahlen-Buchstaben-Leseübung

R	E	S	T	A	U	R	A	N	T
1	8	10	4	5	9	3	7	2	6

Welches Wort finden Sie bei der Zahlkombination

4 7 3 6 5 1 TARTAR
7 9 10 6 8 3 AUSTER
10 5 6 9 3 2 SATURN

und noch fünf andere Wörter. Das war kein Problem. Aber dann kam es: Wie viele Worte können Sie sonst noch aus dem Wort RESTAURANT bilden? Mindestens 40 sollten Ihnen innerhalb von 10 Minuten einfallen. Keins fiel mir ein. Ja, das war die Rest-Aphasie. Es gab noch eine Menge zu tun

Meine Radtour

September 1995

Ich habe meinen Hausarzt gewechselt. Nicht mehr Dr. K. sondern Dr. St.. Und der macht alles mit mir — aber mein Blutdruck wird nicht niedriger. Und er gibt gibt mir eine ganze Menge nierdrichhaltender Arzneien. Aber keine wirkt. Ich bin bestimmt zwei mal pro Woche da.

Am **25.7.95** kommt Marcia und Ulli zu uns. Sie wollen vom Urlaub erzählen. Und Ulli hat eine Zeitung mit, da ist was tolles drin: Ein Handschuh oder so ähnlich und wenn du den Strom anstellst, dann wirkt das auf die Hand und löst Impulse aus so das deine Hand eine Schüssel trägt oder die Schlüssel um aufzuschließen. Ich will mal sehen, ob das hier in Deutschland zu haben ist. Denn hergestellt wurde es in Israel.

Und so ging die Zeit davon: Zwei mal Fräulilein Ripke, einmal Frau Grün, eine mal Frau Gabrielle Hinners-Voigt, einemal Herr St. und einmal — das kam nur alle halbe bis ein Jahr vor — Herr Dr. D., der Zahnarzt der Familie.
Und zwischen durch in das Geschäft. Das Geschäft läuft immer schlechter.
Aber eines freuet einen ja auch — Samstag, der zweite neunte: die Radtour beginnt.

Ausgearbeitet hatte sie Norbert K. aus Ettlingen. Er kam auch aus Hamburg, aus der Tischtennismannschaft von Hans-Joachim J. und gehörte dem Wanderklub an. Und das war seine Gegend: Rostock, der Dars [Darss], Hiddensee, Warenemünde [Warnemünde] und Rügen. Und es war wunderschön.
Ich hatte die letzte Wanderwoche geplant und durchgeführt — es war das Elbsandsteingebirge. Es war gleich als die Mauer aufging. Und seid her geht immer bergab mit unserer Leistung. Voriges Jahr konnte ich ja nicht — ich war zu krank. Diese Jahr — also ich will es versuchen! Herr K. — das ist unserer Fahrhändler [Fahrradhändler] in Eidelstedt — hatte eine Platte als Tritt rechts angebracht — und es ging sehr gut damit.

Da wir tagsüber mit dem Auto anreisten, war es kein Problem für [mich], das Rad mitzunehmen. Und tagsdarauf konnte ich auch richtig mithalten mit den anderen. Da ging es Richtung Rostock. Dann schliefen wir in dem Hotel wo Harry Tisch seinen Urlaub und auch sonst seine Zeit so verbracht hat — und morgen geht es auf den Dars [Darss].
Ich konnte das Rad bewegen, weil mein rechtes Bein die Rundungen mit machte. Also äusserlich gab es kein Unterschied. Nur absteigen und aufsteigen — da konnte man sehen, daß der rechte Fuß hinkte — das heißt das er nicht richtig abrollte. Und die Waden und die Schenkel waren etwas schlancker rechts als links. Aber ich konnte fahren — das war die Hauptsache. Nach dem Dars [Darss] benutzten wir ein Schiff nach Hiddensee — ein wirklich gediegene Insel — auf der Hauptmann den Rest seines Lebens verbrachte.
Meine Frau hatte Schwierigkeiten mit ihrer Mutter — die mußte wohl in ein Krankenhaus gebracht werde — Und sie mußte nach Hamburg zurückekehren — für einen oder zwei Tage. Ja, da war ich ganz allein, mit meiner Wandergruppe "Schau ins Land".
Wir [waren] inzwischen in Warenmünde [Warnemünde] und machten uns auf Rügen zu erfahren.
Mein rechter Arm — ich konnte ihn bewegen — aber sehr viel geringer als mein linker Arm. Und kreisende Bewegung gehen rechts sehr schlecht. So kann ich nicht mit einer Hand fahren, während die andere Hand irgwas anderes macht. Das geht im Normalfall wunderbar — nur wenn die Nase juckt — die wird fürterlich. Na ja — ich mußt dann absteigen und krazen — das geht.
Und dann kam das Fallen dran: Einmal bin ich ausgerutscht in Warenmünde vor einer Kreutzung. Ich konnte noch bremsen — aber ich konnte nicht mehr absteigend — und bautz — da lag ich — der Längene nach, mitten auf der Straße. Es kam aber glücklich keine Auto angedonnert.
Das andere Mal war es im Wald auf Rügen. Das war kein Radweg es war ein Wanderweg — und ich Mitten im Gewühle — und da passierte es — ich lag. Ich lag in einem Ameisenhaufen.
Binz war unsere Domizil, und von Binz aus machten wir die Ausfahrten. Nach dem Kreidefelsen — wo der Maler David Cooper Friedrich [Caspar David Friedrich] seine wunderschöne Landschaft gemalt hat, nach dem Fährhafen Sassnitz, wo alle Romantik verloren geht.

Nach Hitlers ehrgeizigen Plänen eine Riesenurlaubssiedlung anzufertigen, die Häuser lassen sich nicht sprengen — so fest sind sie. Und Naturschutz gibt es hier kilometerlang — nur mal unterbrochen von einer Sekretärin Honerskers [Honeckers], die Geld anlenlegen will, ein Hotel bauen will. Und natürliche der rasende Roland — die Eisenbahn vergangener Jahre die sich bis heute erhalten hat.
Ja — es war wirklich wunderschon und ich bin wieder aufgenommen worden in die Gemeinschaft.

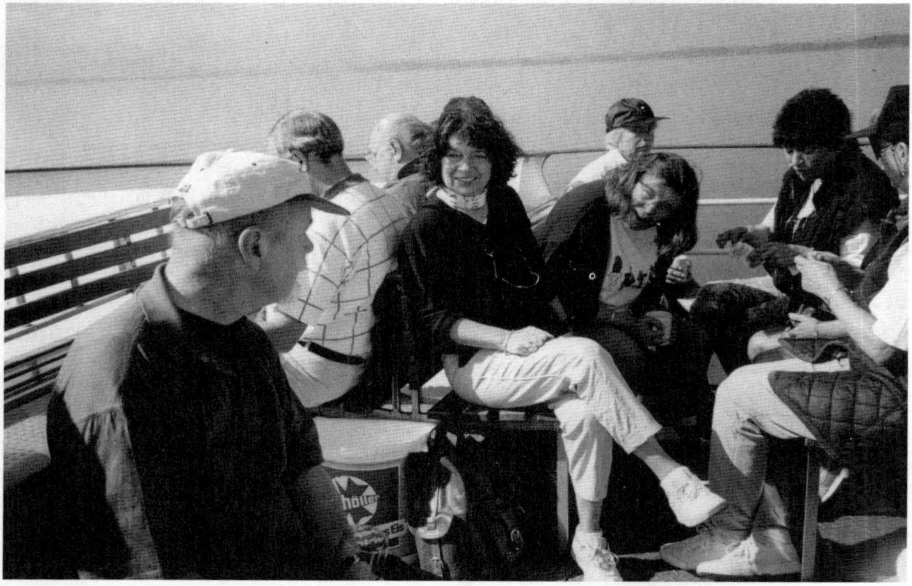

[Eine Radtour auf dem Wasser ist auch ganz schön]

Die Hochzeit

September 1995

Die Hochzeit meines älteren Sohnes steht nun auf dem Programm. Sie steht auf auf dem Bauch von der Schwiegertochter Ute die nun schwanger ist. Genauso wie meine Schwiegertocher Conelia. Sie [Martin und Ute] leben zusammen wie ein Ehepaar — und wenn eine Frau schwanger wird, dann wird geheiratet. Das war früher genauso. Freitag, dem **22. September 95** war das Standesamt am Grindel. Und danach sind wir in die Fattoria gleich um die Ecke, in die Isestraße gegangen und haben richtige Gaumen- und Trinkfreunden genossen. Nur schade das die Mutter und der Vater der Braut nicht mit gekommen sind. Aber dem Vater ging es so schlecht.
Und am Sonnabend ging es erst in die Kirche. Ute gehörte keinem Glauben an — aber Martin — der gehörte dem evangelischen Glauben, und nun hatten sie das Glück einen Pastor zu findem dem das egal war. Und er hat auch gut gepredigt. Und dann versammelten wir uns alle, wo wir zu hause sind.
Die Freunde von ihr, die Freunde von ihm, die Freunde von uns, die Verwandten, und die bekannte aus dem Geschäft. Wir hatten ein Zelt in den Garten gestellt und wir hatten Goivanni [Giovanni] und Christa mit kochen beauftragt und mit Wein und Bier und Wasser. Und das [Essen] stand mittem in Eingang. Und war so lecker — und schmeckte wirklich allen gut.
Wir hatten wirklich Glück mit dem Wetter. Immer hin hatten wir mindestens hundertfünfzig Gäste zu bewirten — und wenn es dann regnet — nicht auszuhalten.
Martin und seine Frau mußten erstmal raten — denn davon hing es — wo es hing ging — auf die Hochzeitreise.
Und dann kam Daniel R. dran, ein Zauberer wie er im Buche steht. Und seine Schau war wirklich sehens- und hörenswert.
Und dann die Meikel's [St. Michel's Jazzband] — natürlich kamen die auch dran und ich habe auch ein bißchen mit geblasen mit meiner Trompete — aber der Ton kam noch nicht richtig raus. Die richtige Musik kam von einer Disko — und dann wurde richtig getanzt.
Auf jedem Fall war die Hochzeit ganz wunderbar — die Alten waren zufrieden und die Jungen nicht minder.

Wir legten uns oben in das Besucher Bett — weil wir unten alles für das Fest zur Verfügung gestellt hatten. Und die Jungen schwöften noch eine ganze Weile.
Den nächsten Tag, denn Sonntag, verbrachten wir auch zusammen — denn die Geschenke mußten ausgepackt werden, die Unordnung mußte wieder Ordnung werden.
Und dann kam das unvermeidliche — die Hochtszeitreise — nach Rom.

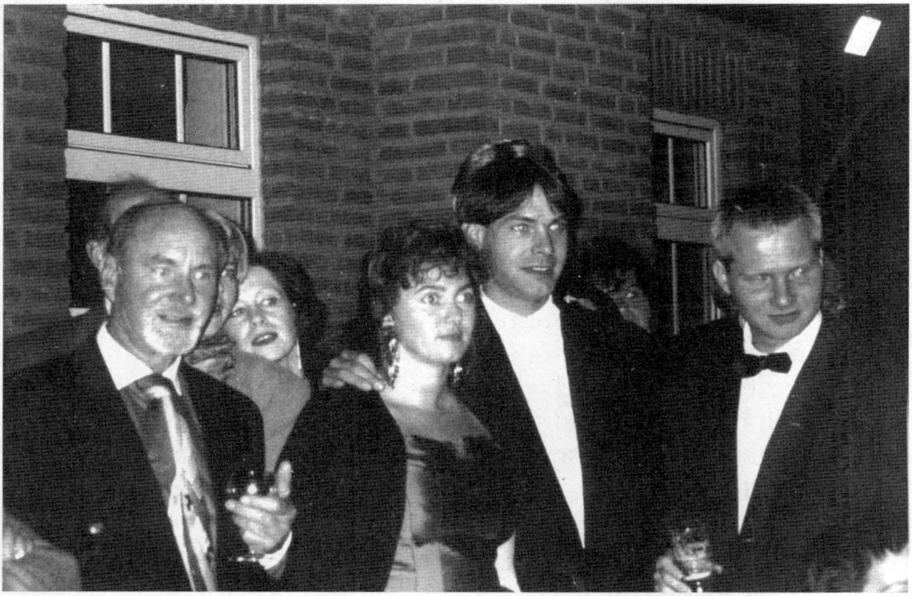

[Die Hochzeit von meinem Sohn und meiner Schwiegertochter war richtig gut]

Der Betriebsausflug

Oktober 1995

Ja, wir hatten einen Betriebsausflug geplant — weil wir ja lange keinen hatten. Wenn ich so an früher denke, was hatten wir für Ziele? Die Fahrradtour zur Wulfsmühle, die Bustour zum Harz. Und als ich krank wurde, wurde es still und bescheiden. Als [Also] habe ich gesagt: Jetzt wollen wir es wieder wagen. Wir haben hin und her überlegt und sind dann auf einen Bauernhof in York gekommen der rustikale Feste veranstaltet und uns bosseln läßt. Das wird mit Bosselnkugeln ausgetragen. Zwei Manschaften werden gebildet und die müssen immer den Weg entlangen bosseln — und Schnäpps trinken bis eine von den beiden Manschaften Sieger ist.

Und dann geht es hinein ins Vergnügen mit Suppe und Abendbrot. Und dann gabs noch einen langen Vortrag über das Obst, über die Äpfel — denn der Bauer hält nur Äpfel, ganz wenige Kirschen und Birnen. Und wer möchte konnte auch noch Äpfel mitnehmen — gegen bezahlen natürlich.

Und am Schluß wurden wir abgeholt von unserem Bus — ein vergnüglicher Nachmittag ist zu ende gegangen — ja. Aber ich konnte nicht werfen, ich konnte nicht laufen, ich konnte nicht reden — nichts konnte ich, als die anderen zu beobachten. Na ja, es war auch so schön.

Am Montag abends kam Otto mit seiner Ursel P.. Die hatten wir eingeladen wir wollten sie bekochen — das heist meine Frau wollte sie bekochen.

Frau Ripke kam zweimal die Woche noch immer. Frau Grün und [aus] Bremen — die Frau Hinnersk-Voigt, und der St. regelmäßig einmal die Woche. Abends war Oper dran und am Wochenende sind wir nach Bleichrode [Bleicherode] gefahren.

Am Montag, den 30. gab es eine Regional-Tagung in Neustadt an der Ostsee — eine Kaufring Tagung. Da fähren mein Sohn und Herr H. hin. Und am Sonntag gings los nach England — nach Aylesburg — den Handschuh probieren.

Der Handmaster

November 1995

Ulli hat ihn entdeckt, den Handmaster, in irgendeiner wissenschaftlichen Zeitung. Und wir haben uns bemüht ihn aufzutreiben. Das war gar nicht so einfach.
Hergestellt wird er in Israel, von Dr. Haim Levy. Wir haben Mellissa beauftragt, das ist die Frau von Christoph, meinem Neffe. Sie soll mal feststellen, wo es den Handschuh gibt. In England gab es eine Firma, Ness — das heißt Neuromuscular-Electrical-Stimulation Systems Ltd.
Also mußte Margot ran. Die war eine uralte Freundin von uns. Sie hat bei der Hamburg Mannheimer Vesicherung Gesellschaft die Computer bedingt — hat sich unglücklich verheiratet und ging nach England um Arzt zu werden. Und da sitzt sie noch heute und warted dar auf berühmt zu werden. Sie ist eine Psycheatren [Psychiaterin].
Und sie hat herausgefunden, daß es den Handmaster in Aylesbury, am Royal Buckinghamshire Hospital gibt.
Wir hatten einen Termin gemacht — einen Sonntag, den **4.11.95**. Ich sollte den Handschuh probieren und ihn testen — dann wollen wir weiter weitersehen. Alles hatte ich — bzw. meine Frau — über Margot dahingeschickt an das Krankenhaus, was über meine Krankheit wissenwert war. Die Krankenkasse wurde benachrichtigt.

Ich wurde in Hamburg ins Flugzeug gesetzt — und drüben in London — Heathrow von Margot abgeholt.
Sie hat inzwischen einen Führerschein gemacht und ein altes Auto gekauft — und das steuerte sie links herum durch die Traumlandschaft von West-London, bis wir, nach hundert Kilometer ungefähr, in Aylesbury ankamen. Und mitten in der Stadt liegt das Hospitals.

Margot nahm das Gespräch auf. Ich konnte nichts sagen, jedenfalls nicht auf Englisch, weil die Sprache mit nicht [mir nicht mehr] zur Verfügung stand. Ich kriegte keinen Ton heraus — obwohl ich alles gut verstanden habe. Zum Glück war der diensthabende Arzt ein Afghane der in Deutschland studiert hatte. Er konnte sich mit mir auf deutsch unterhalten.
Ich ging noch mit Margot essen und dann verabschieden wir uns — ja — und ich war allein in dieser Welt — dessen Sprache ich allerdings

verstand aber nicht benutzen konnte. Na — ein Glück, daß wir den Afghanen der deutsch sprechen konnte, haben.

Am nächsten Tag konnte ich den Handschuh sehen und testen, ein persönlich, neuromuskulär-stimulierendes System für Patienten mit Schlaganfällen. Erst bekommst du den Handmaster angelegt an deinen rechten Unterarm. Und dann gibt es Strom darein. Und je nach dem wie du das stellt es macht es die Hand locker oder fest so das man einen Teller halten kann. Macht die Hand weit oder die Finger gekrümmt, das man ein Schlüßel in Empfang nehmen kann. So weit, so gut.
Aber meine rechte Hand kann das alles. Nicht schnell, auch nicht sicher, auch nicht zu packend, aber sie kann es — und daher ist den Handmaster für mich gestorben. Aber das heißt nicht, das er nicht gut ist für Leute, die die Hand oder die Finger noch gar nicht bewegen können.

Ja und das Krankenhaus hat mir angeboten, Physiotherapy und Ergotherapie zu machen und das habe ich auch angenommen, weil es ja doch ganz etwas anderes ist in England als in Deutschland.
Die Gäste, die Patienten kam aus Afrika, Egypten, Saudi-Arabien, Südamerika nur aus England kamen Sie nicht — denn die Englischen Krankenhäuser sind billiger. Sind sie auch schlechter — ich weiß es nicht. Und die meisten waren gelämt. Und noch etwas: Die Araber können den Handmaster nicht an wenden — dazu sind sie zu stolz, denn er kommt aus Israel!
Um 7.30 wird man geweckt. Uns stehen auf unserem Stockwerk zwei Duschen zur Verfügung und immer waren sie leer. Dann kam das Essen — ein wenig Marmelade das englische Brötchen und Tee.
Um 9.00 war Sammeln im großen Turnsaal und ab ging die Runde. Die meisten waren gelämt, aber dennoch das war eine Lust mitzumachen und ausser Atem zu kommen. Eine Elfenbeinschwarze aus Afrika, hochstens 20 Jahre, von der Hüfte ab gelämt, schien das Tanzbein zu schwingen — so ging die mit.
Dann, nach ungefähr eineinhalb Stunden gibt eine Kaffee- oder Teepause und dann kommt Einzeluntterricht.
Sandy war meine Physiotherapeutin. Und sie konnte mit mir umgehen. Ich mußte eine Treppe steigen, ich mußte mich hinlegen auf den Rücken, auf den Bauch, ich mußte gerade aus gehen oder auch im Kreis — und es schmerzte kaum. Ja, Sandy war große Klasse.

Um eins gab es Mittagessen in einem Saal. Was mir zu erst auffiel — das waren keine Stühle vor den Tischen — das war Rollstuhlgerecht. Wenn wir Stühle haben wollten mußten wir sie holen. Und der afghanische Arzt as mit uns und war immer da bei. Was gab es zu essen? Drei Gerichte zur Auswahl — und alle drei koscher gekocht, konnte man wählen. Und pünktlich von zwei bis fünf Uhr gab es Ergotherapie. Ergotherapie bei der reizenden Schwester Dia. Sie war noch jung. Sie hatte deutsch in der Schule — aber sie hatte das ganz vergessen. Sie nahm Linsen und schmierte mit [mir] die rechte Hand zu. Und ich sollte dann mit rechts alles abkriegen. Sie nahm unterschiedliche Bälle und spielte mit mir. Einen Spazierstock gab sie mir und ich sollte ihn rechtsrum oder links mir [ihr] zu werfen. Ein Musikinstrument, so eine Art von Klavier hatte es da — und ich bin aufgeforent [aufgefordert], es zu spielen. Oh — das war niederschmertend. Und einen Computer haben sie da. Und ich haben Briefe ausdrucken lassen. Sie hatte noch andere Kranke zu versorgen. Einer hat ein ganz schlechtes Schicksal — sie hat immer den Kopf hochgemacht, das hielt eine Weile, und dann war er wieder auf der Brust. Da muß ich sagen, es ist besser er ist tot.

Um fünf Uhr war Feierabend. Ich machte es mir bequem auf meinem Bett. Um acht gab es wieder Abendbrot. Der afganische Arzt war wieder mit von der Party — und er bleibt auch die Nacht über da.

Was macht man so am Abend? Man geht aus in eine Kneipe. Die hatten wir gleich gegen über — aber von den Kranken war kein Mensch da und von dem gesundten — von dem Arzt oder von der Schwesterschar war auch keiner da. Nur ich allein und ich bestellte eine dunkles Bier, das Schwarzbier. Natürlich gab es noch helle Biere — aber wer kennt die alle beim Namen. So, und nach zwei Bier bin ich dann ins Bett gewankt.

Mein Freund Bodo von B. lebte auch in London. In Dachgeschoß eines Hauses westlich von der Stadt an der Themse. Er hat eine Pleite gemacht und lebt so bescheiden für sich hin. Er ist angestellt worden und führt Lebensmittel aus Deutschland ein. Meine Frau ist aus Deutschland gekommen für ein Wochenende und da ist Bodo angesagt. Seine Frau Ann ist da und die hat uns zum Essen eingeladen. Seine Kinder sind ausgezogen und seine Dachwohnung

ist jetzt ganz gemütlich. Dann fahren wir hinaus auf Land und besuchen einen deutschen, der hier eine Kneipe hat.
Meine Frau ist auch gekommen um zu wissen, ob es mir gut geht. Sie hat in der Stadt in einem Hotel gewohnt und morgen kam sie rechzeitig und sieh [sie] hat alles gesehen und gehört. Und ich meine sie konnte zufrieden sein.

Margot hab ich das andere Wochende gesehen. Sie hat sich ein Haus gekauft im Nordosten von London. Ein bißchen baufällig zwar — aber es war ihres. Sie hatte sich was besonderes ausgesucht: Ich setzte mich in den Zug bis London. Das war nicht so schwer, es gab nur einen. In London angekomme suchte ich ein Telefon und dann meldete sich ein befreundes Ehepaar mit Name und holte sie an die Strippe. Sie gab mir die Anschrift des Hauses und meinte ob sie mich holen sollte oder ob ich mit der Taxe fahren könne. Natürlich nahm ich die Taxe — und landete vor der Haustür des Ehepaares und — Margot.

Es gab etwas Indisches zu Essen und etwas englisches, nämlich ein Bier, zu trinken und dann verabschiedeneten wir uns von den Engländern. Margot setzte sich in ihr Auto ich mich dazu, aber bitte links — und dann steuerte Sie heim. Sie hatte einem Mann angerufen und als sie zu hause ankam war er auch schon da. Und zu dritt gingen wir in die Kneipen und genossen [das Bier] — Margot und der Mann nicht minder.

Drei Wochen, die waren schnell vorbei. Die drei Wochen waren gefüllt mit Gruppenarbeit — mit Physiotherapie und mit Ergotherapie. Und die machten das sehr gut und eifrig. Eines Tages machten wir uns auf den Weg und besuchten das britische Krankenhaus. Das sah sehr gut und sauber und gefleckt [gepflegt] aus.
Ich machte Weihnachtseinkäufe, machte einen Besuch im Museum und lernte andere Kneipen kennen. Ohne Sprachen. Das deutsche mußte genügend so ungenügend es war. Aber ich konnte wirklich alles verstehend. Es war grauenhaft auf der einen Seite — es war hilfreich und freundlich auf der anderen.

Am Sonntag war es dann so weit — ich mußte Abschied nehmen. Das Geld war überwiesen worden von unserer Bank. Die Krankenpfleger kriegten noch was für das nahende Xmast-Fest. Dem Afghane sei good buy gewünscht. Dem alten Betreuer des Krankenhauses, Herr Dr. Westhare, sei auf Wiedersehen gesagt. Er meinte, daß das schnelle pulsieren des Blutes ganz natürlich sei und völlig ok. Na, daß wollen wir unseren Ärzten mal erzählen. Und dann bin ich abgefahren. Wie immer mit der Bahn.

Und wir haben uns alle gesehen: Margot, Bodo und Anne. Sie sind nie zuvor zusammen getroffen und jetzt haben Sie Gelegenheid Gedanckenaustausch zu machen. Wir haben uns das Schloß [Hampton Court] angesehen und eine Führung mitgemacht — und dann ist Margot gegangen und Bodo wollte mich zu Flugzeug bringen. Er hat noch dieses und das gezeigt — und dann war es höchste Zeit, das ich das Flugzeug nicht versäumte. Reichlich spät hat er denn Flughafen erreicht. Der Koffer ging nicht mehr auf Band — nah — aber ich hatte das Flugzeug. Und in Hamburg holte mich die ganze Familie ab.

Der Monat Dezember

1995

Der Monat Dezember verlieft so wie gehabt:
Sonntag Nachmittag Gans bei B.'s. Einmal die Woche Frau Hinnersk-Voigt, ein mal die Woche Frau Grün, einmal oder zweimal die Woche Frl. Ripke.

Wie fühlst du dich. Her ist es 2 Jahre und zwei Monate. Das Bein geht schwer, aber es geht. Der Arm auch. Der Arm noch besser als das Bein. Aber ich habe immer noch Schwierigeiten, den Arm richtig in die Höhe zu bekommen und die Finger richtig zu setzten. Ich habe kurz vor Weihnachten einen Trompeter kennen gelernt den mir Siegfried Sch. empfohlen hat. Der soll mich trimmen. Und ich habe die rechte Hälfte des Mundes immer noch nicht so richtig fre . Und die Sprache, die kann [ich] schon recht gut, aber zum freien Sprechen und Schreiben reicht es nicht. Und wenn ich aufgeregt bin, dann ist die Sprache hin. Aber ich werde besser — das ist klar. Und so soll auch das nächste Jahr gesehen werden.

Kommen wir zu den Fremdsprachen

Dezember 1995

Nun kommen wir mal zu den Fremdsprachen, die wir mal gelernt haben: das Russische, das habe ich im Osten deutschlands, in Nordhausen gelernt. Ich hatte es schon vorher fast vergessen, obwohl ich fünf Jahre Unterricht gehabt habe. Ich habe es vergessen, weil ich 1951 in den Westen, nach Hamburg, gekommen bin. Bereits der Lateinlehrer wollte mich russisch begrüßen, da fiel mir nur ein: *doschdik idjot* (der Regen fällt). Ja Latein und Englisch habe ich gehabt — und meine Mutter hatte vorgesorgt — sie hat mir Nachhilffe in beiden Sprachen in Nordhausen gegeben — und ich habe Sie genommen — schlecht und recht. Und so bin ich auf das Gymnasium gekommen. Ja, Latein und Englisch, und nach her kam franzöisch und Spainisch dran — na spanisch nur freiwillig. Und ich habe die Sprachen bis auf das Russische [*Anm. d. Autors:* ... bis auf das Russische und Latein] echt gesprochen.

Ganz zuerst das Englische — das konnte ich wirklich ganz gut — schriftlich und mündlich — und ich hatte einen guten Akzent. Mein Schulfreund Charly stellte mich mal als Engländer bei seiner alten Lehrerin vor — und es ging tatellos.
Das Fronsöische und das Spanische fielen mir auch sehr leicht. Ich war in Frankreich und Spanien, wenn ich Ferien hatte. Hitchhheiking [Hitchhiking] — das heist, du mußt dich immer mitnehmen lassen und das hat meine Sprache gestärkt.

Dann später, im Leben, hat sich die Fähigkeit Sprachen zu sprechen, auf das normale Maß reduziert. Das englische war Top — ich brauchte es bei meinen Fliegen, bei meinem amerikanischen Freunden, im Urlaub. — Und das franzöische und das Spanilische ebenfalls. Und dann kam der Schlaganfall. Und die Sprache — die eigene Sprache war weg, wie fortgeblasen. Kein Schmerz war zu spüren, kein Druck — das rechte Bein, der rechte Arm waren gelähmt, die rechte Seite des Mundes fühlte sich komisch an, aber das wichtigste ist: Der Mund war tot — und keine Sprache — weder die deutsche noch die Englische noch die Franzöische noch die Spanische Sprache waren zu hören.

Nun ja — die deutsche Sprache habe ich mühsam und bruchstückhaft wieder hingekriegt — da gibts nichts zu lamentieren — und sie ist auch weiter ausbaufähig. Aber die anderen Sprachen lassen sich nicht bewegen. Das ist furttbar. Es sei den mit Lesen, mit Lesen und verstehen.
Der Schlaganfall hat ja hunderte von verschiedenen Mustern und Farben. Er geht vorüber als wenn nicht geschehen sei und auf der anderen Seite ist er tödlich. Und dazwischen liegen ganze Welten. Meine Sprache war zwar weg — aber ich konnte Lesen und zwar lesen in allen Sprachen. Das ist mir erst sehr viel später klar geworden.

"Cuba at the CROSSROADS"
by Fidel Castro
What future lies ahead for Cuba as it faces the new millennium.

Das ist so alles wie es immer war — nur sprechen sprechen konnte ich nicht. Ich habe mir ein Roald Dall [Dahl] aus England mitgebracht, aus Aylesbury. Der Roald Dall muß was mit Aylesbury zu tun gehabt haben, denn in dem Museum konnte man alles kaufen was er je veröffentliched hat. Und ich habe eine Jungens Geschichte gekauft und hab das zu Hauses gelesen.

Más de 70 000 personas rindieron homenaje al Che en Chile
En Berlin
Cerda [Cerca] *de 1400 personas, en su gran mayoria jóvenes estudiantes, acudieron los dias 27 y 28 al mayor auditorio de la prestigissa Universidad Humboldt, de Berlin, para participar en un encuentro internacional dedicado al aniversario 30 de la caida del Che Guevara y sus compañeros en Bolvia* [Bolivia].

Das kann ich schreiben, lesen und verstehen. Das konnte ich vor dem Schaganfall und nach dem Schlaganfall, da gibts kein Unterschied es sei denn, ich vergesse was.
Aber nun komt das Merkwürdige — das gesprochene Wort — das verstehe ich nicht. Richtig ist das auch nicht aber so ungefähr und ich verstehe das deswegen nicht — weil es aus der Ratio kommt. Das ist nicht musisch — wie Wanderlieder, die ich mitsinge, obwohl

ich sprachlich behindert bin. Das ist nicht gefühltsbetonet wie meine eigene Muttersprache oder auch die Fremdsprache die ich im Kindesalter lerne — wenn sie ohne Anstrenkung gesprochen wird.

Das englische Wort verstehe ich leichter und leichter kann auch behalten was da wer gesagt hat — das habe ich immer wieder festgestellt. Nur das sprechen — das ist fürchterlich. Ich kann kein *th* und kein *world worth* [Woolworth], *Place du Tertre*, *Mommarthe* *[Montmartre]*, *Domodossola* — das kann einfach nicht mehr sagen — obwohl ich es früher, vor dem Schlanganfall, rausgekommen ist als wäre englisch oder französisch meine Muttersprache.

Wie hat das Jahr 96 so angefangen

Anfang 1996

Ja das alte Jahr hat genauso so aufgehört wie das neue Jahr angefagnen hat: Therapie, Geschäft und abends frohe Gäste — nicht jeden Tag aber immer hin.
Ich habe Therapie bei Frau Grün einmal die Woche, bei der Birke, bei Frau Hinnarske-Voigt einmal die Woche, bei Frl. Ripke zweimal die Woche und jetzt habe ich noch Trompetenunterricht einmal bei Herrn K.. Und abends gehen wir einmal, zweimal oder dreimal weg.
Ins Albertinenhaus — da war der Telefondienst stadtioniert und mancher Rat konnte gegeben werden — meistens ohne meine Hilfe.
Am **19.1.96** luden wir Dieter L. und seine Frau zu Gio's L'Angulin ein. Dieter war der Bruder von Horst, meinem Klassenkameraden — und ihrend [irgend] so ein höher Chef von der BfA. Und der hat mich zum Rentner gemacht — ja, das war ganz einfach. Ich bekomme nun 2.600,- Mark Rente — obwohl ich immer den Höchstbeitrag geklebt habe. Na, ich will mich darüber nicht beschweren. Aber nach dem alles gelaufen ist, hab ich ihn in L'Angulin eingeladen mit seiner Frau.
Am Freitag dem **26.1.** kamen gegen Abend Günther W., seine Frau und seine 15 Jahre alten Tochter zu Besuch. Die konnten wir nicht in Wyk begrüßen, als wir zwanzig Jahr Feier hatten — Sie waren damals krank gewesen. Und nun hatten Sie uns besucht.

Günther war einer der mit Kindern Pferde stehlen konnte — daß hat er mit seiner ersten Tochter, mit seiner ersten Frau Anita bewiesen. Günther kam zu uns um mich zu sehen, um seiner Frau und seiner zweiten Tochter Hamburg zu zeigen. Und dann habe Sie noch einen Hund dabei. Wir gingen zusammen auf die Alster. Jawohl — auf die Alster denn sie war bedeckt mit Eis. Und das war natürlich für den Hund wirklich ein Vergnügen. Günther lebt in Köln. Er hat eine Praxis als Neurologe.

Und dann war es ende Februar — das heist Büke Brennen [Biike Brennen] ist angesagt. Aber gleichzeitig war am **21. Februar**, das war das Büke-Brennen, wo 6 oder 10 Feuer auf Föhr brennen und auf den Halligen und der Insel Amrum weitere Feuer in Gang gesetzt wurden und anschließen gab es Grünkohl, ja das war so — gab es ein Aphasie-Symposium. Der Arzt war Herr Dr. Meier-Baumgartner und der hat meine Frau und mich ausgewählt zu einem Round-Table Gespräch. Und meine Frau und ich waren sofort bereit zu kommen, wo wir doch sofiel gutes hier in Krankenhaus Albertinen gehabt haben. Von den Freunde, die immer [nach Wyk] kamen, verabschieden wir uns am Abend des **20. Februar** in Wyk und wir wünschten ihnen recht viel Freude auf der Insel und das das Feuer gut brenner will, das der Grünkohl gut sei. Und am **21. Februar** war es so weit: Herr Dr. Meier-Baugartner begrüßte den Verein.

Frau Grün war da und Herr Eggers, unser Vorsitzender aus der Aphasie-Runde. Eine Menge Ärzte und Pflegepersonen aus dem Hause. Und einer ganze Menge betroffene und deren Angehörige. Der Friseur aus Eidelstedt, der einen Schlanganfall gehabt hat und unsere Nachbar am Dachsberg, Herr P. der humpelt mit Krücken hier ein und aus weil er von einem Kamel in Agypten gefallen ist.
Und Siegfried Lenz liest aus seinem Buch "Der Verlust". Das Buch beschreibt einen Mann der einen Schlaganfall erleidet. Das hat er sich nicht ausgedacht — es ist in seiner Bekanntschaftskreis passiert. Na, es war ein leichter Schlanganfall denn er konnte noch eine ganze Menge erledigen. Aber es war ein Anfall mit Aphasie. Dann kam der Professor Pascher und hielt seinen Vortrag, viel zu lang, viel zu wissenschaftlich, viel zu leerstuckhaft [lehrstückhaft]. Und dann die Dr. Luitz an die Reihe und hielt wirklich einen Vortrag voller Wärme und

Freude. Und der kam an, denn den anderen ging darum ob überhaupt noch Hilfe möglich sei und wie diese erzielbar sei.

So — und dann kam meine Frau dran. Herr Seguin, ein Journalist vom NDR führt das Gespräch. Und meine Frau hat gesagt — sie habe nichts von dem verstanden was die Ärzte in Wyk von meiner Krankheit gesagt haben — weil sie bis dahin von diesem Leiden nichts — gar nichts gehört hatte. Erst ganz allmälig — besonders mit dem Buch: "Das Schweigen verstehen" von Frau Dr. Luitz — hat sie das Ausmaß der Krankeit erfaßt. Und sie war gar nicht sicher das das Schweigen je wieder genommen wird uns [und] das die Körperhaltung und der Mund je wieder zurecht kommen werden. Und wenn dann vom Chef der Krankenshausabteilung, Herrn Prof. Dr. Müller-Jensen gesagt bekommt: Ihr Mann wird immer ein Pflegefall bleiben — dann gute Nacht — das wär es dann gewesen.
Und die vielen Besucher im Krankenhaus, oh mein Gott.

Und dann kam ich dran — stottert — nach Worten suchend. Oh, ich kann mich gut daran erinnen wie es in mir ausgesehend hat als ich endlich begriff, das meine Sprache nicht mehr funktionierte — gar kein bisschen. Ich war schmerzlos — aber der Körper machte überhaupt nicht was ich wollte. Und wie ich so langsam, ganz langsahm, wieder Worte gefunden habe — das war furchtbar — weil ich innerlich voll mit Worten war — ich könnte sie nur schwer ausdrücken. Und ich hatte alle Freunde und Bekannten da und konnte gar nichts sagen — gar nichts von Bedeutung. Das wirklich nicht schön und es war auch nicht schön wie ich es nun ausdrückte. Aber es ging, es war jedenfalls da, es kam rüber.

Am nächsten Tag haben wir Ute besucht im Krankenhaus — sie erwartete ihr Kind. Und dann sind wir nach Föhr zurückgefahren und haben den Schäfer aus Hodenhagen mitgenommen. Es war eine tolle winterlandschaft — auf Föhr. Die Schneezaphen hingen an den Fenstern, die Straßen war zugeschneit, das Watt war eingefroren. Und wir fühlten uns richtig wohl, denn wir hatten ein Dach über den Kopf und darunter war ganz warm. Den Heimatabend haben Sie verschoben. Das tat uns unheimlich leid, denn das das Heimatfest war richtig friesisch und Plattdeutsch, war richtig alt und richtig für die Insel gemacht, mit seinem Schauspiel, mit seiner Volkstanzgruppe und seinem Klönsnack, wo alle die was zu sagen und zu melden haben unverdient oder verdient Prügelknaben werden und durch den Kakoa gezogen werden. — Den hatte man auf den **1. Mai** gelegt.

Und als wir schließlich wieder heimgekommen sind war das Kind da — unser zweiter Enkel.

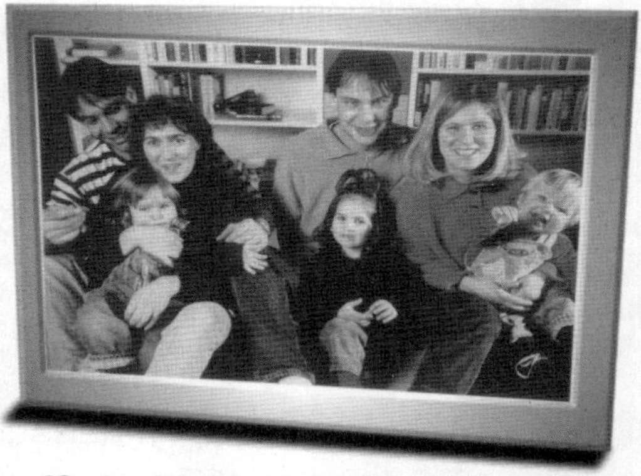

[Gerhard Reinholds Kinder und Enkel 1997]

Was die Mutter, was die Angehörigen sehr belastet

Februar 1996

Wenn ich mich erege, dann werde ich laut. Ja, und die Laute Sprache macht den Leuten — insbesondere meiner Frau schwer zu schaffen. Zum Beispiel bin ich sauer auf meinen Sohn. Er hat den Keller und die Hütte draußen noch nicht besucht um sich alte Möbel — die er auch selbst besorgt hat — die auch von uns kommen auszusuchen und dann das was übrig bleibt wegzuschmeissen. Das hatte er mir im Frühjahr fersprochen — Jetzt haben wir das nächste Frühjahr vor uns — aber er hatte es nicht getan. Zu meiner Frau sag ich voller Empörung — ich verstände das nicht — er hat ein Haus und will die Möbel nicht. Und das sagte ich mit all der Gewalt in der Stimme.

Aber ich bin nicht sauer auf Sie — nein in keinster Weise — ich bin nur sauer auf ihn — auf meinem Sohn, auf Martin. Und die Stimme ist auch dann gesteigert wenn ich mit meiner Frau über ihn spreche. Meine Frau sagt immer wieder, ich soll aufhören zu Schreien — ich brauchte mich doch nicht erregen wenn ich mit ihr spreche. Aber das ist es ja gerade — die Erregung ist da und wird so und nicht anderes ausgeführt und das noch eine ganze Weile lang.
Wenn ich Auto fahre — dann geht es gegen meine Frau wenn sie meckert. Das ging so weit, daß ich angehalten habe und ausgestiegen bin und mich gegenüber hingesetzt habe, damit Sie mich fahren kann. Ich muß wohl zu Schnell gefahren sein oder zu gefährlich — ich weiß es nicht. Und immer mit der entsprechend motiviertem Stimme.
Aber neulich ist es mir doch passiert, daß ich ein Auto retchs abgedrengt habe, weil rechts rüber gekommen bin. Zuerst wollte ich mich beklagen aber dann habe gesehen was wirklich geschehen wir und ich habe mich entschuldigt. Aber das geschieht nicht oft.

Einmal im Laden war ich an Kasse Neuen [neun] [in] der Parfümerie. Da war keiner der Kassieren konnte. Ich ging an die Schreibwarenkasse, da war einer. Ich ging weiter an die Haushaltswarenkasse und da standen 3 ins Gespräch vertieft. Ich sagte, da oben an der Kasse ist kein Mensch Vielleicht geht der Lehring mal und kassiert da ab biß [bis] die Kassierin wieder kommt. Der Lehring geht. Ich gehe auch, komme aber gleich wieder — was sehe ich: Mein Lehrling — er war zu Schreibwarenkasse gelaufen und wieder zurück gekommen — da fehlte ja keine. Ich war sauer — denn an der Parfümiriekasse fehlte immer noch die Kassierin und die Kunden standen davor. Da habe ich meine Hand genommen und ihr hinterrücks was an den Kopf gehauen — so ausser mir war ich — und ich habe sie angewiesen die Kasse da oben — das Wort Pafrfümiere fiel mir nicht ein — zu betätigen.
Ein Kunde sieht das und macht mir schrecke [schreckliche] Vorwürfe.
Der Verlobte will mich sprechen — was ich mir denke so aus der Haut zu fahren. Und das alles für einen Klapps auf den Kopf.
Ich weiß — ich habe auch meine Sekräterien angeflaumt wenn sie mich mißversteht, oder etwas falsch deutet. Da komme ich auch in Schweiß und sage daß auch — wenn es raus kommt. Früer war das

für mich ganz schlecht. Es kam nie raus. Nur das ich mich ordentlich erregte — das wurde deutlich. Und da hab ich alle angefahren: meine Frau, mein Sohn, meine Sekretärin, alle alle alle. Und ich konnte ganz wenig tun, daß ich es Euch erkläre. Aber — so wie das Sprachgefühl besser und besser wurde, konnte ich euch wenigts den Anhalt geben, das was mir an eurem Verhälten mißfällt. Na ja — höchstens einmal oder zweimal die Woche fielen diese Merkwürdikeit auf. Ansonsten war es immer freundlich und friedlich. Und — dank des Deutschunterrichtes wird es immer weniger.

Die Logopädische Schule in Lindlar

Die erste Woche

März 1996

Frau B. hat es zuerst gewußt — daß dieses eine besondere Schule ist und ihr Mann hat es bewiesen. Ich fragte meine Logopädin, Frau Grün. Die bestätigte es mir und sie gab mir die Anschrift eines Herrn der mir ebenfalls sagte: Die Schule ist gut.

Also schrieb ich hin und nach vielem hin und her hatte ich meinem Termin: Drei Wochen vor Ostern. Die Osterwoche wollte ich in Föhr verbringen. Und anschließend noch zwei Wochen. Am Mittwoch den **6.3.1996** brachte mich meine Frau nach Lindar [Lindlar], einem verträumten Ort unweit von Kölln [Köln]. Sie mußte gleich weiter nach Bleicherode — sie setze mich ab, brachte meine Sachen auf mein Zimmer und machte sich davon — denn sie wollte nicht im dunklen fahren.

Ja — und ich saß nun da und harrte was die Schule von mir verlangte — und was sie mir bringen würde.

Frau Scharrenbroich-Mitteldorf, die Tochter von Herren Middeldorf, der zur Zeit im Urlaub ist, macht mittwoch abends den Empfang der neuen Patienten — das heißt, auch ich werde vorgestellt.

Ja, Lindar [Lindlar] ist ein ganz kleines Nest, und mitten drin liegt das aus drei Häusern bestehende Aphasikerheim. Es ist gerade fertig geworden — so schaut es jedenfalls aus. Aber seit 1991 ist es schon im Betrieb. Nur die Krankenzulassung erfolgte erst 1995. Und die

ganze Idee, das gesamte Unterrichtssystem stammte von Herr Dr. Middeldorf.
Es sind sechs Logopädinen hier und eine vielzahl von Schülerinnen [Studentinnen]. Eine Logopädin nimmt am Montag drei oder vier Patienten vor. Sie erzählen was sie so erlebt haben. Sie macht Spiele mit ihnen. Läßt sie was vortragen — macht Standpunkte und Gegenstandpunkte fest. Das Ganze dauert so zwei Stunden oder drei Stunden. Und von Dienstag bis Freitag haben wir unsere eigene Logopädin. Meine hieß Frau Mäckel und machte eine Stunde vormittags und eine Stunde nachmittags Unterricht. Und danach kommt ein Mädchen, eine Schülerin und setzt das Werk fort — so eine halbe Stunde vormittags und eine halbe Stunde nachmittags.
Und abends konnte man noch Turnübungen oder Zeichnungen und Bilder manchen, Gespräche üben, Spiele machen und Seidenmalerei.
Und spät abends ging es dann in die Stadt, na ein Marktflecken — und man hatte verschiedene Lokale wo man essen und trinken konnte — das originale Köllsch.
Meine Wohnung hatte ein Baderzimmer — Dusche, Handwaschbecken und ein Klo, eine Küche mit Herd und Kaffeemaschine — und ein Wohn- und Schlafraum.
Am nächsten Morgen ging es gleich los mit selbst gemachten Frühstück. Und dann gehe ich zu Frau Mäckel, die Logopädin. Und die testete mich und versuchte, sich ein objektives Bild von mir zu machen — so weit es geht. Und die ganze Zeit saß bei uns eine Studentin. Die machte nach her noch eine halbe Stunde bei mir in der Wohnung weiter. Ich bot ihr eine Tasse Kaffee an.
Am Abend macht Herr Stolz die Bewegungstheraphie. Da muß man unter einen Fallschirm und muß Sturm aushalten. Oder ein Spiel mit dem Ball. Acht Leute sind dabei.
Ein anderes Mal hatte ich Frau Stößenreuther. Sie macht Lego mit uns, Mensch ärgere Dich nicht und Scräble. Fünf Leute sind dabei.
Und nachher geht es immer in verschiedene Lokale zu essen oder/ und Trinken.

Heute ist Sonntag. Heute war ich in der Kirche — natürlich Katolisch.
Aber es hat mich überhaupt nicht gestört.
Und dann bin ich gelaufen — ellenlang. Ich bin gestartet von unserem Heim und bin die Landstraße entlang gelaufen — und dann ging es

in den Wald hinein. Zwei Stunden habe ich gebraucht bis ich unter dem Steinbruch, der in der Nähe unserer Ortschaft lag, zurück kam. Aber ich war noch nicht in meiner Wohnung verschwunden, da liefen mir zwei Mädchen und ein Junge über den Weg und luden mich ein Kaffee zu trinken.
Morgen geht es los. Ab morgen wird es nur noch Sprachuntterricht geben — und was da alles dran hängt. Wir werden Sehen.

Heute ist Montag, der **11.3.1996**. Ich habe heute Therapie, so 3 Stunden lang. Und die wird gehalten von Frau Linnermann. Die ist auch neu hier. Wir sind zusammen mit Herr K.. Der kommt aus Hamburg und hat das Lokal — die Diskothek Mad House — am Hals. Ein Wunder das es diese Diskothek noch gibt, denn Herr K. ist genauso beschädigt wie ich — vielleicht sogar noch schlimmer. Dann Herr Dr. Ku. — ein junger Anwalt. Doch nun, schon seit 8 Jahren durch einen Autounfall ohne Job. Zum Glück hatte er eine Frau die auch Rechtsanwältin ist. Die stützt ihn und munterd ihn auf. Und in der Tat: die Aussprache kommt wieder — nur langsam und vorsichtig — aber sie kommt wieder — genau so wie bei mir.

Zu erst machen wir uns mit ein ander bekannt. Und dann müssen wir einen Brief, der uns nur in Stichworten vorlag, in vollständige Sätze kleiden. Das war ganz schön schwierig. Nach einer viertel Stunde Pause mußten wir Begriffe raten. Einer hat den Begriff eingekleidet [umschrieben] — so wie: eine Person vermittelt das Wissen, das Jugendliche brauchen. Und der Rest hat geraten: ein Lehrer.
Und nach der Letzten Pause mußten wir spielen. Ein Buchstabenspiel. Ein Kreutzwortspiel. Und ein Verkehrsspiel. Und danach hatten wir Ruhe — wir waren ganz schön fertig. Danach gab es Mittagessen. Das wurde angeliefert und man nahm sich was man bestellt hatte und trug es in seine Wohnung.

Dann kam meine Studentin und machte Schulische Hausaufgaben mit mir. Und da nach ging ich einkaufen.
Um 16.30 Uhr — halb fünf — ging ich rüber zum großen Aufenthalsraum — ein Spiel war angesagt. Aber es kamen nur drei Patienten. Das war ein bißchen wenig und so mußten wir das Spiel "Mensch ärgere dich nicht" spielen.

Um halb sieben gab es Abschied — vier Personen gingen fort. Und die vier haben natürlich Essen und Trinken gestiftet — und es war wirklich lecker. Und dann hat die Frau Scharrenbroich-Middeldorf die vier Abschiedskanditäten mit einer Rede verabschiedet. Das fand ich sehr gut, weil die Patienten mit eingebunden waren und ihr Leiden erwähnt wird aber auch die Freunden, die sie hier gehabt haben. Und danach gab es Tanz und die — die sich wohl und gut fühlten — die tanzten.

Am nachsten Tag, dem **12.3.** war meine Lehrerin, Frau Mäckel dan [dran]. Sie hat mir alle möglichen Fragen gestellt und ich mußte die Antwort finden. Das war ganz schön schwer für mich. War es auch schwer für Frau Mäckel? Zum Beispiel: Ich baue auf die Freundschaft. Oder: Wir freuen uns über, auf und mit?
Oder wir haben gestern einen Text aufgekriegt. Einen Text der nur halb geschrieben war und wir mußt die fehlenden Worte finden, damit das Ganze wieder einen Sinn ergibt. Da die Tagesschau ——— die gesamte Bevölkerung ——— wird und nicht nur ——— die Bürger, die ihren Wortschatz vorwiegend ——— Fremdwörten gestalten, hat die Tagesschau ——— unserer Meinung ihren Sinn verfehlt.
Da wußte ich nicht weiter und auch meine Lehrerin nicht bis dann beim Mittag essen das richtige Wort fiel:
Da die Tagesschau *für* die gesamte Bevölkerung *gemacht* wird.

Dann war die Studentin wieder dran und sie hat mit mir eine ganze Menge Sachen gemacht. Wo die die alle herkriegen. Zum Schluss hat Sie mit mir zusammen ein Stück vorgelesen, ein Stück von Loriot — "Der Feierabend": Er ruht sich aus und Sie nörgelt immer an ihm herum. Sie macht das immer ärger und bedrohlicher bis er endlich die Fassung verliert und selbt schreit.

Um halb fünf hatten wir Gruppentraining bei Frau Scharrenboich-Middeldorf. Und sie hat uns ganz was interassentes mitgebracht: Ein Telex von einem Russischen Schiff, das zwischen Japan und Australien schwimmt. Und der Absender? Herrn Dr. Middeldorf. Es geht ihm ausserordentlich gut, aber er sehnt sich zurück zu seinem

Häuslichem Kreis. Und nun bat die Lehrerin, alle mal mit zu teilen was sie vom Ausland gesehen hatten. Und das war eine ganze Menge: Israel, Agypten, Griechenland, Türkei, Frankreich, Spanien, Tunäsien und die USA. Die Patienten waren ja mal alle gesund und konnte — wie die anderen — reisen. Und das tut der deutsche gerade viel.

Heute ist Mittwoch — so schnell geht die Zeit vorbei. Gestern ist ein Päckchen und ein Brief angekommen. Da war ein Malkasten drin und ganz viele Fotos von unserem Enkel, dem neuen. Na ja, das muß auch mal sein. Gestern abend habe ich meine Frau angerufen.

Und heute ist Donnerstag, heute ist eine Woche vergangen. Und heute, so müßte man meinen, heute stelle ich fest: Es war eine gute Woche, daß Sprachhinderniß verschwindet — oder es war eine schlechte Woche — daß Sprachhinderniß verschwindet nicht. Es war aber nicht so.
Ich hatte Probleme und Schwierigkeiten um die deutsche Sprache wieder zu beherrschen. Oh nein — daß war nicht so, das man sagen kann, es wird gut oder nicht gut. So einfach ist das nicht. Es wird besser — ohne Frage. Aber das es gut wird — daß du die deutsche Sprache wieder beherrscht, im Mündlichen und im schriftlichen Bereich — das ist eine Frage, die die Zukunft klären muß.

Nun ja — die Lehrerin holt alles raus, was sie so hat und was ihrer Meinung mir wohl helfen würde. Und das ist eine ganze Menge, schriftliches Zeug — und was soll ich dir sagen: Das hilft wirklich. Aber nur scheibchenweise.
Sie krampte nach Sachen — ich sah meinem Schreibberg immer höher und höher werden. Aber das ist gut. Das macht nicht dum.
Und nachmittags gehe ich wieder hin. Und sie nimmt mich wieder dran. Das geht Schlag auf Schlag.
Und dann kommet die kleine Studentin und setzt das bei mir, in meinem Wohzimmer und bei meinem Kaffee, fort. Wir haben aus vier Buchstaben einem Satz gebildet und ich wurde besser und besser. Und wir haben das Fürwort bei allen Gelegenheit verwand. Und zum Schluß haben wir gelesen, mit verteilten Rollen, eine Szene aus dem Badezimmer von Müller-Wipperfürth.

Und dann hatte ich eine halbe Stunde Gymnastik bei einem wunderbarem Mädchen. Das Mädchen sah nicht nur so aus, sondern sie hatte auch wunder was darauf. Sie hat erst mal testweise versucht, daß Krankeitsbild zu finden und hat dann gesehen, daß vieles wieder geht. Und sie hat mich beschworem weiter zu machen. Denn der Heilungsprozess sei noch lange nicht zu ende. Eins habe ich mir besonders gemerkt — das war das Hantdeln der rechten Hand auf dem Rücken — mit einer kleinen rundlichen Scheibe, die so an einem Gebirgslauf erinnern würde.

Die zweite Woche

März 1996

So — nun fängt die zweite Woche an. Die Einteilung ist wieder die fast selbe: Herr K. aus Hamburg, Herr Dr. Ku. aus Wuppertal und ich — und als Lehrinnerin leidet es Frau Diekmann.
Nachdem wir erst mal unsere Eindrücke vom Wochenende kundt getan hatten, hat Frau Dieckmann ein Spiel vorbereitet: Wir mußten über die Erlaubnis oder das Verbot diskutieren von Hasch. Ich soll Hasch legaliesieren und die beiden Herren wollen Hasch verbieten. Ich baue mir erstmal ein Konzept auf:
Das Haschich ist nicht schädlich.
Das Geld für Hadschich wird legaliziert. Das Hadschich wird preiswerter.
Das Schwartzgeld fällt weg.
Für Hadschich muß man werben — also eine Industrie ankurbeln.
Und dann geht es los. Ich mußte an meinem Glauben, daß das Hadschich legaliziert wird, festhalten. Und das gelang mir. Das Spiel wurde mit der Kamera aufgezeichnet. Und die zeigt, daß wir uns schlecht und recht gestritten haben. Natürlich kamen wir auch auf härtere Drogen zu sprechen — und ich behaupte, die Drogen mußte man frei geben ab 60 Jahre. Das war ein Hallo.

Dann gegen abends, wenn die Gäste verabschiedet werden — kam Herr Dr. Middeldorf, der Kopf der Klinik. Er begrüßt jeden Einzelenen und hat für jeden ein Wort. Dann hält er auf die drei — die nach Hause wollten, eine Abschiedsrede. Und dann gab es wieder ein Gastessen.

Am nächsten Tag war Frau Mäckel wieder dran, und abends ging es wieder hoch in den dritten Stock. Frau Diekmann war dran und diskutierte über die Frage: soll Brandenburg seinen Relegilonsunterricht aufgeben oder nicht. Dr. Ku. sagte, daß alle Relegilonen gelernt werden müssen. Die Formen des arabischen, des jüdiens [jüdischen] Glauben, des Shintoismus, des Bhudismus — das seien heute die Positionen die ein junger Mensch braucht. Ich meinte dagegen, es komme auf den christlichen Glauben an — ganz egal ob er katholisch oder evangelisch ist. Ohne christlichen Glauben gehen wir unter. Na, dann kommen die anderen dran. Die [Der] schöne Junge, die [der] schon so früh einen Schlaganfall gekriegt hat, sagt, jawohl, christlich muß die Welt erzogen werden. Die andere junge, die mit den hellblonden Haaren meint, nein, wir wollen frei sein. Die Schüler brauchen keine Religion. Genau das meinte der ältere Herr.
Na ja, was hilft es denn — es kommt so oder anderes. Aber ausser uns beiden, der Wuppertaler und ich, ist keiner da, der mithalten kann im Diskutieren.
Mittwoch der **20. März**, heute ist Frühlinganfang. Und tatsächlich liegt ein Hauch von ihm in der Luft. Die Logopädin greift nach ihren Büchern. Frau Mäckel hatte die Idee mit einem Brief, mit einem Geschäftsbrief und sie gibt ihn mir unvollendet damit mit ich beendige.
Und dann kam Herr Dr. Middeldorf dran, oben im zweiten Stock. Wieder werden Sie alle herzlich begrüßt. Dann fängt er an seine Patienten abzufragen: Bringt es was, muß dieses oder jenes verändert werden. Mich hat er nach meinem Erfolg befragt. Ich konnte ihm nichts berichten — ausser daß das allgemeine Befinden sehr gut ist. Na vielleicht werde ich meiner Lehrerinn mal mein Tagebuch zu lesen geben. Daraus kann Sie mit Sicherheit einige Schlüsse ziehen.
Dann habe ich ihn darauf hingewiesen, daß das Gruppenseminar von Frau Diekmann mir sehr gut gefallen hat. Sie hat einige Fragen zur Gegenwart gestellt. Es hat aber nur zwei Diskutanten gegeben, alle anderen haben sich sehr ruhig verhalten — sie konnten ja nur schwer etwas sagen. Sie müßten angeregt werden. Einzelne Themen müßten vorher im Unterricht mit ihnen durch genommen werden und dann in der Gruppe vorgestellt und diskutiert werden.
Na ja, das sagt sich so leicht.

Günther W. und Saskia

März 1996

Günther W. und Saskia, seine Tochter. Er hatte sich von Anita — seiner Frau getrennt und war versässen die Tochter ganz und gar zu bekommen. Da hatten wir eingeschritten — einen Rechtsanwält für die Frau bezahlt — und so hatte er nur Zeitweise die Saskia bekommen. Er hat wieder geheiratet und eine zweite Tochter bekommen. Und wir haben nicht mehr von einander gehörtet. Bis wir voriges Jahr 20 jähriges Jubiläum in Föhr gefeiert hatten, und unsere Freunde, die B.'s ihn angerufen haben — und er hat zugesagt. Er hat zugesagst nach Wyk zu kommen und er ist leider krank geworden. Dann war er bei uns und nun sind wir bei denen — denn von Lindlar bis Köln sind es vielleicht vierzig Kilometer.

Köln ist eine große Stadt, und der Hauptbahnhof, der Dom, die Kunsthalle, das Römisch-Germanische Museum, die Philharmonie, das Rauthaus [Rathaus] — das liegt eng bei einander. Mit Günther und seiner Frau haben wir die Kunsthalle angekuckt und waren überrascht, was es alles da gibt.
Und sind wir nach Hause gefahren und haben zusammen mit zu Tochter und seinem Hund Abendbroth nämlich vorzügliche Gambas gegessen. Am nächsten [Tag] sind wir in einen Wald gefahren und haben uns so richtig das Gelände erwandert — so weit das mit mir möglich ist.
Dann haben wir Saskia getroffen. Sie kam gerade zurück aus Mexiko und erzählte, und erzählte. Und wir hatten den Atlas ausgebreiten und dann erzählten wir von unserer Reise nach Guatemala, nach Mexiko und nach Belize.
Am nächsten Tag gingen wir in Köln in das größte Buchgeschäft aller Zeiten [Buchhandlung Gonski] — das gibt es nicht mal in Hamburg. Das Haus geht über vier Geschoße, vier große Geschoße — und es gab nichts ausser Bücher und CD. Das war wirklich ein Erlebniss.
Und dann wollte wir noch ins Schokoladenmusseum. Saskia wollte auch mit und wir haben uns vor der Tür verabredet. Und wenn trafen wir da? Saskia. Und das Schokoladenmusseum war wunderbar. Erst kam die historische Geschichte: Die Kakautpflanze [Kakaopflanze] kam aus Mittel- und Südamerika und war schon im dritten Jahrhundert vor

Christi bekannt. Und die Spanier haben sie mit rüber gebracht. Dann kam die Produktion — die Herstellung von einer Vielzahl von Artikeln. Dann konnte man antike Sachen aus Mexiko sehen, aus der Mayo-Zeit [Maya-Zeit]. Natürlich darf der Name Stollwerk nicht fehlen, und man hat alten Läden aufgestellt. Und zum Schluß noch einem Garten wo es die Kakautpflanze wirklich gibt. Er ist klimatesiert und sie steht leibhaftig vor dir, die Kakautstaude.
Die Saskia muß arbeiten — sie macht am Abend in irgend so einer Kneipe Dienst. Die Frau W. ging nach Hause, um ihre Tochter abzuholen — Und wir — Günter, meine Frau und ich — wanderten unter des zur Innenstand und gingen in den "Strickstrumpf" und hörten Jazz. Jazz von sechs Belegiern [Belgiern] , die die gleichen Stücke spielten wie wir auch.

Ja, das Wochenende war ein Erlebnis. Ja, das sind treue Freunde — jedenfalls glaube ich daran. Wieso konnten wir nie was hören, wie so konnten wir nie was gemeintschaftlich erleben, seit sie in Köln sind.

Die dritte Woche

März 1996

Ja, da beginngt die Woche neu. Frau Linnemann war die Lehrenrin und die Schüler waren Herrn Reinhold, Herr Sch. und Herr Dr. Ku.. Sie waren alle drei besser dran als der Rest der Patienten. Aber die drei haben natürlich auch ein Hauptproblem: Das ist ihre Sprache. Die Frl. Linnemann hat sich nichts besonderes für uns ausgedacht. Wir machten ein Ratespiel, und zwar mußten wir den Begriff von Worten erraten. Und dann das Spiel: Was packen wir alles in den Koffer — und das solange das Gedächtnis mitmacht.

Auch Frau Mäckel, am Dienstag, hat in die Kiste reingegriffen und wir haben über das Wochenende geredet.
Herr Middeldorf hat wieder neue Patienten vorgestellt und alte verabschiedet. Der Dr. Ku. ging auch. Der war nun zum vierten Male

hier. Und die Sprache ist immer besser geworden. Bei ihm ist es so, daß das Schädeltraumat [Schädeltrauma] den Redefluß beschleunigt hat und kein vernüftiges Wort kommt richtig heraus. Acht Jahre ist es jetzt her, seit dem er den Porsche um den Baum gewickelt hat. Und durch die gezielte Übung zu langsammeren Sprache hat sich das Sprachbild verbessert.

Bei Frl. D. kann man das genaue Gegenteil feststellen. Sie hatte auch ein Schädeltrauman, sie war vom Pferd gefallen. Und das Gehirn oder was es sonst ist, macht genau das Gegenteil: es macht ihren Redefluß langsam — so langsam, daß man darüber verzweifeln kann. Wenn es nicht so traurig ist, so zum weinen ist wäre es sicher zu Lachen. Zwei mal so unterschiedliche Situationen.

Aber dann die Neuen. Die Hälfte davon sind Autounfälle. Sie können nicht mehr richtig sprechen. Schädelhirntrauman. So jung — und schon so alt. Ein paar sind dabei, die werden nie die deutsche Sprache wieder erlernend. Sollen die noch leben? Ja, heute sind die Großeltern, die Eltern noch da — die können sich um alles kümmern. Was passiert dann, wenn Sie nicht mehr da sind.

Da ist ein Student dabei, der hat es gekriegt während er Examen machte — ein Schädelhirntrauman. Und jetzt muß man jede seiner Mahlzeiten, jedes Getränk selbt hinein tun, alles müssen die Großerlten selber ausführen — ist das nicht schrecklich. Und es gibt keine Hoffnung auf Besserung.

Und dann gibt es noch die beiden jungen Frauen. Die hatten das selbe was ich hatte — nämlich einen Schlaganfall. Die eine mit 23 und die andere mit 28 Jahren. Und das war über 7 Jahre her. Und die konnten noch nicht annährend zu gut sprechen wie ich. Die eine ist auf dem platten Land groß geworden — und die Eltern hatten keine Möglichkeit, einen Logopäden zu bekommen. Das muß man sich einmal vorstellen. Die in einer Stadt lebenden Menschen haben doch gewaltige Vorteile, wenn man daran denkt.

Ursels 60 Geburtstag

März 1996

Ein großes Wochenende steht ins Haus: Ursel, das ist die Frau vom Hans, dem Maschinenbauern, und gleichzeitig eine Wanderfreundin und Fahrradfahrerin wird 60 Jahre alt. Und das möchte sie gern feiren und da muß ich hin.

Frau Mäckels und Frau Diekmann wollten mich bis Köln mitnehmen. Sie fahren nicht im Tal sondern nehmen den Höhenweg der Bergwelt, direckt an dem Haus von Dr. Middeldorf vorbei. In Köln werde ich an einer U-Bahn-Linie abgesetzt, von der es sechs Stadion sind und dann kommt der Rhein — und der Hauptbahnhof liegt vor mir.
Mit 10 Minütlicher Verspätung fahre ich von Köln los und komme 20 Minüten nach 22 in Hamburg an — und meine Frau stand am Dammtor und empfing mich.
Da meine Frau und ich Hunger hatten, gingen wir zum einem Griechen. Marathon, da waren wir vor einem Jahr. Die Frau hat uns empfangen und ihr ist nicht entgangen, das ich besser zu Wege bin als in vorigen Jahr.

Und zu Hause habe ich erst mal tüchtig zu tun, um erst mal die Post wegzuarbeiten. Das ging sehr langsam. Das braucht seine Zeit.
Der nächste Morgen: Da ging es lustig weiter im Geschäft, die Geschäftspost, so fern es persönliche Sachen sind. Frau Dr. Lutz ist angesagt. Sie wollte Möbel ansehen, die aus dem Restaurant gekommen waren. Und dann um 14 Uhr legten wir uns erst mal hin, damit wir bei Ursel gut über die Runden kommen.
Und dann die Feier bei Ursel! Sie hatte um 19 Uhr uns eingeladen und wir waren auch kurz danach da. Wir – die ganze Wandertruppe, sechzehn Personenstark — hatten eine Tonschale mit Motiven drauf, geschenkt. Erst haben wir rumgestanden und uns einiges erzählt — das heißt ich ja nicht — ich konnte nur zu hören. Dann und wann konnte ich konnte ich eine Bemerkung anbringen — aber die meiste Zeit war ich still, ich war Zuhörer. Dann haben wir gegessen — 80 Personen — in bunter Reihe gesetzt, mit Tischkarten. Und dann gab es zu essen und zu trinken was das Herz begehrt. Und natürlich gab es auch Ansprachen. Und dann mußte das Tanzbein geschwungen

werden — das war Ursel Wunsch. Ja, und deswegen haben wir unsere Garderobe so fein gewält.
Ich habe auch getanzt. Mit meiner Frau, mit anderen Frauen. Nun — das rechte Bein ist steif — na ja — so steif unn auch nicht und der Arm, der der kann nicht so wie vorher — aber was hilfts — ich habe getanzt und das war richtig schön.

Am nächsten Tag kamen die Kinder vorbei. Ja, die Kinder mit zwei Enkeln und — natürlich ihren Frauen. Ja, das war eine Freude die Kinder und die Enkel zu sehen. Nach einem leckeren Mahl mit Fleisch und Fisch und mit Erzählen ging es hinaus in die Natur. Hinaus in die Wiesen und Wälder des Niendorfer Forst. Ja, und dann mußte ich leider zurück nach Lindlar. Der Zug ging um 17.00 Uhr. Am Damtor [Dammtor] mußte wir feststellen — das er [der Zug] vom Hauptbahnhof abfährt. Also zum Hauptbahnhof — und da kriegten wir ihn noch. Zwar knapp — aber wir kriegten ihn. Ich bin bis nach Köln durchgefahren. Dann auf Gleis 10 fährt der Bummelzug nach Gummersbach. In Engelskirchen steigt man aus, trinkt ein Bier und zappzarapp kommt eine Taxe die mich nach Lindlar trägt

Die 4. Woche

April 1996

Das war der **1.4.96**, wieder der Wochbeginn. Frau Lienemann [Frau Linnemann] hält den Unterricht ab. Normalerweise sind in einer Gruppe drei Schüler — aber nur zwei sind gekommen — wo ist Herr Sch. geblieben? Ein Anruf hat es geklärt: Er hat auf dumme Rederei gehört und wollte um 10:30 auftauchen, denn die Uhr war auf Sommerzeit einzustellen. Aber das war eine Stunde zu spät.
Die Lehrerin hat aus [uns] ausgefragt was wir so am Wochende gemacht hätten. Dann haben wir Begriffe geraten. Inzwischen war Herr Sch. aufgetaucht. Und das letzte war: Rätselraten. Das geht so: Das Rätselwort steht auf einer Karte — und da stehen auch fünf oder sechs Ausdrücke drauf, die man nicht benutzen darf. Und dann geht es los. Eine der Damen oder der Herren sagt das Rätsel auf und die

Begriffe die man vermeiden muß. Und die anderen Leute ratser [raten] das. Na ja — das war jedenfalls sehr schön.

Dann, abends, war die verabschiedung der Gäste: Ich mußte auch vierzig Mark bezahlen — weil ich ja für acht Tage das Haus verlasse. Und dann gab es wieder belegte Brote und Getränke — frei.
Herr Dr. Middeldorf setzte sich in die Mitte des Raumes. Ich bestellte ihm einen Gruß aus Hamburg von Frau Dr. Luise Lutz. Die zwei haben sich bisher nur einmal gesehen.

Nun kommt die Verabschiedung der Gäste. Herr Dr. Middeldorf stellte wieder einen Spruch vorweg und jeder der drei Scheidenden kriegt ein paar Worte gesagt. Ja, wir habe hier einen, der war schon neunzehn mal hier. Neuzehm mal!
Und dann hat er — Herr Dr. Middeldorfer — noch Musik gemacht. Er kann auf der Gitarre ganz gut spielen. Und dann haben wir uns unterhalten. Die Frau hat von ihrer Tochter erzählt. Die muß ein Tier gesehen haben, als sie auf der Landstraße allein in ihrem Auto fuhr. Und deshalb verunglückte sie. Sie fuhr in den Wald und blieb stehen. Und dann hat man festgestellt: Es ist ein Schädeltrauma. Und seitdem muß die Mutter alles führ sie machen — ausser essen, trinken, schlafen und scheissen macht sie nichts alleine. Das ist schrecklich. Ja, daß sind die Fälle, die man beklagen soll. Und ich weiss nicht, waß besser ist: tot oder zu leben, wie sie es tun: Sie werden gefahren, Sie werden beköstigt. Sie besuchen die Schule und der Lehrer oder die Lehrerin ist froh, wenn sie einen Laut geben, wenn sie sich veständigen können mit ihren Eltern. Die Erfolgsaussichten diesen Schule sind so schlecht wie nirgends. Nur ein bisschen wird es gebessert. Heilung gibt es ganz selten. Und deswegen sage ich: tot sein ist besser als unter den Umständen leben. Aber wer wer weiß das genau?

Ja — das sind vier Wochen in Lindlar. Nun geh ich noch mal nach Hause — und wir haben Ostern zu feiern in Wyk. Jawohl, mit John und Ulli und deren Frauen, Reni die Schwester meiner Frau und mit der Schwiegermutter — und natürlich unsere Kinder und Enkel. Und dann geht es noch mal zurück für 14 Tage. Und wir wollen hoffen das es dann auch noch was bringt.

Die letzten beiden Wochen in Lindlar

April 1996

So, daß war Ostern. Und im Geschäft ist auch alles klar. Und jetzt kann ich zurück gehen nach Lindlar.
Ich kam zu spät an in Köln, weil der Zug repariert wurde. Der Vorortzug ist schon lange weg. Und so kam ich mit der Taxe in Lindlar in der logopädischen Schule an. Ich kriegte meinen Schlüssel von der Putzfrau. Das erste was ich hörte ist, daß meine Frau Mäckel verunglückt sei — so rein Skismäßig — und vorläufig nicht wieder komme.
Ich kam zu Frau Roskamp. Ich mußte der ganz viel erzählen, das sie sich von mir ein Bild machte. Und die Praktikanten war auch eine ganz andere — so ein wenig kühl — aber doch sehr gewissenhaft. Die haben sich so auf die beiden letzten Wochen geeignigt, daß es noch ein mal rund gehen sollte.

Frau Roskamp habe ich Briefe von zu Hause, von unserem Geschäft mitgebracht. Und sie hat mir selbst welche aufgegeben, einen geschäftlichen und einen privaten. Und sie hat Verbesserungvorschläge gemacht.
Das gleiche habe ich mit Frau Dieckmann gemacht: Ich habe ihr Werbematerial angeboten — aus unserem Haus. Dann hat sie sich hingesetzt und ich mußte eine Werbegeschichte schreiben. Natürlich hatte ich viel zu viel Negatives gebracht. Sie machte etwas positives, etwas erfreuliches daraus und druckte es dann in ihrer Maschine ab. Am nächstens Tag war es umgekehrt: Ich mußte bei Frau Roskamp Werbung simulieren. Na ja, so hat ein jeder seine Arbeit. So und nicht anders war es jeden Tag. Die Logopäden hatten immer einen Text, immer eine Zeichnung — oder sie hatten meinen Text, den ich ihnen aus Hamburg mitgebracht habe, genommen.

Am Sonnabend kam meine Frau. Wir haben die Musik von Herrn Dr. Middeldorf mitgemacht. Es war ein schönes Wetter und er hat draussen vor der Tür unsere Stühle aufgestellt und jeder aus dem Verein darf sich ein Lied wünschen — so fern es in seinem Liederbuch steht.

Ja und am nächsten Tag sind wir ausgeflogen zum Segelflugplatz — das war eine lange Strecke. Der Weg führte durch ein Dorf und dann hoch hinaus auf einen Steinbruck zu. Dann mußten wir uns ganz links halten und dann hatten wir den Flugplatz direkt vor unserer Nase. Der Anstieg hatte ganz schön Kraft gekostet. Wir haben in dem Lokal am Flugplatz Mittagbrod gegessen und dann sind wir mit der Taxe zurückgefahren — die Frau mußte wieder nach Hause. Martin habe ich angerufen, daß er mich am Mittwoch abholt.

Der Abschied

April 1996

So, jetzt kam der Wochenanfang der Montag der **22.4.96**. Der Abschied.
Die Frau Linnemann hat uns draussen hingesetzt, weil es warm war und hat Spielchen mit uns gemacht — wie jeden Montag. Ich habe gut abgeschnitten. Ich konnte so gar was erinnern. Und dann hab ich ihr das Buch *Der Verlust* gegeben von Siegfried Lenz. Da drüber hat sie sich sehr gefreut.
Und dann kam der Abend.
Im November letzten Jahres hatte ich in der Zeitung gelesen, das der Wim Wenders ein Buch veröffentlichte über Michelangelo Antonioni. Ich kaufte das Buch sofort, denn Michelangelo hatte einen Schlaganfall und konnte nur sehr wenige Worte sagen — und die auch meistens verkehrt. Aber er hat einen Wunsch — noch einmal einen richtigen Film zu drehen. Und Wim Wenders, ein deutscher Regisseur, hat ihm dabei geholfen. Ja — und es ist tatsächlich Michelangelos Film geworden. Und dieses Buch habe ich vor, Herr Dr. Middeldorf zu schenken. Erst hat der Hausherr mit uns geredet — mit sieben Patienten, die heute gehen wollten. Und dann kam meine Ansprache. Natürlich vom Blatt — aber es war eine Ansprache — das war die Hauptssache.

Das Trompetenspiel

April 1996

Den Trompetenlehrer hatte ich von Siegfried Sch.. Das war der Klarinettenmann uns [und] Saxophonist unserer Gruppe. Siegfred spielt nämlich in vielen Kapellen — und der Herr K. ist ihm aufgefallen als ein Trompeter der keinerlei Anstrengung hat so hoch zu spielen und so zart. Er war ein Meister des Modern Jazz und hatte den amerikanischen Ansatz — nicht wie bei mir und den meisten alten Jazzer den Hauch, die Luft so weit vorne im Mund zu haben. So wie das auch der Jazzpapst Sachtmo [Satchmo] oder Dizzi Gillespie gehabt haben — nein — heute bläst keiner mehr so. Und der Peter K. war interesiert mir die alten Töne mit dem neuen Ansatz beizubringen.

Nun gehn wir einfach mal zurück zu den Anfängen unserer Krankheit. Während ich in den Krankenhäusern lag hatte ich mit Musik nicht viel am Hut. Ich war mehr mit der Sprache beschäftigt. Die mußte ich wieder bekommen. Und dann kam der Rest. Während meiner Zeit in der Reha-Klinik in Soltau dachte ich schon wieder, neben bei, an die Musik. Eine Schwester brachte mir eine Trompete mit — weil ich der erzählte, daß ich vor her nebenbei Jazzer gewesen sei. Ich setzte die Trompete an — aber ich konnte sie nicht richtig spielen — meine rechte Hand konnte die Griffe nicht greifen. Aber ich konnte doch links spielen. Aber kein Griff hat gesessen. Das war komisch aber wahr. Die Lippen verzogen sich — ein Ton kam heraus — aber es war nicht der gewünschte. Ja, in meinem Innersten spielte ich keine Melodie. Und mein Mund verzog sich und ich meine die rechte Seite war gelämt. Anders konnte ich das nicht erklären. Und der Gesang? Auch der war weg.

Ein kleines bisschen war denoch geblieben — ich konnte keine Melodie mehr spielten aber ich konnte Harmonien greifen. Ja, wer immer ein Lied vorschlägt und es bringt, beispielsweise auf dem Klavier, im Radio oder auf der Schallplatte — das Lied kann ich nicht so spielen wie es vorgeschrieben ist — aber die Harmonienen — die Harmonienen, die passen, die stimmen auch.

Ich kann es mir nicht erklären — ich nehme an es handelt sich hier um Lieder, um Melodien die mit der rechten Hirnhälfte, mit der Seite, die nicht der Aphasie unterworfen ist, produziert werden. Wir sehen es eindeutig, wenn Menschen, die kein Wort mehr sprechen, Lieder mit singen und die Wörter, die sie aus Vorzeiten kennen, wiedergeben. Und es wurde immer flüssiger, die Trompete zu spielen. Ich hatte das Mundstück — welches ich in der Reha-Klinik gekriegt hatte so gut gefallen, daß ich es abgekauft habe. Ich habe die Trompete in Ordnung bringen lassen so das sie wieder gut aussah. Ich hab die Mundstücke versilbert — das heißt silbern gemacht, daß sie gut auf den Lippen liegen. Aber abgesehen davon, daß ich schneller und flüssiger die Harmonien rauskriegte, tat sich gar nichts bei mir. Und ich konnte keine Höhe kriegen. Das war bei mir nicht drin.

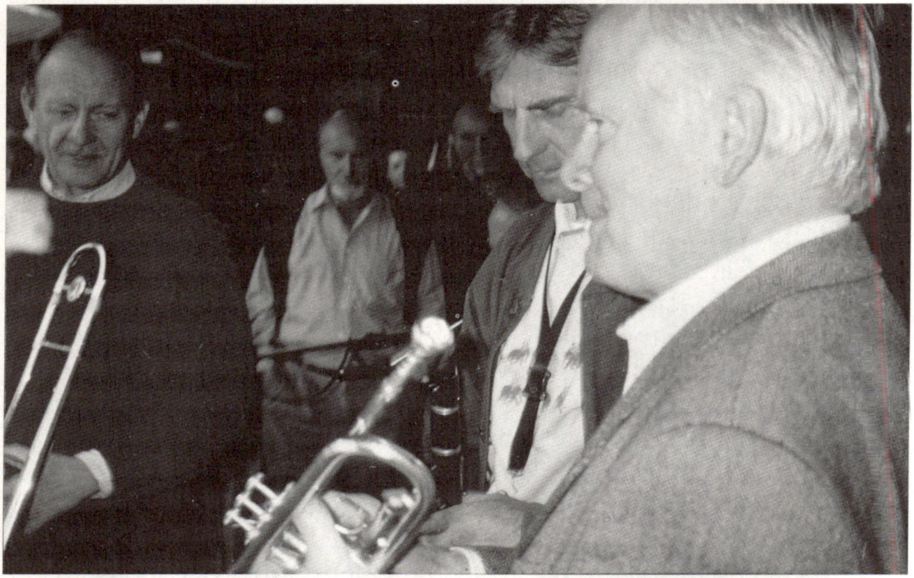

[Da habe ich noch in der Ecke gestanden — kein Ton kam von mir]

Früher, vor meinem Schlaganfall, spielte ich in drei Bands: Einmal war es die alte, die St.Michel's Jazzband, die wir vor 40 Jahren gegründet hatten. Und da habe ich viel gespielt. Nur in jüngster Zeit wurde es ein bißchen weniger. Da habe ich noch in einer anderen Band gespielt, die Low Rabbit Jazzgang. Und dann hat mich eine Band angerufen die auch dringend einen Trompeter suchten, die Schnelsen Stompers. Da habe ich in drei Kapellen gespielt — und es hat mir viel Spaß gebracht. Das war einmal. Aber ich hatte die Verbindung, ja die hatte ich. Und die hielten auch.

Ich habe bei Charly K., bei den Low Rabbit Jazzgang in Norderstedt ein Probe mitgemacht. Ja, ich konnte nur irgendwelche Harmonien zu den Stücken spielen, mehr auch nicht und von einer Höhe des Tones wollen wir gar nicht reden. Dann habe ich bei den Schnelsen Stompers mehrere Proben besucht. Und das erste Mal, 1995, war es ein schwaches Bild gegen das letzte Mal in Sommer 1997. Da konnte ich ein bißchen den Grundton spielen, bei gewißen langsamen Stücken. Und — das ärgert mich immer — ich konnte kein Stück mit Namen benennen. Das war einfach nicht drin. Und wenn jemand anders das Stück vorgeschlagen hat — dann war es klar — das muß so und nicht anderes gehen. Und dennoch — ich lasse den anderen den Vortritt, weil ich erst mal hören möchten wie die Harmonien hier gehen — und dann komme ich. Ja — so war das.
Na — und dann kommt Peter K. Und er bringt mir bei fest zu sitzen und die einzelnen Töne lange zu halten und nicht an die Zunge zu denken. Die Töne ganz langsam verklinken zu lassen. Und die Töne werden immer kräftiger und höher. Und manchmal setzt er sich ans Klavier und ich spielte ein Lied — *all of me*, *summertime*, *Mack the knife*, *Blue moon* oder *I can't give you any think but love*. Dabei muß ich die Töne auswendig lernen, die ich spielen darf. Die Töne zu lernen hat wenig Sinn — das *b* oder das *ha* das sagt mir nichts. Na ja nicht wesentliches. Ich muß sie außwendigkeit lernen.

Und Hans Peter [Hans Jürgen] W. kommt auch regelmäßig. Er spielt das Saxofone bei den Schnelsen Stompers. Er hat ein Band [eine Musikcassette] gemacht, da spielt er Guittare und wir steigen mit unseren Instrumenten ein. Ja so ist das — jeder mit seinem Instrument — Ich kann schon ganz schön spielen, die langsamen Stücke und die Harmonien. Aber die Melodie — das brauchte seine Zeit — besonders bei den schnellen Stücken.
Klavier und Guittare, das waren auch Instrumente die ich spielen konnte — das Klaver aber nur zwei oder drei Tonarten. Nur zum Zeitvertreib. Und die Guittare aus Lust und Freude. Die konnte ich überall hinnehmen — wenn wir wanderten, wenn wir an der See waren — und zum Skifahren über all konnte ich fröhliche Stimmung verbreiten. Nun — nach dem Schlaganfall ging es auch hier nicht mehr. Der Schlaganfall hat den rechten Arm, die rechte Hand, die rechten Finger so gelähmt das ich rechts nicht greifen kann — nicht

die Harmonien oder die Melodie auf dem Klavier und nicht den Schlag auf der Guittare. Es geht einfach nicht. Es geht einfach nicht, ist nicht richtig ausgedrückt — es geht zur Zeit nicht — ja eine verflucht lange Zeit. Aber es geht immer weiter bergauf — das Gefühl hat man. Aber ob man jemals oben ankommt — das ist die große Frage.

Meine ersten Versuche mich schriftlichen auszudrücken

Mein erstes Schreiben

11. Januar 1995 — Juni 1996

Ich hab mich früher sehr gut ausgedrückt. Ob es nun geschäftlich war oder privat. Einladungen hat es von mir gegeben das war alles dran: Einladungen zum Straßenfest mit Zeichnungen, Einladungen nach Wyk auf Föhr. Und bevor wir den Erweiterungsbau vor 10 Jahren machten, sind wir aufgebrochen in die USA und haben uns da dadrüben den Einzelhandel abgeguckt und ich habe darüber in der Textilwirschaft mehrere Wochen geschrieben.
Und nun — und nun geht gar nichts mehr. Geht wirklich nicht mehr?

Am **11.1.95** hatte ich — weiß der Himmel wer mir den Brief diktiert und wer ihn geschrieben hat — ein Schreiben an den Bürgermeister gegen den furchtbaren Lärm auf den beiden Autobahnen wo wir Wohnen. Eine geht von Hamburg nach Kiel und nach Flensburg und eine geht von Hamburg nach Husum. Hunderte haben wir gefragt — ja machen muß man was. Und das wärs. Dann haben wir den zweiten Brief hingeschrieben und weil wir ein Straßenfest hatten hatten sie alle mit unterschrieben. Aber er hat auch nichts genützt. Aber der Anfang war da — oder?

Die Bundesversicherungsanstalt

März 1995 — Januar 1996

Was die Bundesversicherungsanstalt für Angestellte mit der Bezahlung von Kuren und ähnliches zu tun hatte, daß hatte ich zu dieser Zeit noch gar nicht genau gekannt. Die Bundesversicherungsanstalt war immer die Anstalt die die Renten bezahlt, wenn man vorjahr [vorher] eingezahlt hatte, als Selbständiger jedenfalls. Und das wurde von Jahr zu Jahr weniger [mehr]. Aber das sie selbst Kurheime hatte, war mir neu.
Ich wurde in ein Kurheim geschickt, ein Rehabilitatsionzentrum in Soltau. Hier gab es einen extra Raum für Aphasiker. Und das Ganze auf Kosten der Bunderversicherungsanstalt. Man hat Linguistie [Linguistik], Ergothearapie, Krankengymnastik gemacht; Gruppentraining verschiedenter Art, psychosommatische Tests, und die Werkgruppe hat man angeboten. Wassergymnastik und Schwimmen nicht zu vergessen. Und das hat viel gebracht — kann man hinterher sagen. Und der leitende Arzt, Dr. Hökendorf hat aufgeschrieben, daß ich in einem ¾ Jahr wiederkommen sollte.
Am **20.3.95**, also knapp ein Jahr später, haben wir alle Unterlagen an die Bundesversicherungsanstalt übersandt und hatten die Genehmigung einer zweiten Kur beantragt. Nach zwei Monaten hatten wir immer noch keinen Bescheid. Da schrieb ich einen Brief, den ich so handgeschrieben verschickte.

Bundesversicherungsanstalt
für Angestellte
Ruhrstr 2
10704 Berlin

Versicherungsnr:

REINHOLD, Gerhard

Sehr geehrter Herr Docktor,

ich habe vor 2 Monaten ein Brief an Sie abgeschickt. Einen Monat später hab ich ein Brief bekommen, daß dieser Fall bearbeitet würde. Nun sind wieder 4 Wochen vergangen und ich habe nocht nichts in meinen Händen.

Jetzt nährerts sich bald die zweijährefrist und Sie haben mir noch nicht geschrieben ob Sie die Kur anerkennen oder nicht. Sind sie so überarbeitet oder was ist es, daß hier nicht schneller reagierten wird.
Schließlich geht es um meine 2 Jahresfrist.

Bis bald

Ihr Gerhard Reinhold

21.8.95

Bundesversicherungsanstalt
für Angestellte
Ruhrstr 2
10704 Berlin

Versicherungsnr:
[redacted]

REINHOLD, Gerhard
[redacted]

Sehr geehrter Herr Docktor,
ich habe vor 2 Monaten ein Brief an Sie abgeschickt
Einen Monat später hab ich ein Brief bekommen,
daß dieser Fall bearbeitet wird. Nun sind wieder
4 Wochen vergangen und ich habe noch nichts
in meinen Händen.
Jetzt nähreits sich bald die zweijährefrist
und sie haben mir noch nicht geschrieben ob
sie die Kur anerkennen oder nicht. Sind sie so
überarbeitet oder was ist es, daß hier nicht
schneller reagierten wird.
Schließlich geht es um meine 2. Jahresfrist.

Bis bald

Ihr Gerhard Reinhold

Darauf hat uns die Versicherungsstelle geschrieben, das wir noch ein wenig warten müssten. Nun, nach vier Wochen hatte ich immer noch keinen Bescheid. Da schickte ich den zweiten Brief an die Bundesversicherungsanstalt.

> Bundesversicherungsanstalt für
> Angestellte
>
> -------------------------------- 9.6.95
> Gerhard Reinhold
>
> Betr. Ihr Schreiben vom 20.3.95
> Telef. 030865-XXXXX
> Reinhold, Gerhard
>
> Sehr geehrte Damen und Herren,
> Seid 20,3.95 sind Sie im Besitz der Unterlagen für die Rehabilitation — und noch immer bleiben wir ohne Bescheid! Ob Sie so liebenswürdig wären bitte mal zu entscheiden, ob meine Kur genehmigt wird oder nicht.
> Mit freundlichen Grüßen
>
> G. Reinhold

Und dann schickte ich den dritten Brief los. Nach welcher Zeit kann ich nicht sagen — ich hatte das Datum vergessen — aber es ist bestimmt eine Weile in das Land gegangen.

> Bundesversicherungsanstalt
> für Angestellte
> 10704 Berlin
>
> Versicherungsnr:
> ---------
> Datum: 6.7.95 — Eingang Telfax030865 ----------7/Tel:-----
> Datum: 17.7.95
> Datum: 21.8.95
>
> Sehr geehrte Damen und Herren,
> seit 21.8.95 warte ich auf ihren Beschuß — daß ist doch nicht normal. Der Arzt, Dr. H., hat gemeint in einem 3/4 Jahr sollte ich

wieder auf die Aphasiestation. Nur sind mitlerweile 1 und ein halbes Jahr vergangen, und Sie haben noch immer nicht endschieden. Das mußt doch verkehrt laufen — oder sind sie so überlastet.

Hochachtungvoll
G. Reinhold

[Zu dieser Zeit schrieb Herr Reinhold außerdem noch folgenden Brief an die Landeskrankenhilfe in Hamburg:]

G. Reinhold

22459 Hamburg

An die
Landeskrankenhilfe
Eiffestr. 74-76
20537 Hamburg
Betr: Vers.Nr.: -----------

21.8.95

Werte Herren und Damen,
ich kann verstehen das Sie eine Behandlung ablehnen die völlig neu ist und für die die Beweise noch fehlen. Das heißt so neu ist Sie gar nicht mehr und Beweise gibt es auch mehr und mehr. Und es gibt mehr und mehr Kassen, die das — wenigsten teilweise — bezahlen.
Die Leute sterben nicht bei nichtbehandlung. Sie wurden auch alt. Nur sie können ihr Leben nicht meistern. Und sie verkriechen sich in ihre Ecke.
Aber wenn sich so Menschen bilden, die das Leben meistern können — dann haben Sie doch was mit Ihrer Krankenkasse etwas zu Wege gebracht.
Die Rechnung des Feldenkraises (Fr. Kiesling) habe ich schon abgelegt, weil ich einsehe, daß hier schon Heilerfolge gibt, die aber für dieses Kassensystem nicht gehen. Und die Heilerfolge sind auch sehr gering. Und häufig habe ich Rechnung, da haben Sie gesagt, die Bezahlen Sie nicht. Also Rechnung für Taxis und für Hausbehandlung. Das muß auch nicht sein. Das sparen Sie. Aber wenn sich eine Dipl.-Psychologin Gabriele Hinners-Voigt und

noch eine Reihe andere, verbunden mit dem Lehrstuhl für Regienierbare Psychologie eine Methode herausfindet, hier wieder an die alten Muskeln anzuschließen, da müßte doch verrückt wenn man das nicht täte.
Also täten Sie gut hier was von zu lernen.
Bis bald
Ihr Gerhard Reinhold

Darauf hin kam die Ablehnung der Kur. Der Tenor war: Ich bin durch den Schlaganfall zu schwer getroffen, so das ich nicht mehr selbständig arbeiten kann.

Da bin ich fast ausgerastet und ich habe ihnen meine Meinung geschrieben, so wie das der Schreiber meiner linken Hand zu ließ.

Sehr geehrter Herr Doktor

medizinische Leistungen zur Rehabilitation kommen nur in Betracht, wenn bei geminderter Erwerbsfähigkeit diese wesentlich gebessert werden kann.

Eine wesentliche Besserung bedeutet, daß die Minderung der Leistungsfähigkeit durch die gesundheitlichen Beeinträchtigungen im Erwerbsleben zumindest teilweise behoben werden kann.
Wiederherstellung der Erwerbsfähigkeit bedeutet, daß nach durchgeführter Leistung der Versicherte wieder in das Erwerbsleben eingegliedert werden kann.

Da haben Sie wohl den Bericht nicht gelesen, denn mein Arzt aus Soltau geschickt hat.

Gewiss er hat nicht sagen können, daß ich durch die Heilbehandlung meine frühere Gesundheid zurück erhalten würde. Aber mir geht darum, einen möglichst großen Teil zurrück zu bekommen damit ich wieder arbeiten kann. Sie wissen ich bin 58 Jahre und ich kann gut und gerne 65 Jahre alt werden, bevor ich pensoniert werde. Und nur die Kur kann mir dabei helfen.

Nun bin ich schon so fortgeschritten. So helfen Sie mir doch, das ich noch einmal die Kur genehmigt bekommen werde. Sie werden es nicht bereuen.

Ich werde natürlich keine lasten schleppen können. Ich werde natürlich nur da sitzen und arbeiten können. Aber denken Sie mal, Sie könnten die Rente wohl halb streichen. Das wäre doch ein voller Erfolg für Sie.

Ich bin so dicht dran, daß ich einfach nichts anderes machen kann, als hier die Beschwörde für meinen Fall zu Papier zu bringen.

Ich weiss, es gibt eine ganze Menge Menschen die warten das sie ein Platz in Heim bekommen. Aber mit mir ist das so: Alles was ich rechtzeitig bekommen habe hat angeschlagen. Noch sind 2 Jahre seid meinem Schlaganfall nicht rum. Nutzen Sie die Gelegenheit und gewähren mir eine Chance.

Ihr

Gerhard Reinhold

(Bitte lassen Sie nicht wieder so viel Zeit vergehen, bis Sie endlich antworten)

Darauf habe ich im Januar 1996 wieder was gehört — die Versicherung das die Ablehnung zurecht geschehe sei. Den mein Zustand lasse keine Heilung zu. Na ja — ich habs versucht und kein Glück gehabt. Und was soll es auch — es gibt auch anderwo noch Chancen.
Der Hirte [Ulli G.] mit dem ich zusammen gelegen hatte, als ich meine Kur im Reha-Zentrum Soltau verbrachte — der hatte mehr Glück. Er kriegte die Kur genehmigt.

Die Briefe, die ich schrieb, um die Heilerfolge der psychologischen Behandlungsprogramm ersetzt zu bekommen

August — Oktober 1995

Ich bin durch mein Vetter Karl auf das Feed-back-Programm aus Bremen aufmerksam geworden. Der hat es wiederum aus Berlin, wo eine Tante von ihm sitzt, die einen Schlanganfall hatte, und gutes darüber berichtete. Ich testete es selber aus. Und ich muß sagen — die Wirkung ist gut — sie ist sogar einmalig. Ich bin hingegangen da konnte ich noch nichts zusammenhängedes sagen. Arme und Beine der rechten Seite hingen noch mehr oder weniger tot und unbeweglich nach unten. Und heute kann ich alles sagen, alles machen bis auf wenige Ausnahmen. Meine Frau sagte das selbe: Es kommt mit Sicherheit einiges von Feed back Programme. Und ausgerechnet unsere Kasse, eine Privatkasse mit dem Namen Landeskrankenhilfe, will das nicht finanzieren. Weil die Dame nicht den Docktor hat oder so.
Die Dame in Berlin schickte mir eine ganze Reihe von Kassen, welche es ganz oder teilweise bezahlen. Meine Kasse wollte nicht.
Da schrieb ich ein Brief hin. Und die Kasse überlegte und antwortete — nein — es ginge nicht. Ich überlegte mit Frau Hinnerk-Voigt von dem Feed back Programme, was man wohl tun könne und wir kamen auf Frau Dr. M. aus Bremen. Wir schickten sämtliche Unterlagen über meinen Gesundheitszustand zu ihr hin und dann habe ich mich untersuchen lassen. Sie kannte das Feed back Programme.

Dann kam Frau Dr. M. mit dem Antrag und ich schickte ihn zu meiner Kasse. Und im Nachgang sendete ich die Anträge von den Kassen, die das für eine gute Sache ansehen und das ganze teilweise oder ganz bezahlen, die habe ich von Frau Hinnersk-Voigt ausgeliehen, zu der Kasse hin.
Nach gründlichen Überlegen antworten Sie — nein. Ärtze sind Ärtze und diese Frau ist keine Ärztin.

Und meine Bundesversicherungsantalt

Oktober 1995

Die Bundesversicherungsanstalt hat beschlossen mir Frührente, mir Arbeitsunfähigkeitsrente zu geben. Na, wir haben das beantragt. Und Herr L. den kannte wir ganz gut, hat uns dabei geholfen. Ich habe über Jahre hin den Höchstsatz bezahlt. Nun hat das mit der Bundesanstalt eine ganze Menge Zeit gekostet — es war aber auch sicher nicht einfach. Am **27.4.94** war endlich meine Rente durch. Am **27.4.94**! Es ist gut das ich noch ein Einkommen habe — was hätte sonst mit mir geschehen sollen. Am **13.10.95** habe ich 15.000 DM Übergangsgeld gekriegt — am **13.10.95**. Daher mein Schreiben. Meine Rente beträgt 2.700,-DM. Das ist einerseits ganz zufriedenstellend. Aber dann kommt noch die Krankenkasse die monatlich 1.100,-DM kostet — das ist mehr als 1/3 der Rente! Ein Glück das ich kein armer Mann bin.

Post von unserer letzten Aktion

August 1995

Hier noch ein Schreiben an die Krankenkasse. Das muß doch über die Kasse laufen — oder ?

Bundesversicherungsanstalt
für Angestellte

10704 Berlin

G. Reinhold

Versicherung nr: ----------------

Sehr geehrte Herren,

vom 1.11.93 bis 27.4.94 hab ich 15.266.16 DM Übergangsgeld gekriecht und zwar am 13.10.95 überwiesen.
Wenn ich kein anderes Einkommen gehabt hätte, was hätte ich dann machen sollen.
Man rechne sich doch bloß mal der Zinsen aus vom 27.4.94 - 13.10.95?
Was hat denn die Krankenkasse mit den Zinsen gemacht — sei es der 27.4.94 — sei es der 21.8.95.
Ich will das Geld gar nicht haben — aber ein feiner Zug ist das nicht

Hochachtungsvoll,

G. Reinhold

Dann an die Liebe Margot. Ich bin gespannt auf die Handmaschine.

Gerhard Reinhold 26.8.95

Liebe Margot,

hier ist der Bericht aus Soltau. Einen Weiteren gibt es nicht. Überlege mal was Du den Ärzten sagen sollst. Ich bin neugierig was es hier alles gibt und ich bin gespannt auf die Handmaschine.
Ich hoffe es gehts Dir gut. In 14 Tagen geht es ab nach Rügen zum Radfahren. Und ein Woche später werden Martin und Ute ein Paar. Und woll wir mal sehen was aus England für Neuigkeiten kommen.

Alles Gute,

Dein Gerhard
und selbstverständlich Babara

Und dann kommt das Quergeschriebene — eine Einladung zum Haus Poggfred. Ja, 20 Jahre ist es her, seit dem wir das Grundstück, das Haus besitzen. 20 Jahre voll Freude, voll Lust. 20 Jahre umbauen, 20 Jahre vermieten. Und das muß gefeiert werden. Ich habe einmal, zwei mal, drei mal versucht bis ich das einigermassen hinkriege. Es war ein gelungenes Fest.

Poggfred

20 Jahre wehrt es schon -
ja 20 Jahre!
Erst sah alles weiß aus. Die
letzten Betten waren aufgestellt im
Dachgeschoß, in der Veranda, im Frühstücks-
raum, im Eingang. So konnte man nur den 2 Eingang
nehmen.
Wir haben das Treppenhaus und die Veranda und den
Keller gesäubert, mit Wiesemann, mit Bodenstieks und
Schaumanns. Und dann kamen die Vermieterinnen:
Rieke, Renate, Günter Sauer und Jürgen Schröder - und
der ist auf der Insel geblieben.
Und alle, die vorher die Vermietung machten - das war
Hoferichter und die Schneider-Kinder.
Und jetzt ist die Zeit gekommen - die 20 Jahre
zu feiern - und das wollen wir gerne tun -
Ihr auch!
Wir sind da vom 27.- bis 29.10.95 im Haus.

Poggfred
Barbara + Gerhard
Reinhold

Das Jahr geht weiter

Mai 1996

Ich bin noch gar nicht so richtig zurück, ich mußte mich hier an alles erst gewöhnen — da kommt das nächste Ereignis auf uns zu: Der 80 jährige Geburtstag von Frau W.. Frau W. ist die Gefärtin unserer Schwiegermutter. Sie fährt noch Auto — wenn gleich es langsam und bedächtig geht, und kann mit meiner Schwiegermutter in ihr Haus in der Heide. Nun hatte die Frau ihren 80 Geburtstag und wir waren mit eingeladen. Ich kannte auch die Tochter und den Schwiegersohn von früher, hatte auch die Verwandschaft mal gesehen, denen Treudelberg einmal gehörte. Aber das noch so viele aus der Schule, aus der Klasse übrig geblieben waren, hat mich doch erstaunt. Bestimmt waren es zehn Damen — die Männer waren schon alle tot oder bettlägerig. Und die Frauen hatten alle das Alter von Frau W.. Und sie hatten eine Menge erlebt das konnte man wirklich sagen, mit ihren 80 Jahren.
Und das Jahr geht so weiter und weiter. Frau Ripke, meine Krankengymastik kommt zwei mal pro Woche. Heike Grün, die Sprachlehrerin nimmt mich einmal pro Woche dran. Und die Bremerin, Frau Hinnersk-Voigt [Frau Hinners-Voigt] macht einmal bis zweimal im Monat einen Termin. Und dann nimmt der Arzt mich dran und das ist meine Therapie!

Ach so — die Trompete — die übt — na ja was heißt übt – die Trompete die spielt Peter K. und Hans W. mit mir — je nachdem ein mal die Woche. Und ich gehe in das Geschäfft. Und abends: Ein mal sind wir eingeladen von Frau Dr. Lutz, bei Sch.'s spielen wir Doppelkopfkarten und essen Spargel.
Wir laden H.'s und W. ein. Wir sind bei B.'s eingeladen. Ein anderes Mal sind wir mit Annelise zusammen. Wir spielen Doppelkopf mit Christa und Siegfired [Siegfried] Sch.. Karsten R. aus Düsseldorf will uns besuchen, das ist der Segler mit dem wir das letzte Mal gesegelt sind.
Wir besuchen die St. Michel's, wenn sie spielen. Und wenn Hannes Ringelnatz in der Pause vorträgt, das ist zu schön. Und wir besuchten die Schnelsen Stompers wenn sie im Freizeitzentrum Jazz machen. Wir sind eingeladen zu Wolfgang und Silke N., zu Frau W., zu Edith

N. in Eutin, den fliegenden Holländer zu sehen. Und wir haben uns auf [auch] richtig wohl gefühlt auf dem 80 Geburts [Geburtstag] meiner Schwiegermutter in dem Hotel Norge.
So war 1996. Ich habe es wieder ein Stück weiter gebracht: Den rechten Arm konnte ich hoch heben — nicht ganz so hoch wie früher und die Finger konnte ich nicht spreizen und lückenlos bewegen. Den Fuß, das rechte Bein hab ich immer noch langsam und bedächtig nach gezogen. Und den Kopf hatte ich noch nicht so frei wie früher. Die Gedanken kamen noch nicht, so wie es früher war. Die Töne und die Melodie der Stücke und die Titel fielen mir nicht ein. Und wenn ich aufgeregt bin kommt kein Wort heraus. Aber was solls. Wenn ich ruhig bin — wenn ich ganz gemütlich am Schreibtisch oder beim Essen bin — da ist es schon wieder wie früher — da kann ich leidlich erzählen. Ist das etwa nichts?

Ja aber jetzt will ich noch erzählen — was an großen Ereignissen 1996 sttats gefunden hat:

Hochtszeit bei Silke und Wolfgang

Juni 1996

Silke und Wolfgang, der älteste Sohn meiner Schwester, leben seit zehn Jahren zusammen. Aber seit sie die einzigten sind die noch immer nicht verheiratet hat Silke sich aufgemacht — Wolfgang zu ehelichen. Und das war wirklich eine schöne Feier. In der Apostel-Kirche, da wo Martin und Ute sich auch haben trauen lassen, da haben sie sich vermählt und all ihre Kinder aus Bönningstedt — sie ist Leherin geworden — waren da und haben sie beglückwünscht. Und hinterher, da waren wir in der Kneipe — in der Wirtschtaft — in dem Restaurant, wo ich mein ersten Versuche unternommen habe, mich von der menschlichen Seite zu zeigen und ein Bier zu trinken. Das Altoner Krankenhaus lag nämlich grad gegen über und wir mußten die Brücke entlang gehen um über die Autobahn zu gelangen.
Da hatten wir sonntags morgens während ich im Altonaer Krankenhaus lag ein Frühstück genommen mit unserer ganzen

Familie: Karsten und Martin, die Freudinen, meine Frau und ich. Und — das werde ich nie vergessen — in dem Lokal sprach mich jemand an und ich konnte nicht sprechen — überhaupt nicht und ich war an meinem Rollstuhl gefesselt. Er sagte mir, daß er sicher sei, daß ich das sprechen und Laufen wieder lernen könnte und er wünschte mir viel Glück dazu. Wenn ich wollte könnte ich ihn anrufen. Seine Telefonnummer habe ich verloren.
Und hier findet die Hochzeit von Wolfgang und Silke statt. Und die Hochzeit war wirklich schön. Ein Freund von Wolfgang aus Lüneburg hat ein Lied für ihn geschrieben und wir konnten das alle mit singen und ein Mädel spielte Saxophone dazu. Das Essen und das Trinken war gut und reichlich — da hat der Vater Luican schon für gesorgt. Und die Musik spielte bis zum Morgen, da hat ein anderer Freund aufgepaßt, und daß alt und jung ihre Freude hatten. Wir sind bis ein Uhr geblieben und dann hat uns eine Taxe nach Hause gebracht.

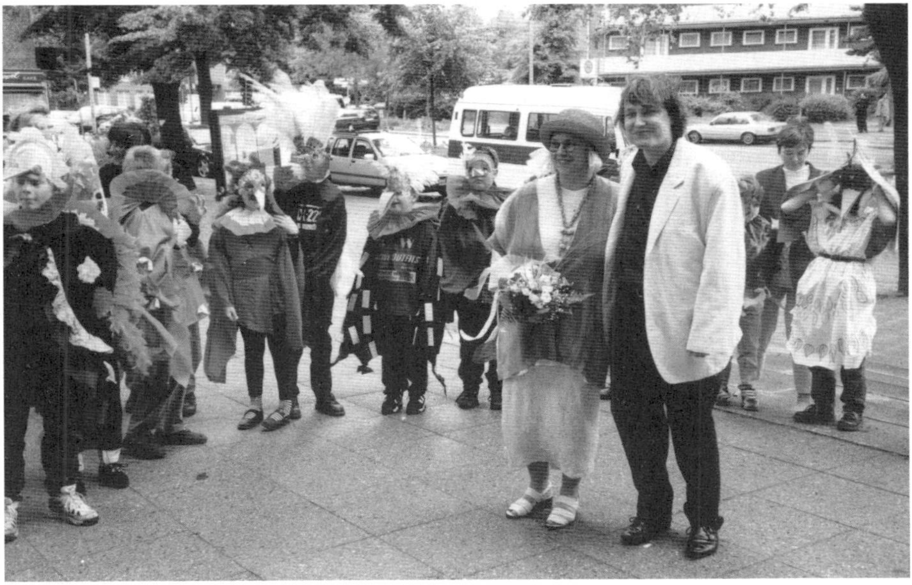

[Die Hochzeit von Silke und Wolfgang]

Herr Eggers, der Chef der Aphasiker, hat Gebutstag

Juli 1996

Wir hatten eine Einladung auf ein Schiff zu kommen, auf die Jan Molsen. Herr Eggers, der Rentier [Rentner], der mit einer Frau verheiratet ist, die einem Schlaganfall erlitten hatte, hat 65 Jahre auf dem Buckel. Ja und der hat sich die Jan Molsen gemietet, hat Mittagessen, Cafe [Kaffee] und Kuchen und zahlreiche Getränke für seine Gäste an Bord gehappt [gehabt] und hat ein Freund gehappt der ein Saxophone gespielt hat. Und das Schiff ist mit uns rausgefahren ganz die Elbe hinunter und wieder hinauf.
Und er hatte geladet: seine ganze Familie, seine Freunde und seine Lieblinksaphasiker.
Die Aphasiker hatten die Farbe rot gekriegt für ihr Namensschild — und die der Freunde und Verwandten war gelb. Und so kann man die Freunden und die Aphysiker auseinander halten — für die, die gar nicht sprechen ist das eine Wohltat.
Die Sonne tat wohl auf der Haut. Der Musiklehrer meiner Kinder auf dem Bondenwald-Gymnasium war auch dabei und wir haben uns gut unterhalten — na so gut es eben ging.
Und wenn wir unten im Schiff waren erlebte wir Heinz Eggers original. Und seine Tochter auch. Sie hatte die Idee eine Zeitung zu machen und von allen Gästen die wollten, einige Sätze da hineinzusetzen. Und da bin ich auch dabei.

Es war ein gelungenes Fest und ein voller Erfolg. So ähnlich müßte ich auch meinen 60. Geburtstag feiern.

Ich sollte eine einwöchige Krankengymniastikkurs bei den Lernenden im Albertinenhaus bekommen

Juli 1996

Ich sollte eine Woche jeden Tag hinkommen und Krankengymnastik machen — und zwar Krankengymnastik nach Bobarth. Meine liebe Österrecherinnen Florence Kraus-Irringler ist nicht erschienen — aber die Frau Brune. Und die wollte mich gerne haben. Und schon machte ich mich auf die Socken, denn diese Woche erscheint wunderbar — so leicht und gelöst kommt man hier heraus.
Alle Patienten werden vorgestellt. Das sind so sechs bis acht Männer oder Frauen. Und diejenigen die das lernen sollen sind so gegen dreißig junge Leute — die schnappen begierig alles auf was sich hier abspielt. Und eine der Patienten wird von zweiten Tag aus immer vorgeführt.

Und diese Jungen Leute greifen beherzt zu. Sie legen dich auf den Rücken, auf den Bauch. Sie stellen dich hin, machen dich gehen, kriechen oder krabbeln — aber immer so, das du keine Schmerzen Spürts [spürst]. Die jungen Krankengymnasten sind meistens zu zweit auf einen Patienten abgestellt und lösen sich gegenseitig ab. Und dabei merkt man schon, welcher gut ist und mit seinem Gefühl bis an die Schmergrenze herangeht — und welcher gar nicht fühlt das es eine Schmergrenze gibt.
Und das geht so drei Stunden lang jeden Tag der Woche. Ich bin hinterher gerädert, fix und fertig — aber glücklich, denn diese Torture zeigt, das doch noch eine ganze Menge in mir steckt.

Und acht Wochen später kommt noch eine Anfrage auf mich zu — diesmal die ganz junge, Frl. M.. Und ich bin wieder beireit mitzumachen. Jedesmal komm ich in einen Wust von Büchern und was sie selbst aufgezeichnet haben. Und dann stelle ich mich zur Verfügung — und mit mir fünf andere Patienten — und warten, was da passiert. Und es passiert was: man liegt, mal auf dem Rücken, mal auf der Seite, mal auf dem Bauch, man sitzt, man steht und läßt sich gleiten, je nachdem wie der jungen Mann oder die Frau sich [das] vorstellen. Und ganz zum Schluß, am Freitag, da gab es für uns Blumen und der Kurs war vorbei.

Das familien Seminar in Rissen

[Das Familien-Seminar in Rissen] Juli 1996

Die Frau Dr. Louise Lutz war in der Zeit, in der ich sie kannte — also drei Jahre — drei mal umgezogen. Erst in eine Eigentumswohnung in Niendorf, dann nach Vechta und zu guter letzt nach Rissen. [*Anm. d. Autors:* Rissen ist ein Vorort von Hamburg.] In Rissen bewohnte sie ein Haus ganz allein und direkt nebenan steht die evangelische Akademie. Sie hat verschiedene Tagungsräume, ein schöner Essraum steht zur Verfügung und eine ganze Reihe von Einzel- oder Doppelzimmer können gebucht werden. Und die evangelische Akademie leidet auch unter Finanznot und kann gut Tagungsräume und Schlafzimmer abgeben — gegen Geld. Das hat natürlich zur Folge, daß über das Familien Seminar nachgedacht wird. Das ist ein Seminar für die Behinderten und die Frau oder der Mann, die sich mit dem Behinderten auseinanderstetzen muß — das ist was für Louise. Und sie macht Werbung für das erste Wochenende im Juli. Und sieben oder acht Paare, kein so berauschendes Ergebnis, sind gekommen. Zuerst müssen sich die Familien um ihre Behausungen kümmern — dann macht Frau Dr. Lutz einen einführenden Vortrag. Und wenn wir dann zu Abend gegessen haben — dann komme ich dran. Ich manche die Herrschafften mit einander bekannt und muß die Aphasiker zu Wort bringen und ihre Erlebnisse und Sorgen und auch Freuden uns mitzuteilen. Das ist sehr schwierig und mühsam — aber es geht.

Am nächsten Tag geht es auf die Elbe. Die Akademie befindet sich fünf Minuten vom Fähranlegern entfernt — und wir nehmen unsere Autos mit nach unten weil wir die Rollstuhlfahrer transportieren müssen. Das war ein besonderes Erlebnis — die Schiffahrt, die andere Seite des Deiches und das Wetter — es war brillant.

Und dann werden [wir] getrennt nach Aphasiker und nicht Aphasiker. Die Aphasiker werden von einer Frau betraut, die alle möglichen Arten von Instrumenten und Lautwerkzeugen an die Patienten verteilt. Und dann wird musiziered und gesungen. Die Nichtaphasiker werden von Frau Dr. Lutz betreut und werden eingeführt in die Welt der Aphasie mit allen gängien Arten, und wie man damit leben kann ohne das es zu Verdruß wird.

Nach dem Abendessen gab es noch einen Film, der das ganze Problem von spaßigem Seite zeigt — so weit Spaß zugellasen ist. Und Sonntag kommt Frau W. und macht "Sprache und Bewegung", einen Vortrag, den Sie sich selbst ausgedacht hat. Wir sagen Worte und schlagen auf die Beine und Arme. Und — man glaubt es nicht — es hilft in der Tat ein bißchen. Sicherlich nicht viel, aber ein bißchen — und das heißt doch eine ganze Menge.
Dann gibt es die Abschlußrunde mit Frau Dr. Lutz. Und mir bleibt dann nur — auf Wiedersehen zu sagen. Auf Wiedersehen und geht gut mit euch und euer Lieben um.
Ja, sieben oder acht Paare, daß war alles. Und doch — es wird noch ein Familien Seminar geplant vom 4. bis 6. Oktober. Und da nimmt auch Frau Z. teil, Frau Z., die verheitat [verheiratet ist] mit einem Mann, der auch einen Schlaganfall gekriegt hat und Aphasiker ist.

Aber — oh graus — es haben nur fünf oder sechs Leute zugesagt — jedenfalls weniger als letztes Mal.
Das ganze spielte sich ab wie damals. Nur ich kam nicht zu Wort, weil Frau Z. die Begrüßungworte sprach. Aber eines war besser — Frau Dr. Lutz hatte eine Band ausgegraben die ohne Instrumente nur stimmlich also a-capella sang. Vier Männer und drei Mädchen. Die sangen Jazztitel und andere gefühlvolle Lieder, Spirutels, Gospel da bliebt einem die Luft weg.

Das Auto und ich

Sommer 1996

Ich bin mit dem Auto erwachsen geworden. Ich habe den Führerschein gemacht als ich achtzehn Jahre alt war. Meine Eltern konnten nicht Auto fahren — meine Mutter war zu alt wollte nicht und mein Vater war zu schwach und kränglich — und ich konnte sie gut bedienen. Geschäftlich und privat. In der Schule war ich der erste oder der zweite der einen Führerschein hatte. Und dann hatte ich ein Motorrad — und bin mit Freunden mit Fahrädern zuweilen in den Wald und auf der Heide gewesen.

Ja, und nun geht gar nichts mehr. Ich war im rechten Bein und im rechten Arm stocksteif geworden — und mein Gehirn ist behindert und gestört. Das Jahr 1993 war ich im Krankenhaus gewesen. Anfang 1994 war ich im Albertinenhaus im offenen Vollzug — ich schlief zu Hause und bin jeden Morgen hingetopt um Sprache, Gestick, Bewegung wieder zu erlenen. Dann, so gegen Ostern, kam ich ins Reha-Zentrum Solltau. Da konnte ich alles machen, was machbar war um wieder so ähnlich wie früher zu werden. Ich setzte mich auf ein Fahrrad — es wollte nicht, daß ich oben blieb — es schmiß mich in den Dreck.
Ich konnte Schwimmübungen machen. Aber die Schwimmübung machten immer Kreisförmige Bewegungen — weil ich rechts teils gelähmt bin. Wanderungen in den Wald konnte ich machen, mit dem Schäfer — da habe ich schon Teilerfolge zu verzeichnen. Und dann hatten sie ein Auto stehen in einem Raum. Und auf dem Auto konnte man fahren — so sah es aus. Darauf hab ich meine Prüfung abgelegt. Ich mußte fahren und der Lehrer hat mich geprüft: Ob ich rechts oder links oder gerade aus fahren soll, ob die Ampel rot oder grün ist, ob ich richtig anhalten und richtig losfahre, ob sich bei mir Schrecksekunde großeren Ausmaßes einstellen. Der Lehrer meint, ich wäre tauglich. Der Schrecksekundetest war am oberen Ende aber dennoch — er stellte mir ein Zeugnis aus — bedingt tauglich. Damit soll ich zur Polizei gehen und die gibt mir ein Zeugnis, womit ich zur Fahrprüfung bei einem extra geschulten Mann hingehe der mit mir Fahrstunde machen darf — bis ich dann Fahrfähig bin.
Martin kam häufiger zu Besuch — und er hat mich auf meinem Auto fahren lassen, zu erst Landstraße.
Dann bin ich entlassen worden — und ich habe mit meinem Sohn oder auch ohne geübt. Und es verging kein halbes Jahr, da konnte ich schon wieder von uns zu Hause ins Geschäft fahren — ohne fremde Hilfe. Meine Liebe Frau setzte sich noch nicht rein. Und es war sicherlich auch wirklich gefährlich. Die Seitenabstände konnte ich beim bestem Willen noch nicht abschätzen. Da bin ich eben um die Ecke bei unserem Geschäfft gefahren — da hält jemand an, ein schöner, neuer BMW. Und ihm kommt auf der anderen Seite einer entgegen. Und ich will mich da mitten hindurchschlängeln und nehmen den BMW links auseinander. Ich konnte nicht sehen ob ich es schaffte oder nicht. Ich habe meine Firmenkarte dem BMW-Fahrer

gegeben und wir haben uns freundschaftlich getrennt — das hätte auch ganz anderes kommen können.
Oder ich bin auf dem Nachhauseweg. Da stoppen die Wagen — und ich muß auf den Bordsteig. Da war glücklicherweise niemand, denn ich verletzen konnte. Die Zeit, die Schrecksekunde ist doch relative lang gewesen.
Das Autofahren ging immer besser. Ich konnte nach Bremen zu Frau Hinnerk-Voigt fahren. Meine Frau stieg ein, wenn ich einen kurzen Weg fahre — noch nicht auf die Autobahn und ganz bedächtigt und ruhig. Und Unfälle habe ich nicht mehr gehappt. Bis auf die Lichter hinten — da habe ich beim rückwärts bei uns vor der Tür oder beim Fliesenharrie [Fliesen-Harry] Scherben hinterlassen. Mein Auto, daß muß man dazu sagen, hat eine automatische Schaltung. Mit Gangschaltung wäre das nicht möglich gewesen.
Ich habe so das Fahren wieder gelernt — mein Sohn Martin ein herzliches Dankeschön. Hätte ich das der Polizei überlassen — wer weiß — vielleicht könnte ich heute noch nicht fahren.

Mein 60 ger Geburtstag

Oktober 1996

Ja, der 28. Oktober naht. Und der 28. Oktober ist mein 60 ster! Ja, so vergeht die Zeit — und wir haben keine Möglichkeit die Zeit zurückzudrehen oder anzuhalten. Der 60 te kommt bestimmt und ich bin am überlegen, wie wir ihn begehen sollten. Seit dem ich Herrn Eggers 65 Geburtstag mit feiern durfte, habe ich überlegt, daß es ganz nett wäre, wenn ich alle Freunde und Bekannten und Verwandten einladen würde. Ich komme so auf etwa einhundertundseschig Personen: Die Verwandtschaft — ohne die Jungen, die Freunde der engeren Wahl, die Wanderfreunde, die Klassenkammeraden, der Skriefreunde, meine liebsten Aphasiker, die Segelfreunde aus Düsseldorf, der Mann, der meinen Flieger verkaufte, der Doktor, dem es ähnliche gegangen wie mir und die Musiker von drei Bands und die wichtigsten aus dem Geschäft. Ja, das sind hundertsechzig Mann. Würden die alle kommen. Würden die mit mir feiern? Und wo soll

das gefeiert werden? Auf der Batavia? Ich hatte mich schon mal umgehört. Das war möglich und das wäre auch ne tolle Sache. Aber 160 Menschen? Auch ein Gasthaus wäre gut. Aber man wäre von den Gastwirth abhängig. Im *Schnelsener Bürgerhaus* — das war eine gute Idee. Im *Schnelsener Bürgerhaus* haben wir einmal im Monat Sonntags einen kostenlosen Jazzfrühshoppen gehabt.
Die Bühne war da, Getränke mußte wir selbt besorgen und den besten und schönsten Koch aller Zeiten hatten wir in Giovanni und Christa. Er brachte Bedienungspersonal mit, daß wir damit nicht zu tun hatten und er hatte die schönsten Gerichte der Welt.
Ich entwarf die Einladung.

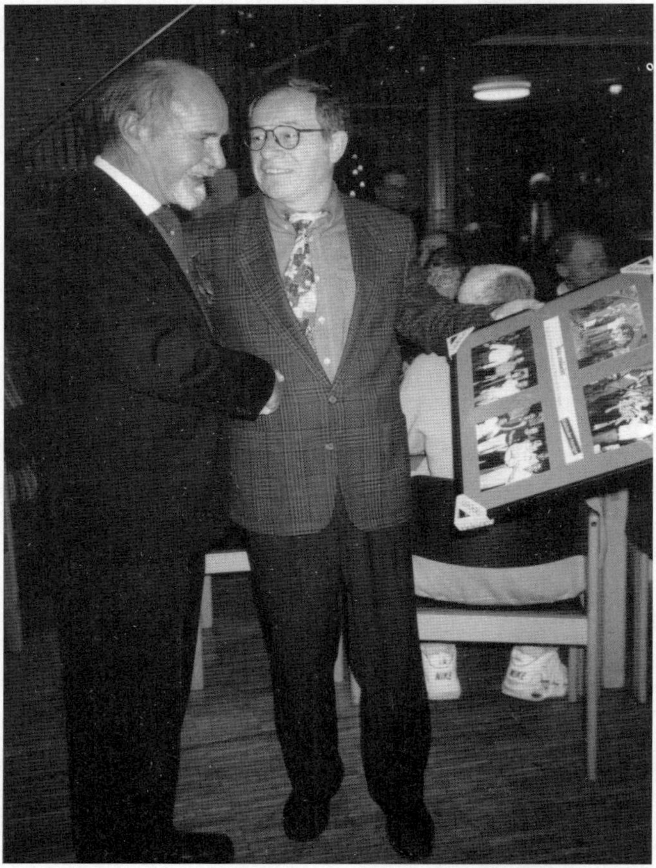

[An meinem 60. Geburtstag — Herr Jäger überreicht mir einige Fotos aus alten Zeiten]

Ich hatte an einem Montag meinen 60 Gebutrstag — und deswegen wollten wir auch am Montag feiern. Und alle — alle kamen. Die Bands — das war das wichtigste — alle drei Bands kamen und sie spielten eine nach der anderen. Meine Logopädinnen [Sprachtherapeutinnen] — die [Logopädin] Heike Grün und die Louise waren gekommen — nur Richardis Schultz — die erste die ich hatte, war in USA. Es war ein bemerkenswertes Fest.
Wir, meine Frau und ich, hatte jeden begrüßt; ich hatte die Glückwünsche entgegengenommen. Ich kam gar nicht zum essen und zu trinken. Aber ich war glücklich!
Und nun will ich meine Rede halten. Ich stieg auf die Bühne, nahm das Mikrofone und ich halte sie und alle waren mucksmäusenstill.
Und als ich geendet hatte — da kam Hans Joachim J. auf die Bühne und hat lauter schöne Dinge aus meinem Leben erzählt und hat mich hochleben lassen.
Und dann noch etwas — das war das Geschenk von meiner Frau: Die Sänger und die Sangerinnen die wir mal erlebt hatte bei Dr. Louise Lutz, die kamen auf die Bühne und sangen und tanzten, das war eine Pracht.
Und Martin drehte einen Film — mit allen Freunden und Verwandten. Meine Frau und meine Kinder hatten schon dem Raum so schön und festlich gemacht und Bilder auf gehängt und so einzelne Tische hingestellt und Peter J. hat Blumen und Pflanzen [gebracht] — so das der Raum gemütlich aus sah.
Um 24.00 Uhr muß der Saal geräumt werden — das ist so mit den Nachbarn, die da herum wohnen, abgesprochen worden. Wir verabschiedeten die Leute — und wer unbedingt noch weiterfeiern möchte den luden wir zu uns ein.

Am nächsten Morgen haben wir noch zusammen gesessen — Hans und Christa aus Koblenz und Ulli G. aus Hodenhagen. Der Ulli hatte von [vor] sieben Jähren auch einen Schlaganfall. Er spricht immer noch mäßig, er kann nicht lesen und er humpelt aber er kann Auto fahren. Und er erzählt uns, wo er sein Auto geparkt hat: Auf den Markt der heute stattfindet. Auf die Frage, wie sein Auto heißt, macht er sich die Wimpern hoch — also ein japanisches. Die Autonummer hat er nicht — das ist auch gut so. Ich fahre ihn hin und siehe da: Sein Auto, ein japanisches, ist eingeparkt von Marktständen. Am nachmittag kann er wiederkommen — dann ist er wieder frei.

Das erste Treffen der jungen Familienmitglieder

November 1996

Jetzt seid ihr dran, die jungen Mitglieder unserer Familie, die sich gar nicht kennen und doch so viel gemeisames haben. Alle haben wir angeschrieben — nur die Hälfte ist gekommen, ja nur die Hälfte, obwohl wie [wir] die Einladung schon sehr früh herausgegeben haben. — Und sie war für die schöne Insel Föhr bestimmt.
Silke und Mellisa waren gekommen, Joachim P. und seine Freundin Anja, Wolfgang P. ohne Frau, und Thomas R. und seine Frau Perdita. Und natürlich waren unsere Kinder da.
Den ersten Abend haben wir gespielt und erzählt, den zweiten Abend wir erzählt und gespielt. Und tagsüber waren die Kinder draußen — haben die See genossen. Ja, die jungen Leute, die keine Kinder [haben], können die jungen Leute die Kinder haben — gar nicht recht bekreifen, ob ihrer Fürsorglichkeit den Kleinen gegenüber und die jungen Leute, die das schon hinter sich gebracht haben, sind froh, das sie nur frei sind und machen können was sie wollen. Ja, da haben wir alte das schon besser.
Aber trotzdem haben sie sich gut vertragen, daß kann man wohl sagen — und es hat immer wohlschmeckende Küche und alkoholische und nichtalkoholische Getränke gegebend.

Der Jahresrüblick

Dezember 1996

Ja rückblickend war das auch ein gutes Jahr, denn es hat mich sehr viel weiter gebracht. Ich konnte schon enorm viel sagen — so im häuslichen Kreise, ohne viel Druck, so ganz gemütlich und ruhig. Den Arm konnte ich rauf und runter und zur Seite bewegen. Das einzige was mir immer noch schwer fällt sind die Finger. Die Finger lassen sich so schwerfällig bewegen, das daß rechts schreiben nur bei Überweisungen und Schecks geht und wenn ich die Überweisungen verschicken will, der Briefumschlag. Und es wird zwar

besser — das sehe ich beim Klavierspielen. Aber es dauert und tauret [dauert] und daurent [dauert].
Und das Bein macht auch Fortschritte — aber eben nur kleine. Aber es macht Fortschritte und darauf kommt es an. Nur der Arzt, der Stierl, der verschreibt mir dieses und jenes, und der Blutdruck wird nicht niedriger. Über 100 beim systolischem — das ist zu hoch.

Nächstes Jahr will ich eine Akupunktur-Kur machen. Dann wollen wir den Flug ausnutzen, den wir geschenkt gekriegt haben nach Calpe, zu unserem Freund Peter K. und zu letzt wollen wir nach Cuba — ja — das nächstes Jahr kann kommen.

1997 – die Akupunktur der Akuna

Januar 1997

Ja, ich habe von einer Akupunktur gehört — die ganz sachte und leise die Halbseitenlähmung und das, was im Kopf nicht funktinieren will, weil die Ganglien zerstört worden sind, so allmählich wieder in Ordnung bringt. Aber wo gibt es so eine Akupunktur — so was chinesisches. Da gibt mir meine Logopädin eine Adresse, wo ich anrufen kann. Und die besorgen mir einen Prospekt aus Waldbrunn, Strümpfelbrunn: Akuna — Hier kann man Akupunktur machen und das geht auch bei einem Schlaganfall. — Mitte Januar geht es los.
Aber vorher wollen wir mit unserem Schwager und der Schwester meiner Frau, die Gegend ein bißchen unsicher machen. Waldbrunn oder Stümpfelbrunn ist in etwa 50 km östlich von Heidelberg. Donnerstagsmorgens ging es los mit der Bundesbahn bis nach Heidelberg. Hier suchten wir ein Hotel und dann gingen wir aufwärts das Schloss zu erkunden. Es ging sehr steil nach oben und von oben kamen uns Schlittenfahrer entgegen, Kinderchen — aber mit höher Geschwindkeit. Ja, hier gibt es Schnee, viel Schnee. Na ja, ich hab überlebt und bin auch rauf gekommen.
Dann am nächsten Morgen haben wir uns ein Auto gemietet und sind nordwärts gefahren, vom Neckar zum Main. Erbach, Michelstadt, Amorbach, Miltenberg, Wertheim und Mespelbrunn — ein kleines

Stück deutsche Geschichte, Fachwerkhäuser, nicht vom Kriege zerstört. Geschlafen haben wir in Bad König. Meine Frau und ich haben diese Welt noch nie gesehen, und mir kam es so vor als wären wir vor dem Kriege hier geschickt worden — so was am Bausubstanz habe ich noch nie in Deutschland gesehen.
Und im nu war Montag morgen angebrochen — wir mußten von Bad König nach Strümpfelbrunn — eine Traumlandschaft — und die Eisenbahn immer neben bei, manche mal über Brücken, manchemal durch Tunnel geleitet. Und dann kamen wir in Strümpfelbrunn an. Wir sahen ein Haus da steht: AKUNA dran. Und gegenüber ist ein Hotel: "Sockenbacher Hof", daß war das Hotel und die Behandlungszimmer.
Wir meldeten uns an, bekamen ein Zimmer und konnten so gleich mit dem Ärzt sprechen. Das ist sehr schön weil ich auch meine Frau mit zu der Besprechung nehmen konnte. Sie erzählte es so wie es wahr [war] — der Schlaganfall und was ich alles tat, um das grobste abzuwehren — und was ich alles an Erfolg erzielt hatte. Das ich — trotz mancherlei Wechsel der Ärzte noch nicht das Mittel gefunden hatte, den Blutdruck so einzustellen, daß es konstant tief genug wäre, das sich so ein Ereignis wie den Schlaganfall nie wiederholen könnte. Das wäre auch ein Wunsch. Und daß das Bein und insbesondere der Arm gute Fortschritte der Genesung machen, das wäre der zweite Wunsch. Und das sich die Sprache und die Schrift sich ansehnlich verbessern würde — das wäre mein dritter Wunsch.
Darauf sind meine Frau, ihre Schwester und ihr Schwager gestartet. Sie wollen heute noch zurück nach Hamburg. Und ich blieb einsam und allein — wollen wir mal sehen, was daraus wird.
Dann hat der Arzt, Herr Dr. Finiewicz, mir ausser den Nadeln, die Herr Dr. Thong mir verabreichen sollte, noch etwas vorgeschlagen: Ich könnte, wenn ich wollte und wenn 265 DM pro Sitzung nicht zu viel wären so eine Spritze vom Blut eines Rindes bekommen. Natürlich sehr verfeinert. Und er hätte noch ein Gerät: Das hat was mit dem Gerät in Bremen zu tun. Nur es macht Geräusche beim Ein- und Ausatmen, und es macht Licht. So zwei Kegel, und die werden immer heller, wenn es zum Einatmen kommt und sie werden immer dunkler, wenn man ausatmet. Er muß mir noch einmal erklären, was überhaupt damit festgestellt wird. Wollen erst mal sehen — wie die Akupunktur ausfällt. Ich bin gespannt.

Der Abschluß

Januar 1997

Die zweite war wie die erste Woche nur das ich die Dame Frau H. nicht mehr hatte. Ich hab die Bedienung dann gefragt, ob sie mich an den anderen Tisch setzen kann wo die Herren sitzen.
Und den Arzt habe ich gefragt, ob ich bis Mittwoch der drauf folgenden Woche Bleiben könnte und er sagte ja. Es ist tatsächlich nicht viel zu tun in der Praxis. Letztes Jahr um diese zeit war mehr Betrieb.

Und ich bekomme immer noch meine Akupunktur und die Akuna Infusions Therapie. Das ist das Blut der Kälber. Und dreimal insgesamt Feed-back. Und am Mittwoch sagte der Siamese Arzt — ich könnte abends noch einmal Nadeln bekommen, aber es darf keiner wissen. Nun gut — abends noch einmal — und das sechs mal. Ich werde ihn nicht verraten. Ich sagte: Was wollen sie haben? Er sagte nur, er mache das aus Kulanz. Nun heute macht er den letzten Stich. Dann will ich sehen, was er nimmt.

Das Hallenbad macht seinem Namen alle Ehre. Es ist ein wenig leer — aber es ist ja gut so. Ich gehe alle möglichen Umwege um dahin zu gelangen. Vier mal war ich in der Kneipe. Es ist so eine Spielothek und ich habe mein Bier getrunken und bin dann wieder gewandert.

Dienstag früh kam die Heidelbergerin Frau H. wieder um ihre Akupunktur fortzusetzen.
Ihr Mann hatte mehrere Verlage und sie hatte uns einen Zettel gegeben, wo eine ganze Menge hochinteressanter Bücher angegeben waren. Ein Buch über den Verlust der Sprache. Ich habe es ganz durchgelesen, denn die Sprachbehinderung ist mein Malheur.

Und dann habe ich zwei Heilkunde Bücher für alternative und homöopathische Medizin bestellt. Aber ich merkte sofort, daß muß ein Mediziner sein, ein Mann der sich einfühlen kann in den Patienten. Denn für ein und dieselbe Krankheit gibt es Tausende verschiedene Heilmittel. Und der Patient reagiert auf Medikamente ganz verschieden — das kommt auf die Persönlichkeit an. Und ich wollte meinen

Blutdruck endlich mal geregelt haben. Der Blutdruck, das geht auch nicht mit der Hilfe von Dr. F..
Ich fragte Frau H., ob sie einen Arzt nennen könnte der sich auskennt in der Medizin. Sie wollte sich mal umhören, denn sie hat, durch ihren Mann eine ganze Menge von Ärzten parat. Einen Tag bevor ich wegfuhr, rief sie mich aus Heidelberg an: Der Herr Dr. Hahn-Godeffrog aus Blankenese, das sei der richtige.

Am Anfang war das Klassentreffen

März 1997

Ja, das war der Anfang — das Klassentreffen auf Wyk — Wir erhielten ein Geschenk: Die Flugreise und das Wohnen bei K.'s in Calpe in der Mitte von Spanien — mit dem Ifach, dem Felsen, vor der Tür, im Wasser. Ach, das hatte ich noch ganz vergessen — wir hatten selbst ein Grundstück, oben auf dem Berg, unbebaut und seit Jahren keine Nachricht über die Grundsteuer und ob uns das überhaupt noch gehörte.
Wir kletterten in die Maschine nach Alicante. Wir hatten uns da verabredet. Mit K.'s. Und sie waren auch da. In Calpe angekommen hatten sie uns ihr Haus zur Verfügung gestellt, während sie sich ein Nachbarhaus genommen hatten — es war alles frei, denn es war Mitte März. Und dann hatten sie einen ganzen Zoo mitgenommen: Vier Katzen und drei Hunde von einer ganz kleinen Sorte.
Na ja — wir zogen erst mal ein und gingen dann in den Ort und an den Hafen. Wir waren hier vor 20 nein 25 Jahren. Wir haben in der Stadt geschlafen und sind zum Hafen gegangen und haben uns Fische gekauft und sind zu den Restaurants gelaufen und haben sie braten oder kochen lassen. Das sind 20 oder 25 Jahre her. Seit dem hat sich hier alles verändert — es ist größer geworden und reicher. Die Langusten und Fische, die Touristen anbringen[,] werden nicht mehr gekocht. Die Lauschigen Ecken und Winkel sind weg — nur der Penon de Ifach steht noch da — wohl erhaben und erhoben über das, was sich da unten tut.

Bei Peter und Barbara K. zu Besuch

März 1997

Zu den ersten Aufgaben gehörte es das Finanzamt zu besuchen und festzustellen, ob uns das Grundstück in Calpe noch gehörte und wie viel an Steuern ich zu zahlen habe. Es gehörte uns noch und es sind Tausend Mark aufgelaufen. Der zweite Pflicht war, das Grundstück einmal aufzusuchen. Ganz oben auf dem Berg mit einer phantastischen Sicht war es — direkt gegenüber den Penon de Ifach. Und die Aufgabe Nummer drei? Wir mußten ein Auto besorgen, ein Mietauto, denn in vierzehn Tagen haben wir noch eine Verabredung: Wir wollen Hawa und Christa besuchen, die eine Wohnung hatten, nur 30 km von Almeria .

Drei Tage waren die K.'s noch da, und die drei Tage waren angefüllt mit Sehenswerten, mit Essen- und Trinkenswerten, mit Erfahrungen und Erlebnissen, meist im Landesinneren. Als die K.'s ihr Auto bestiegen hatten um nach hause zu fahren, alle K.'s: zwei Erwachsene, 3 Hunde und 4 Katzen — wurden es mit uns ein bischen ruhiger und besinnlicher.

Wir machten eigene Rundfahrten, gehen zu dem Ifach und genossen das Spiel, daß sie aufführten: Eine große Puppe wurde am Marktplatz verbrannt. Und das war nicht nur hier so — auch in Benidorm und anders wo. Es war das gleiche Bild.

Nach zehn Tagen zog es uns hinaus in die Welt. Wir hatte in fünf Tagen bei Hawa und Christa zu sein und wir nutzden die Zeit, Spanien kennen zu lernen, nicht an der See, sondern im Inland. Und wir lernten traumhafte Landstriche, Dörfer und Städte kennen von denen [die] größte und beeindruckste Granada ist.

Granada ist beeindruckten durch die Gebirge, Gebirge mit Schnee. Im anfang April. Granda ist beeindrukten durch die Mauritsche Herrschaft, der Stil, der Palast — heute noch erhalten.

Granada ist beeindruckend durch seine Zigeuner. Granada ist beeindrukten durch sein Kloster durch seinen Dom, um [und] durch sein Leben und Treiben im Namen des Herrn. Wir sind nähmlich angekommen am Mittwoch vor Ostern. Und wir haben Jesus und die Jungfrau auf hundert Beinen gesehen und die erlauchte Gesellschaft drum herum. Und ab und zu kam auch ein Blasorchester vorbei. Morgen, am Grundonnerstag kam eine neue Prozession aus einer andern Kirche, aber das Zeremoniell ist dasselbe. Und so ging es immer südlicher mit uns. Und wir kommen zur Küste. Das heißt, vor der Küste war noch was — das war Land unter Dächern aus Folie — das Gemüseland. Und danach kam der Tourismus. Dann kam Christa und Hawa. Christa und Hawa haben uns im ersten Jahr nach dem Schlaganfall nach Norwegen, in die Berge, mit ihrem Auto — ein Lustauto — geschleppt. Und dann sind sie zum Geburtag gekommen. Jetzt haben Sie die Wohnung hier, 30 Kilometer von Almeria entfernt — und wir sind hier, auf Besuch. Ostern haben wir.

Bei Christa + Hawa zu Besuch

April 1997

Bei Hawa und Christa war es auch wunderschön. Wir haben den Hafen des Kleinen Ortes, wo sie wohnten, Rockettas [Roquetas], gesehen und dann sind wir, durch den Gemüsegarten durch, hoch hinauf zu den Seranoschinken gefahren. Wir haben in Almeria gegessen und haben es inspieziet [inspiziert] und sind weiter gefahren in ein Naturschutzgebietet hinein, in ein Küstenschutzgebiet. Da war das Leben noch so jungfräulich, so unverdorben wie es früher über all gewesen sein muß. Wir sind am Strand entlang gewandert und haben in einer richtigen ganz ursprünglichen Kneipe gegessen und getrunken. Das war wunderschön und es war keine 30 kilometter von Almeria entfernt.
Die vierzehn Tage mit Hawa und Christa gingen viel zu schnell zu Ende. Sie haben mich am Anfang gesehen, im Krankenhaus, wie ich noch nicht sprechen und laufen konnte. Sie haben mich ein Jahr später gesehen, als sie in Norwegen mit uns waren. Sie haben mich zu meinem 60 ten Geburtstag und ein halbes Jahr später hier unten in Spanien gesehen — und sie können bestätigen, daß ich immer ein bißchen mehr bewegt habe und daß ich immer ein bißchen mehr gesprochen habe. Ist das nichts?
So, und nun fahren wir zurück nach Alicante immer der Küste entlang. Es gibt hier riesige Felder mit Tomaten, ganz und gar zugedeckt mit Folilie, und keinen Badebetrieb am Strand. Dann kam wieder ein ganz

neues Baugebiet mit Wohnungen — aber die waren noch nicht verkauft. Dann kamen wir an alten Häusen vorbei mit herlichsten Sand an der Küste. Dann kamen wir vorbei an rote und weiße Berge, daß war das Salz, welches man dem Meer entzog. Und dann kamen wir nach Cartagena — da trafen wir nur Militär, Generelale (oder die man dafür hält) und Soldaten.
Und wir fahren am Meer entlang und sehen Touristen, nein eigentlich keine Touristen — weil es ende April ist — obwohl das Wetter traumhaft ist, und Frühlingsgefühle wachruft — nein — wir sehen nur Unterkünfte für Touristen, Strände und Cafes. Die Touristen kommen später. Und endlich kommen wir in Alicante an und besteigen unsere Maschine.

Herr Dr. Hahn-Godeffroy

April 1997

Meine Mitpatientin, die Frau H. von der Akuna hat mir einen Namen gegeben: Dr. Hahn-Godeffroy. Den soll ich aufsuchen, wenn der Blutdruck richtig eingestellt werden soll.

Ich hatte schon alles versucht. Der St. hat vielerlei Sachen ausprobiert. Nichts hat richtig geklapped.
In Bremen bin ich gewesen und habe ein Vergleichsfeedback gemacht. Und diese Frau Hinners-Voigt, die das durchgeführt hat, hat mich auf den "moment of exellise" verwiesen. Man muß das Blut einteilen in eine Skala von 1 bis 10. Wenn man so 4 bis 7 hat, dann ist das gut, dann ist das befriegend. Aber man hat häufig zwischen 7 und 10 und das ist gefährlich. Schaffen wir das durch Medikamente — also harmlose Medikamente, weil sie von Planzen gemacht sind — da von runterzukommen, dann ist das Ok. Aber ich schaffe das nicht. Und deswegen gehe ich zu Dr. Hahn-Godeffroy.
Zuerst war ich mit meiner Frau da und hab ihm alles gebracht, was ich so an Blutdrucksenkern hatte — und das war eine ganze Menge. Er sagte mir, daß er auch chemische Mittel verwenden sollte — weil alles andere nichts nützt. Und er verschrieb mit [mir] ACE Hemmer. Was soll ich euch sagen? Der hohe Blutdruck verschwand. Der Doktor

erhöhte ihn [die Dosis] nochmal auf zwei ein Halb Tabetten pro Tag und von Stunde an war mein Blutdruck normal.
Aber er hatte noch etwas auf Lager: Er spritzte mir Procaine und das würde mir helfen, versicherte er mir. Er spritzte das Zeug in die Kopfhaut und erweiterte die Venen. Das Procaine war früher mal ein Mittel das Glieder ruhig stellte, ein Narkoteum [Narkotikum]. Das kommt auf die Zellen, die dem abgestorbenen benachbart sind und die motiviert es, die Arbeit der abgestorbenen Zellen zu übernehmen. Es macht die Stellatinm Blockaden wieder durchläßig. Er spritze das in den Kopf, rechts und links unterhalb des Halses, da sitzt noch ein Träger, da spritze es das Zeug hinein und in die Vene in Armgelenk. Das dauert ungefähr 2 Stunden denn du darfst nicht in den Verkehr dich schmeißen, wenn du noch ein bißchen benebeld bist. Und das macht er drei mal die Woche acht Wochen lang. Er macht das nicht alleine — er hat noch eine Ärztin mit dabei — ein charmastes [charmantes] Kind. Und sie hat das auch gelernt mit der Spritze den genauen Punkt zu treffen. Und dann freuen Sie sich jedesmal wenn das Auge, wenn die Linse kleiner wird. Man darf sich das allerdings nicht so vorstellen, das da plötzlich was in Ordnung kommt, was gestern noch in Unordnung war. Der Prozess des Heilen geht langsam, langsam von statten. Und nicht immer gleichmäßig — sondern heute mal so und morgen mal so. Ich sehe das mit meiner Trompete. Die läßt sich zwar noch nicht spielen — aber was ist das für ein Unterschied letztes und diesen Jahr. Und daran messe ich das.

Das Jahr kommt mir entgegen

Eckpunkte

April 1997

Ich leb in den Tag hinein. Ich mache meine Arbeit nicht regelmäßig. Ich ordne nicht. Das Jahr kommt mir entgegen. Ich genieße das — so fern das zu genießen ist — aber ich schaffe nicht mehr. Ja na — ein bißchen mache ich doch — das Trompete spielen probiere ich. Aber sonst leb ich in den Tag hinein. Es ist mir alles egal. — Mit Lust egal.

Grau [Frau] Grün, die Logopädin, Fräulein Ripke, die Krankengymnastin, Frau Hinners-Voigt, die das Vergleichsfeedback macht, Herr W. und Herr K., das sind die Trompeterlehrer, Frau Dr. Lutz macht die Aphasiker, die Aphasiker selbst im Stafenhagenhaus — Herr St., der Arzt, der in der nächsten Zeit von Herrn Dr. Hahn-Godeffroy abgelöst wird — das ist meine Welt.
Georg B. feiert seinen 60 gen Geburstag. Der 60 ge Geburtstag wird von allen gefeiert — nur eingeladen hat uns Hans H., Peter G., Klaus J. — da aber konnten wir nicht. Und nun Georg B.. Er feierte das zu Hause. Und das war wirklich auch ein schönes Fest.
Und Peter St. — er hatte für seine Feier Stock's Gaststube ausgesucht, einen Gastraum im Grünen, mit einer exellenten Küche. Da war auch die Schwester von Peter da, ja, die habe ich lange nicht gesehen, obgleich die sehr dicht bei uns wohnden. Und ich habe mich ganz gut unterhalten können mit ihr!
Biike Brennen war wieder der **21.2.** Und die ganze Mannschaft war da und wir hatten Grünkohl, direkt gegenüber dem Kaufring, bei unseren Freunden — dem Mann, der uns im Letzten Jahr in Utersum Grock [Grog] angeboten hatte.

Und dann kam das Theater dran, das Mimikry-Theater. Das war eine Empfehlung von Herr Dr. Sch., dem Bruder von Christa Sch., einen Ohrenarzt, der ein Theater für Taubstumme ins Leben gerufen hatte. Die hatten schon zwei Stücke aufgeführt — eins war ein Stück über sich selber, der "Laubfrosch" und ein anderes, "Boing-Boing". Und nun dachten Sie über ein drittes nach: "Rommé zu dritt", ein paar Damen die ein Bank überfallen wollen. Ich spiele darin eine Leiche die noch was zu sagen hatte. Jeden Dienstag gehe ich hin. Jeden Dienstag bringt Frau P. es fertig, daß wir eine Stunde oder mehr Bewegungsübungen manchen und eine Stunde Text üben. Ich wollte so was auch mal den Aphasikern anbieten — und deshalb manche ich das.
Und man muß auch mal mit etwas Schluß machen. Etwas, was ich jahrlang gemacht habe, wie ich meine mit großem Erfolg: Ich bin nach Bremen gefahren und hab bei Frau Gabriele Hinners-Voigt einen Kursus mit Vergleichsfeedback gemacht. Der Schlaganfallpatient lernt an der akustischen Sollwertvorgabe seiner nicht betroffenen Extremität. Das habe ich gemacht — so lange — bis eigentlich kein

Unterschied mehr festzustellen war zwischen der betroffenen und der nicht betroffenen Seite. Aber das hat Jahre gedauert. Und darum mache ich Schluß — und das ist auch mit Frau Hinners-Voigt so abgesprochen worden. Die hat auch von mir so ein Buch bekommen von Wim Wenders über seine Zeit mit Michelangels [Michelangelos] Antonioni, der in der gleichen Lage war wie ich. Nicht reden könnte. Sich unsicher bewegen konnte. Aber einen Film machte. Und diesen Film hat Frau Hinners-Voigt im Fernsehn gesehen und aufgenommen und mir eine Kopie geschicked.

Und dann kam Marcia dran, Marcia — die Frau von Ulli H.. Und die feierte ihren fünfzigsten Geburtstag. Es ist ihr — weil sie aus Amerika kommt — ein Fest gelungen welches ganz und gar amerikanisch ist — mit allem was so dazu gehört: Dekoration, Musik — ja Musik ist ja eh amerikanisch — und essen. Sie haben ein Zelt in den Garten gebaucht [gebracht] und darin haben sie einen große Tisch gestellt, und alles was so recht amerikanisch ist war aufgebaut: Scampi mit Tomatenketchupmerittich, Hamburger zum selber Grillen, Barbacue — Rippen und rohes Gemüse. Und die amerikanerinnen, die ihre Gäste waren — habe amerikanischen Kuchen gebacken.
Die Frauen haben ein Gedicht gemacht und der Bruder von Ulli spielte und sang wunderschöne Lieder.
Und ich konnte — bei überreichen unseres Geschenks auch ein Wort sagen.

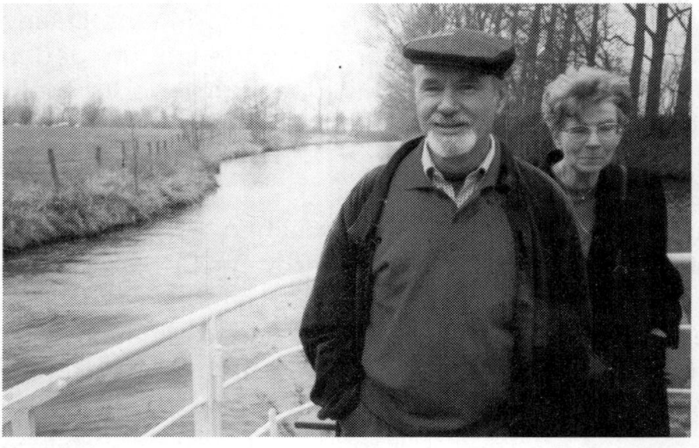

[Das Foto zeigt den Ausflug der Aphasiker-Gruppe anläßlich des 60. Geburtstages von G. Reinhold (siehe nächstes Kapitel)]

Das Dankeschön für den Geburtstag

April 1997

Zu meinem 60 gen Geburtag hatte ich keine materillen [materiellen] Wünsche — ich habe alles, was das Herz begehrt — und so habe ich gedacht, es wäre doch schön, wenn die Aphasiker einen Ausflug finanziert kriegen, einen Ausflug nach ihren Wünschen. Dreieinhalbtausend Mark sind zusammen gekommen. Frau B. — sie hat auch einen Mann, der einen Schlaganfall hatte — Frau B. hat diese Reise angeregt: Wir fahren mit dem Autobus nach Otterndorf bei Cuxhafen [Cuxhaven], und steigen dann auch [auf] ein Boot und das bringt uns auf den Medem zum Mittagessen in ein Landhaus. Von hier treten wir die Rückfahrt an. Wir hatten 45 Menschen an Bord des Busses genommen. Der Buss war völlig ausgebucht. Herr Eggers mit seiner Frau, Frau B. mit ihrem Mann, Herr Z., Herr Dr. H., Frau B. die ich neulich im Krankenhaus besuchte, weil sie mit ihren Dreirad hingefallen ist, Herr Bu. und Herr Manfred K. mit seinem großen Hund waren mit von der Party. Wir starteten um 9 Uhr und es ging ab nach Otterndorf. Das war wahrhaftig ein Vorzeigestadtchen, 10 kilometer südlich von Cuxhafen. Und wir kommen am Fährschiff an und was sehen wir da? NDR 3 — ein Fernsehteam. Die waren nicht unseretwegen gekommen — die waren gekommen für die Schiffsfahrt auf der Medem — ein kleines Flüßchen westlich von Otterndorf — und wir waren eine prima unterhaltsame Truppe. Einige taten sich sehr schwer — einen deutschen Satz zu sagen — den anderen fiel es umso leichter.

Wir krochen auf dem Fluß hinauf — und es taten sich immer neue Landschaften, neue Bilder neue Eindrücke hervor. Und dann kamen wir an. Der Wirt kam selbst an die Brücke und dann dann waren wir erstaunt: Da oben an der Straße stand ein Straßenbahnwagen auf Rädern und ein Trecker da vor. Und der zog uns, der zog uns zu der Wirtschaft hin.

Hier gab es hervangdes [hervorragendes] zu Speisen und zu trinken und dann gab es noch ein Stück Kuchen. Der Hund von Manfred K. mußte draussen im Garten vorlieb nehmen — in die Gastwirtschaft durfte er nicht — ja und dann, so gegen vier holte uns der Bus wieder ab und brachte uns zurück nach Hamburg.

Und das Fernsehn [den Film vom NDR] konnten wir uns dann vier Wochen später ansehen, wir und unsere Ausfahrt auf dem Medem.

Was so im Jahr passierte

Sommer 1997

Am 30 sten Mai war die Übergabe des Hauses von Herrn W. an Martin, keine drei Häuser von Karsten und meiner Schwester entfernt. Herr W. hat das Haus sehr geflegt, aber so in dem alten Stil — und Martin und Ute hatten keinen Spaß daran und rissen alles raus. Sie machten alles neu, so in Eigenarbeit. Jetzt haben sie beide ein Haus und Martin sucht nur einen Job — das ist sehr schwer, momentan.
Und dann kam die Zeit, da wollte ich nach Paris mit meinen Freund Peter K.. Wir nahmen den Nachtzug — erhielten von meiner Frau eine Flasche Rotwein uns setzten uns in Bewegnug. Ich wollte das Paris wieder sehen — so wie ich es kannte. "Ich saß am Place de Trettre [Place du Tertre] und malte ein Bild. Ich nahme Platz im Quartiere Latin, im Jazzkeller. Ich hatte mein Mundstück dabei und fragte den Bandleeder ob ich mal ein Stück spielen könnte — und das wurde mir erlaubt." Und den Platz de Terttre und das Caveau de la Huchaette, der Jazzklub, gab es noch. Und es gab noch manch anderen Winkel, den ich wieder gesehen hab. Den Maler, der mich um seine Bilder betrogen hat, weil er mir sagte, er brauche sie für eine Ausstellung. Er hat sie nie geschickt. Er war nicht mehr da. Und die Französin, die mit mir in der Caveau de la Huchette gewesen ist, und die die Wasser aus Honf eur gekriegt hat von mir — auch die ist nur noch Rauch und Schall. Aber die Steine, die stehen noch, die Steine leben.
Und dann hat mir K. sein Stück Paris gezeigt — das Kaufhaus la Fayette [*Anm. des Autors:* ... gemeint habe ich das Kaufhaus Samaritaine.] — ganz oben, auf der Aussichtsplatform. Das Stück hinter dem Arche la Triumphe — das Verteigungsministerium. Ein Bau der Größe und Gleichheit. Und dann hat er mich noch mit zwei Brasserien, wo man wirklich ausgezeichnet essen kann, bekannt gemacht. Und so sind wir nach vier Tagen über Brüssel nach Hamburg gekommen und haben gesagt, daß machen wir wieder — so einen Urlaub zu zweit.
Im Juli ist Eutin dran. Wieder wohnen wir bei meiner Schwester. Wieder ist die Oper dran. Es gibt jetzt die verkaufte Braut. Wieder ist ein Frühstück dran und wieder der Gang um den inneren See. Das sind so vier Kilometer. Und der Spaziergang ging ganz promblemlos, ganz phantatisch. Ja, ich konnte noch nicht so laufen, als wenn ich

nichts hätte. Aber die Hälfte der Zeit oder drei viertel der Zeit vom gesunden in bester Verfassung war mein. Ist das nichts? Wo ich doch sonst nur rumgeschlichten bin?
Am nächsten Sonnabend ist die Taufe von Lukas dran. Mit allem Zubehör — die Eltern von Cornelia, unsere Verwandschaft, die Cousine von Corelia [Cornelia] und Freunde. Die Sonne leuchtete und ließ ihren Lichterglanz um die Schnelsener Kirche scheinen. Und um den Kaffetisch, der draußen gedeckt ist auf der Terrasse. Und der Täufling? Wie gehts einem Täufling der 5 grade sein läßt und überhaupt nicht versteht, daß so eine Feier ausgerechnet für ihn gemacht sein soll. Dem gehts dennoch ganz gut.

Gut Ising

September 1997

Im September ist unsere Fahrradtour dran — und Peter und Carola J. haben uns zum Chiemsee geführt. Nach Gut Ising. Ein Gut das sich für die Erholung seiner Gäste einsetzt und für ihre sportliche Betägigung. Da können sie Tennis spielen oder Golf, Reiten und, ja und Fahrradfahren. Und das haben wir auch wirklich gemacht und sind den ganzen See entlang gefahren. Ich habe mir am See ein Fahrrad genommen, aber ich habe die Pedale von meinem Rad abgenommen, die rechte Pedale, und habe das Fahrrad, daß ich mir gemieted habe, damit versehen. Und ich habe alle Touren mit gemacht. Und ich bin kein mal hingefallen — so wie ich das am Anfang gewohnt war. Und wir haben Herren-Chiemsee mit dem Schloß und Frauen-Chiemsee mit dem Kloster besucht und sind nach Salzburg gefahren und haben die Stadt kennen gelernt und lieben. Frühmorgens hatten wir eine ganz lauschige Badeeinrichtung mit Fels und Wasser genossen, dann haben wir gefrühstickt, und dann haben wir unsere Räder bestiegen und sind nach den Plänen von Herren und Meister Peter J. mit herrlichem Sonnenschein radgefahren. Und abends haben wir wunderhübsch in dem Gut Ising gegessen und getrunken, jeden Tag in einem anderen Raum. Das war wirklich wunderschön.

Cuba

September 1997

Ich machte Jazz auf der Batavia dem Schiff im Hafen von Wedel. Und da fielen sie mir sofort ins Auge — die Bilder von Cuba. Und Hans, der Eigner der Batavia, hat mir davon erzählt. Lust nach Cuba zu gehen hatte ich schon immer. Wenn die braune Schönheit den Salza tanzt, und das hat auch ein Schein von Angständkeit, weil es nicht an die USA ausgeliefert ist.

Ich kaufte die Karten und machte die Tour klar: Eine Wochen Rundreise und dann vierzehn Tage am Strand, ein Hotel in Varadero einem ehemaligen Besitz der Familie Dupont.

Wir kamen an und wurden weiter befördert nach Havanna der Hauptstadt von Cuba. Aber so weit abgelegen — so daß wir nicht in die Innenstadt kommen konnten. Und auf der ganzen Reise war es das selbe — wir sind gut bewacht worden. Und das scheuligste [scheußligste] — die ganz alte Bausubstand war verbraucht — die Häuser losten [lösten] sich auf — ob in Havanna oder Santiago de Cuba oder Rezibe [Trinidad]. Da ist jahrzehnte lang nichts gemacht worden.

Die Salza-Musik, die zu jedem Essen gespielt wurde — die am Strand und im Haus vorgetragen wurde setzt sich aus sechs oder acht Liedern zu sammen, und die gab es immer morgens, mittag und abends. Cuantanamera, Cereza Rosa, Volare.

Die Felder sind groß und sie sehen nicht ordentlich aus. Sie werden zerfressen von einer Pflanze, die sich überall ausdehnt — einer Unkrautpflanze.

Die Hauptprodukte sind Zigarren und Rum. Aber die sind auf einen ziemlich verwahrlosten Grund angekommen. Die Zuckerrohrpflanzen Ergebnisse gehen ständigig zurück. Ach, und die Bevölkerung hungert weil sie es nicht fertig bringt, sich Gemüse und Obst anzubauen — wo es hier wächst und gedeiht.

Das einzige ist der Fremdenverkehr — der boomt — und sie haben schon auf Varaderos 70 Hotels hingesetzt und wollen noch die doppelte Anzahl noch hinzu setzen.

Hier, in Varaderos hielten wir uns auf. In einem schönen Hotel. Essen und Trinken war in dem Preis inbegriffen. Schlafen und an den Strand gehen auch. Musik und Baden, sei es im Meer, sei es im Swimmingpool ebenfalls. Hier konnte man gut leben. Aber hatte man mal das Bedürfnis raus zu gehen, andere Menschen zu sehen, war das schon problematisch.

Eins muß man allerdings sagen — die jungen auf Cuba sind alle zur Schule gegangen. Und die medizinische Versorgn [Versorgung] der Einwohner von Cuba ist kostenlos. Nur die Preparate gibt es nicht.

Wir machten das beste daraus. Wir freuenden uns mit einem Ehepaar an das aus Magdeburg kommt. Und so vergeht die Zeit.

Aber nun wollte ich doch mal, wenigtsen von aussen, die Villa sehen, die sich Dupont damals schon, 1930 für 30 Millionen $ hierhergesetzt haben. Wo sie Eselsmilch genommen haben um den Zement richtig abzubinden. Die ist in unserer Nachbarschaft — aber dennoch nehmen wir eine Taxe dahin. Die Posten vor dem Eingang lassen uns nicht rein. Ich gehe weiter denn das lassen wir uns nicht gefallen. Da kommt von oben herunter ein Polizist, der englisch spricht, und der uns nicht erlauben will, daß wir einmal um das Haus gehen, nein und noch mal nein. Wir geben die Hoffnung auf und freuen uns, das wir Heim können. Heim wo wir so gemütlich und erfreulich mit Ausländern von allen Ländern leben können! Wann hat es das schon gegeben?

Meine Welt ist anders als Eure

November 1997

Oh wie geht es mir so anderes als Euch. Ich lasse meinen rechten Arm steigen, mich umkreisen, wieder fallen. Drehe mir auf dem rechten Bein herum zur Piruette. Nehm das rechte Bein und mache es höher und höher — ja, da kann man mal sehen — eures geht so leicht und elegant — meines geht nur Stück weise und meistens fall ich hinten runter. Und der Mund, und der Rachen — immer noch geht der Strahl von der Trompete nicht. Immer noch geht der Klang von Piana [Piano] vom rechten Finger nicht. Immer noch geht der

Schlag von meiner Guittare nicht. Ich kann noch immer kein Fransoschisch und spanisch sprechen und kein Englisch, kein Englisch mehr singen — das ist war [wahr]. Und ich kann nicht rechnen und nicht schreiben. Was kann ich eigentlich?
Stückwerk.
Ich bemühe mich jeden Tag aufs neue. Ja jeden Tag, weil ich nämlich weiß, daß jeden Tag etwas von diesen lästigen Druck abnimmt. Aber das ist so minimal so geringt — so unmerklich das es manmal sehr schwer ist, es zu glauben. Nur wenn ich dann sehe das doch etwas passiert, das ich höher spiele, das ich das Piano leise streichle und ein Ton kommt heraus — dann weis ich — ich bin doch ein Stückchen weiter.

Ich muß mich rechts, meinen Arm und mein Bein gut einkremen wenn wir in die Sonne gehen, in Cuba, in Guatemala, oder an der Nordseeküste, verdammt gut, sonst ist er verbrannt.

Ich fahre immer mit dem Rad hinter den Läufern her, und das geht wunderbar. Und wandern geht noch nicht so weit — aber 10 Kilometer, das schaffe ich schon — wenn auch etwas ruhiger, gelassener.

Reden könnte ein wenig flüssiger kommen — aber wenn [man] bedenkt, was alles wieder gekommen ist — ist das eine Leistung. Und es wird immer — immer besser. Und schreiben auch. Aber wenn ich etwas reden oder schreiben soll, muß ich immer auf den Inhalts achten. Aber das einfache Rechen — mal zu nehmen oder zu teilen geht furchtbar schwer. Ja, es ist ein Kreutz.

Ja — das Reden in einer ausländischen Sprache, das kann ich nicht — sei es Spanisch oder Englisch. Lesen und verstehen, das geht sehr gut. Ich lese Spanische Zeitungen, Englische Romane. Ich kann nur nicht reden, ich kann auch nicht den Sinn verstehen, wenn man mit mir spricht — oder wenn sich zwei unterhalten. Deutsch ist ein anderes Problem: Deutsch kann ich verstehen, von anfang an. Deutsch kann ich schreiben. Das war ein langer Prozess und er ist noch nicht abgeschlossen. Deutsch zu denken ist auch kein Problem — das konnte ich auch von anbeginn. Sprechen, das war meine Not.

Sprechen konnte ich überhaupt nicht — und dann hat es ganz langsam wieder angefangen, ganz allmählich — und es kam immer besser und besser — über vier oder fünf Jahre. Jetzt kann ich reden — aber unkontroliert. Und schreiben auch — unkontroliert. Die Sequence, die Sprache ist da — aber mir fällt nicht ein ob Geschäfft mit einem f oder mit zwei ff geschrieben wird, weil mir die Gramattick fehlt. Sie ist einfach nicht da. Aber was hilft — die Sprache kommt — und so schreib ich sie hin. Die Sprechsequence kommt — und ich brabble drauf los.

Frau Grün zeigt mir, wie ich weniger Fehler mache: Sie ermuntert mich, immer Kühl zu bleiben. Wenn ich heiß werde, wenn ich mit spitzer, heißer Zunge rede — geht gar nicht mehr.
Und sie bittet mich, langsam, langsam und so zu sprechen, das man hört, daß ist mit Trauer, daß ist mir [mit] Freude gesprochen.

Und eins machte Sie mir klar — man kann denken — und das geht immer. Man kann sprechen — daß geht nicht immer — aber immer besser.

Ja — meine Welt ist andres als Eure. Da beißt keine Maus den Faden ab. Ich muß muß mich sehr umsehen — ich bin mit einer ganzen Reihe von Aphasikern zusammen. Keiner hat bisher sich getraut Biofeedback zu machen. Oder die Kur der Procaine von Dr. Hahn-Godeffroy zu wagen, wo es die auf Krankenschein gibt. Ich will raus aus eurer Welt. Meine Welt will ich erleben. Aber noch ist es nicht so weit.

Das Jahr geht zu Ende

Dezember 1997

Das Jahr geht zu Ende. Ich mach weiter mit Physiotherapie nach Boborth mit Christine Ripke. Das bekommt meinen Körper wunderbar. Die Sprachterapie mit Heike Grün setzen wir mal aus, bis das neue Jahr anfängt. Wir wollen doch mal sehen, ob das auch was bringt, wenn ich keine sprachliche Unterstützung habe.
Der Dr. Hahn- Godeffroy macht die dritte Kur mit mir. Und das kann ich sagen — ohne rot zu werden — die Kur bringt was. Und zwar

nachdem sie zu ende ist hat sie doch mit mir große Fortschritte gemacht. Das geht mit dem Bein los. Ich kann schon wieder ganz gut laufen. Natürlich hinke ich noch hinterher — aber es geht schneller und schneller. Der Arm ebenfalls. Die Hand spreizt sich immer mehr aus einander. Ich könnte zwar kein Lied spielen, so wie ich das früher immer tat. Aber andeuten, das ging. Und der Kopf wird auch immer Klarer. Die Namen fallen einem wieder ein. Und das eine oder andere Lied.
Der Hans W. übt mit mir und der Peter Kl.. Ich besuchte mal Charly K., den Kopf der Low Rabbit Jazzband. Und was hatte er da? Eine Trompete ohne Griffe. Statt der Griffe hatte sie einen Zug wie eine Posaune — nur kleiner. Und er hat sie mir verkauft — denn das war klar: eine Trompete ohne Griffe läßt sind [sich] viel besser spielen — weil die Griffe — besondres die für das 2 und 3 Ventil ziemlich unbeholfen ankommen.
"So — nun üb mal schön" — hatte mir Charly K. gesagt — und ich übte.
Hans W. und Peter Kl. fielen aus allen Wolken. Aber sie sahen ein, daß der Ton viel leichter und flüssiger kommt als auf der Ventiltrompete.

Und dann das Theater. Da sind wir nun jeden Dienstag und besprechen das, was anliegt. Dann macht sie, Erla P., mit uns Gruppentraining. Da müßen wir tanzen, bewußt auf die anderen eingehen. Kurze Sätze sagen. Da merkt man gar nicht, daß man Aphasiker ist. Wahrscheinlich kommen die kurze Sätze, oft wiederholt, rechtshirnig, ohne Überlegung heraus. So haben das die Mitglieder bemerkt. Und dann kommt das Stück daran. Die drei Frauen spielen Karten — und eine kam auf die Idee, eine Bank zu berauben und das Geld armen Leuten zur Verfügung zu stellen. Ich sitze hinten im Schrank und mache Blödsinn: ich trinke, kriege einen Schreck, wenn die auf die Idee kommen ein Bank zu überfallen, und manche den Vorschlag, wenn sie es tatsächlich tun sollten, Männerkleidung anzuziehen. Ich war mit einer der Frauen verheirated. Frau P. bringt sehr viel neues, aufregendes herein und deshalb dauert es auch sehr lange bis das Stück fertig ist.

Ja — so geht das Jahr dahin. Wir essen Puter bei H.'s. Essen Puter bei uns. Wir nehmen eine Einladung bei Rechtanwalt Herr S. an. Wir laden Otto P. mit Frau ein. Wir bauten in dem Haus in Wyk.

Mir geht es immer besser, weil es alles so in Bewegung ist. Es ist kein Zustand, das Ende einer Entwicklung. Es dauert zwar sehr lange, aber es gibt immer wieder Druck und Bewegung in diesem Spiel.
Das neue Jahr kommt. Es ist das fünfte Jahr. Ich mache Logopädie bei Frau Grün, bis das fünfte Jahr abgelaufen ist. Und Krangengymnasting auch bis zum Ablauf des fünfsten Jahres.
Ich hoffe ja sehr, daß ich die Trompete wieder spielen kann wenn fünf Jahre rum sind. Den Dr. Hahn-Godeffroy will ich noch mal in Anspruch nehmen und den Dr. Middeldorf in Lindar. Und wenn das alles vorbei ist — dann habt ihr den Menschen vor euch, der alles in fünf Jahren gemacht hat was menschen möglich, und zur Zeit vernüftig ist. Sicherlich, es wird noch eine ganze Menge auf dem Gebiet passieren. Aber zur Zeit habe ich alles menschenmöglich gemacht.
Das neue Jahr ist gekommen und alle lieben sind gesund und munter — und bleiben es auch hoffentlich.

Die Letzten Sprüche

Dezember 1997

Das Jahr 1997 war erfolgreich wie kein anderes. Ganz persönlich gesehen, ganz auf meine Verwandschaft bezogen. Aber geschäftlich war es eine Katastrofe. Und nicht nur uns ging es so — dem ganzen Einzelhandel ging es auch so und den Ärzten auch. Und so habe ich das neue Jahr begrüßt. Denn einmal muß es besser werden. An alle Mieter habe ich das geschrieben.

An Herrn Sch., den Rechtsanwalt unseres Verbandes der Einzelhandelsbetriebe, habe ich Glückwünsche ausgesprochen, daß er sich gelöst hat aus den Klauen der Gewerkschaft. Er hat sich zurückgezogen und für 1998 sind wir frei — so ganz natürlich nicht, denn [für] die alten Mitarbeiter gilt der Tarif natürlich weiter.
An Herrn R. von meiner Krankenkasse habe ich einen Brief geschrieben, daß ich entsetzt bin, daß sie mir die logopädische Arbeit nicht bezahlen wollen. Es kann doch nicht angehen, daß sie nur Stotterer

und Sprachstümler aus uns machen wollen und die Logopädem müssen hungern?

Und dann kam meine Einladung nach Wyk auf Föhr an die Wandertruppe. Die Einladung stammt von meiner Frau und ich hab sie ein klein wenig verändert. Und jeder hat einen Spruch gekriegt und jeder fand die Einladung toll.

Und zuletzt kommt Ute und Peter B. und sein Barograph. Ute hatte uns angerufen und uns erzählt das sie ein Barograph gefunden hatte. Und wir sollten ihm den schenken. Peter wurde ebenfalls 60 und er feierte im Atelir von seinem Sohn, ein Kunstmaler. Nun haben wir von Ute und Martin für diesen Abend Karten bekommen für eine tolle Jazzsängerin, Aziza Mustafa. Da mußten wir als erstes hin. Und es war ein wundervolles Konzert. Drei Leute und die Sängerin und Pianistin, und was die für eine Ausstrahlung hatte. Dann sind wir schnell zu B.'s gefahren. Und da waren alles bekannte Leute, die mich seit Jahren nicht gesehen hatten. Und ich muß schon sagen, ich sehe nicht elendig aus und die Sprache kommt immer fester, immer lockerer.
Es gibt Gespräche — na eine kleine Gespräche. Susanne — das ist Peters und Utes Tochter — erwartet ein — nein zwei Kinder. Das hat mich toll beeindrukt. Und ich verlese nun meinen Barographen-Spruch — und mein Schwager, meiner Schwester Mann — meinte: Ich habe deine Rede beim Geburtstag verfolgt. Deine Rede war gut, aber abgehackt, eckig: Hier bei der Barogapherede klang es mehr flüssig, war mehr Höhen und Tiefen drin."
Was wollte ich mehr?

1998, das Letzte Jahr der Krankenbehandlung

Januar 1998

1998 — mein letztes Jahr. Das Jahr in dem ich so gesund werde, das ich wieder Trompete spiele.
Frl. Ripke, Frau Grün, die schwerhörigen Teatherspieler, Herr W., Herr Kl., die Aphasiker in Altona und im Stavenhagenhaus, die sind weiter meine Freunde. Und Herr Dr. Hahn- Godeffroy besonders.
1998 — meine Wanderfreunde kommen nach Wyk. Alle, alle kamen — die Hamburger, die Bremervördener und die Raststedter [*Anm. d. Autors:* ... gemeint sind die Bremerhavener und die Rastätter]. Und alle fühlten sich wohl in unserem Haus. Den Termin hatten wir angesetzt, weil wir nämlich über drei Jahre keine Zeit hatten, die Bilder von unserer Reise auf dem Fahrrad zu sehen — die Bilder und die Filme. Und wir schatterten [schnatterten] und tratschten, und erzählten das die Zeit schnell, viel zu schnell verging. Das gebratene Lamm, das wir in der Kneipe "13" kriegte, war so lecker und der Wein so sanft — das hatte niemand erwartet. Zu mal wir in der Kneipe nie etwas vorgekostet haben. Und dann in der Vogelkoje — dahin sind wir gelaufen — so etwa vier Kilometer — da hat uns ein neuer Betreuer empfangen. Der alte war tot, der alte Johannsen, der uns so manche Dinge von früher erzählt hat. Der neue bewirtete uns auch mit Tee und Rum — und meine Beine kamen so langsam wieder in Ordnung.

1998 — das Biike-Feuer in Godsum [Goting]. Es war naß und es war windig. Aber das Feuer brannte — das war die Hauptsache. Und hinterher ging es dann zu Grünkohl mit dem viel fältigem leckeren Fleisch. Leider kam erst sehr spät aufgefahren, weil sich der Koch verletzt hatte — aber es kam, und hinterher, vom Wirt bestellt, ein klarer Linesaquavit. Mit von der Partie war der Schäfer und seine Freundin. Der Schäfer, der auch einen Schlaganfall hatte.

1998 – das war das Jahr, daß mein Abeitsgericht wieder auf mich zu kam: "Könnten Sie nicht kommen?"
97 hatte ich eine Einladung gekriegt, aber die war abgesagt worden, weil der Richter krank geworden ist. Oder war es was anderes? Er ist gesund — ich bin krank? Es war nicht zu ergründen.
98, am 11. Februar, da war der Termin. Am 11. Februar war ich da.

Am 11. Febuar hab ich meinen alten bekannten Richter wieder getroffen. Einen Beisitzer von den Arbeitnehmerflügel. Und der Richter kam mir fast wie ein alter Bekannter vor. Er erzählte die Fälle — wir sollten Stellung nehmen und dann ab [in] die Verhandlung. Das ging behnahe so wie früher — nur als ich in das Verfahren eingriff und etwas erzählen wollte — da konnte ich die Begriffe nicht auf die Reihe kriegen und brach ab.
Aber sonst ging es so wie früher — einer redete, daß war der Richter, — und zwei schliefen um die Wette — das waren die Beisitzer.
Und das war ganz vernüftig.

1998 — lieber tot als gepflegt zu werden

Januar 1998

Erst 1996 hatten wir 40 jähriges Jubileäum unserer Klasse in Wyk gefeiert. Da waren alle noch gesund. Da hatten die meisten noch einen Job. Ich war vielleicht am ärmsten dran — ich konnte kaum sprechen und meine sportlichen Tätigesten [Tätigkeiten] waren gleich null. Aber ich hatte das Haus in Wyk — und darum feierten sie alle, ja wirklich alle hier. Und es war auch wunderschön. Am abend haben Peter St. und Achim B. vierhändig Klavier gespielt. Das machten sie immerso, denn beide spielten Klavier aus Leidenschaft. Wir hatten das Pianno stimmen lassen, denn seit der Krankheit wird es nicht benutzt und nicht gestimmt.
Achim B. war seit langen bei Contino Caro [Continho Caro & Co] bis diese in Konkurs getrieben wurden. Aber Glück im Unglück — Achim B. fing bei einer neuen Firma an — einem Gebäudereiniger und ich spielte woll mit dem Gedanke ob der auch mal für uns arbeiten können.
Wir waren eine reine Jungenschule. Und wenn wir denn mal Mädchen brauchten, beim Theaterspielen, bei einer Musikaufführung — oder einfach weil wir ein Fest feierten — dann mußte jemand zur Helena Langeschule oder zur Wüßtenfeld-Schule geschickt werden, und bitten daß Mädchen kommen. Und ein Mädchen hatte es auf Achim B. abgesehen — oder Achim auf sie, daß war Rosi. Die wurde seine Frau.

Nur wenige Jahre zu vor, 1995, waren wir von Achim und seiner Frau eingeladen worden, wir, die ganze Klasse. Sprachlich war da gar nichts drin. Ich konnte an keinem Gespräch teilnehmen. Aber ich war da. Und abends schloss er uns die Türen der Kirche, die in seiner Nachbarschaft steht, auf. Und wir versammelten da in dem Gestühl und er spielte Orgel. Wir blieben eine ganze Weile sitzen und ging dann nach Hause.
Dann zur Jahreswende [1997/1998] rief George bei uns an: Achim B. sei tot. Er hat auch einen Schlaganfall gehabt. Er ist nicht wieder zum Bewußtsein gekommen.

Ach — wenn es vorbei ist, ist es vorbei — das hab ich ja auch gedacht. Ich habe überlegt was es bedeutet, wenn du zeit deines Lebens immer auf andere Menschen angewiesen bist, du der das Leben richtig genossen hast, du der du richtig alle Höhen und alle Tiefen des Lebens mitgemacht hast — dann wäre ich lieber tot, so wie Achim das jetzt ist. Ich habe Glück gehabt, ja tolles Glück, daß ich in einer Zeit krank geworden bin, wo von den Ärzten, von den Pflegern, von den Logopädin aller erdenkliches Gute geleisted wurde, um mich wieder einigermaßen hinzukriegen. Obwohl der Chef vom Altonaer Krankenhaus Prof. Müller-Jensen, obwohl auch die Frau Dr. Lutz sich hinhaltend darüber geäussert haben, ob ich je wieder gesund werden [würde]. Ich hatte Glück im Unglück, daß bei mir noch viele Congliens [Ganglien] sich neu sich verbunden haben und ich wieder neuen Mut schöpfte.
Bei Achim war es nicht so. Deshalb ist es gut, daß es so gekommen ist.

1998 — die Schweizreise mit K.

April 1998

1997 habe ich meine erste Reise mit ihm gemacht. Ich bin mit K. in Paris gewesen. Das Reisen mit Peter K. hat mir große Spaß gemacht, weil er sehr viel mit der Bahn fährt und das Kursbuch wie sein Tagebuch lesen kann.
Früher war er Lehrer gewesen — ein sehr guter Lehrer — so berichtete mir eine seiner Schülerin. Aber inzwischen ist er im Ruhestand. Und er fährt mit der Bahn. Ganz alleine.

Vor Weihnachten 1997 ist es dann passiert — es erwischte ihn in Köln — ein Schlaganfall. Er war aber sehr klein. Er ging zu seinem Arzt bekam Betta Blocker und ASS 100 und es ging wieder. [Siehe dazu Seite 215] Nicht gut — aber auch nicht schlecht. Und — wie versprochen — machten wir unsere Schweizreise.
Mittwoch nach Ostern fuhren wir los, bis Bern. Und am nächsten Tag ging es nach Zermatt, die Jungfrau zu sehen. In Zermatt ging der Himmel auf und der Berg, die Jungfrau war vor unserem Hotelzimmer. Und dann ging es mit der Zahnrad-Bahn auf 3.100 Meter. Was für eine schöne, wunderschöne Aussicht um den Gornergrat — und mittendrin die Jungfrau [das Matterhorn]!
Am nächsten Tag sind wir mit der Schmalspurbahn, dem Glazier-Express [Glacier-Express], nach Chur gefahren — vorbei an grünen und weissen Talern und Bergen, vorbei an Siedlungen, Kirchen und Gasthöfen.
Dann sind wir von Chur nach Luzern gefahren und haben die Stadt gesehen mit der Kirche von Ignanzis Lolayola und einer Brücke die seit dem 1300 Jahrhundert dort zu sehen ist, und einen Turm dazu.
Und wir sind weiter gefahren zum Genfer See nach Montreux mit dem Blick auf die Berge, auf die Höhen und die Tiefen. Auf 1500 Metern konnten wir Montreux erkennen und dann fuhr der Zug mit uns zu Tal.
Und dann sind wir mit einer Zahnradbahn gefahren hoch hinauf, wo es richtig geschneit hat und Skilauf angesagt war. Ja — und dann, wenn wir wieder unten waren — herrschte Frühling — so warm, so freudlich — das konnte man nicht beschreiben.
Und uns hat das nicht gestört das uns das nicht bekommen wär — dieser Höhenunterschied. Seit hundert Jahren bringt der Zug nun Leute nach oben — und wieder nach unten — was hilft es denn Da muß man dabei sein.
Ich würde jeden empfehlen, die Fahrt durch die Schweiz zu manchen und unseren Aphasikern erst recht.
Ja, und dann sind wir nach Hause zurück gekehrt und waren voll des Lobes und der Bewunderung des Schweizer Landes.

Das zweite und letzte Mal in Lindlar

Die Einzel-Sitzung

Juli 1998

Ich war ein bischen fortgeschrittener Schüler, die Aphasasie war in das letzte Stadium getreten. Haben die Lehrer noch Unterrichtsmaterial — können die mich überhaupt noch unterrichten?
Ich glaube es geht nur um die mündliche Aussprache um den mündlichen Vortrag. Es geht darum, mehr Energie in die Betonung der Worte zu legen.
Ein Gespräch mit Dr. Middeldorf brachte die Erkenntis — mal versuchen — mal sehen was dabei heraus kommt.
Ich hab als Lehrerinn Frau Diekmann. Die war mir wohlbekannt. Und ich war auch der Bekannt. Sie fragte mich sofort nach meinem Buch, oh Gott — drei Verlage haben sich gemeldet. Weiter bin ich noch nicht. Dann gab sie mir ein fürchterliches Rätsel auf: Die Schmetterlinge sterben aus — und das war ein langer Bericht warum sie aussterben. Und sie stellte ein paar Fragen dazu — und meinst du vielleicht ich hätte einige richtig — pustekuchen. Und dann, am Mittag, kam der Chef des Hauses, Herr Dr. Middeldorf. Ich sagte, ich wolltte noch mehr, noch natürlicher, noch klarar sprechen — ok, er akzeptiert das und schreibt in seinen Komputor:
Stimmkräftigung
Stabilisierung und Beschleunigung der Sprechpozesses
durch: a) Erarbeiten von Themen – Inhalten
b) Konzipieren von Vorträgen
c) Halten dieser Vorträge unter rhetorischen Aspekten
Kommunikation: Erarbeiten von Kompensatorischen Redemustern und "Tricks" in der Kommunikation mit "Fremden"
Ja, wollen wir mal sehen, wie daß geht?

Und dann hab ich zum Schluß noch eine Praktikantin — eine die Logopädin werden möchte, eine ganz rührende Person. Die bringt Sachen an, oder läßt sie sich geben, Sachen, die gut sind für ein Referath. Stücke über die man Vorträge halten kann.

Mir ist schon in Norwegen aufgefallen, das ich mehr als früher im Kopf habe. Das ich von einer Geschichte die großen Kleinigkeiten behalten kann. Das geht wahrscheinlich so vor sich, hatte Herr Dr. H. erzählt, der auch ein Aneurisma hatte, wie so ein hamburger Spiel: Da werden Löcher in den Boden gebohrt, ganz viel, und dann wird ein Messer genommen, und dann machst du und dein Kollege mit dem Messer die Löcher zu — eins nach dem anderen. Und je mehr Löcher zu sind, je mehr abgestochen sind, um so mehr funktioniert das alles wieder. Was allerdings sehr lange dauern kann. Und dann kommt noch was hinzu — das geht nur, wenn du gut aufgelegt bist. Na gut: Ich bin gut aufgelegt — und bei mir klappts.

Dann ist der Herr St. da, der Sportler. Er macht zwei Abend Gymnastik mit den Verletzen und ihren gesunden Angehörigen. Das ist ganz schön — da kommt man wenigsten ins Schwitzen.

Die Gruppen-Sitzungen

Juli 1998

Und dann kommen Gruppensitzungen dazu. Und die macht Dr. Middledorf. Da geht es einmal ums sprechen. Dann ums Singen. Herr Dr. Middledorf hat eine Guitarre und er spielt wunderbare Volkslieder. Die Volkslieder sind in einem Liederbuch abgedruckt und jeder Anwesende kriegt so ein Buch — und er kann singen — selbst wenn das Sprechen sehr schwer oder gar nicht geht. Wie geht das? Das geht durch die rechte Gehirnhälfte — das daß musische Ohr und alle die Worte, die da gepeichert, angesprochen wird.
Ach und neulich kam der Vorsitzende des Bundestages [Geschäftsführer der Bundestagsfraktion] der SPD [Peter Struck] und zahlreiche andere Gäste, und Zeitungreporter und wollten das Heim mal besuchen und Wahlprobaganda machen. Herr Dr. Middeldorf freute sich, daß sie kamen — kamen doch auch Presseberichterestatter — und daß war immer gut.
Herr Dr. Middeldorf erzählte die Geschichte des Heim. Das sie Zuschüsse beantraget haben. Aber vergeblich. Er hat zwei Leute gefunden, die Geld mit reingetan haben und die Deutsche Bank. Er hat 26 Patienten, wenn es richtig ausgebucht ist. Er kann schalten

und wallten wie er es für richtig hält. Er wählt sich seine Logopädin selber aus und sein Büropersonal und sein Raumpfleginnen.
Und was hat er für Patienten. Zum größtenteil Schlaganfallpatienten, dann Verkehrsunfälle, dann Stotterer und dann alles mögliche — von Geburt an so aufgewachsen, zum Teil auch vom Krankenhaus nicht wieder auf die Beine gekommen. Und jeder, jeder ist verschieden — jeder ist unterschiedlich. Und allem soll man es recht machen.

Und deshalb ist so eine kleine Heilstätte für 26 Mann (oder Frauen und Kinder) ganz richtig. Und der Dr. Middeldorf ist auch die richtige Person — er lebt in seiner Welt — macht noch Vorträge und Veranstaltungen, liebt seine Guitarre und liebt es zu reisen. Mal nach Grönland, mal nach Japan, mal nach Amerika.

Ja, und das hat er auch noch erzählt: Er hat einen Text gemacht und damit ist er an den Versicherungsverband herangetreten und wollte eine gesamtzulassung für alle Krankversicherungen haben. Die haben sich Zeit gelassen ein dreiviertel Jahr — und dann haben sie geschrieben — wenn kein Arzt dabei ist könnten Sie das nicht genemigen. Da hat er drauf verzichtet.

Die Patienten

August 1998

Nein, ich habe es wirklich nicht so schwer mit meinem Schlaganfall. Alles kann ich wieder machen, na ja, fast alles. Und die Kasse bezahlt das meiste immer noch.
Der eine Mann war schwer sprachgestört und mußte sein Leben in einem Rollstuhl verbringen.
Vor zweienhalb Jahren sah es anderes aus. Er war Elektroingeneur in einer großen Firma und außerdem war ein Alleinunterhalter. Er hat Guittare gespielt. Vor zweienhalb Jahren ist es passiert: ein Herzstillstand und ein Herzinkfahrt und ein Schlaganfall. Die Ärzte und seine Frau haben ihn wieder so hingekriecht — so wie er da sitzt: Liegestuhl, abhängig. Er kann sich nicht waschen nicht

ankleiden, nicht für Nahrung sorgen — und auch nicht sprechen. Ich fragte die Frau was werden soll wenn Sie der Rollstuhl nicht mehr bewältigt. Ja — dann muß er ins Heim.

Der junge war 24 Jahre alt. Vor sechs Jahren ist er in eine Diskont [Discothek] gegangen. Als er die Disco verlassen hat wurde er von 5 oder 6 Jugendlichen angegriffen, die nicht reingekommen waren — Sie hatten Naziparollen gebrüllt, und geschlagen auf dem armen Jungen, so geschlagen, daß der Ärzte gedacht haben, er sei tot. Er wurde wieder, jedenfalls konnte er gehen und sprechen — Aber das Sprechen fiel ihm sehr schwer. Die Täter wurden nicht gefaßt. Er kriegt jetzt eine Rente von 650,-. Die Eltern leben noch beide — aber 650,- Mark — daß ist zum sterben zu viel und zum Leben zu wenig.
Jetzt läßt er sich umschulen auf Bürokaufmann. Früher, als die DDR noch existierte war er Betonbauer gewesen.

Da ist eine Mutter hier mit ihrem 12 Jahre alten Kind. Die Mutter ist Logopädin und wohnt in Österreich. Das Kind spricht kein Wort. Aber es schreibt Briefe so gut es geht. Und kommt mit dem Computer zu recht.
Aber er stört den Gruppen unterricht sehr, weil es immer im Mittelpunkt stehen will. Und das hat dem Kind auch keiner gesagt, daß hier verschiedene Interessen gibt, die alle befriedigt werden wollen.
Zweimal sind die Eltern in Amerika gewesen. Da gibt es einen Wissenschaftler der sich gut auskennt mit autischen Phenomen [autistischen]. Der hat sehr gute Arbeit geleistet — aber das ist auch sehr sehr teuer für die Eltern.
Für die Mutter ist nur wichtig, daß der Junge in einem Heim wohnen kann, wenn sie mal nicht mehr da sind — das ist das einzige Ziel.

Oh ja, es gibt sehr viele Schicksale, sehr viele Unglücksfälle, sehr viele Fälle mit Schädigungen. Meine Frau ist hier geradezu wahnsinnigkeit geworden. Mich kann das Einzelschal [Einzelschicksal] wohl berühren — aber generell läßt mich das kalt. Ich hab ja mit meinem eigenen Leid genug zu tun.

Die Therapeuten

August 1998

Die Frau Dieckmann hat alles versucht und getan damit mein Wortschatz größer werde. Da mit ich nicht so viel Energie verschwende zu Beispiel für ein Sprichtwort zu erklären, für eine Oberbegriff zu nennen für eine Satz zu kennzeichnen. Sie hat alles mögliche angestellt, daß ich klar komme. Und ich komme mehr und mehr klar.
Und Herr Dr. Middeldorf hat alles unternommen um mir zu helfen. Er hat mir Redetext gegeben, Ausschnitte aus Tageszeitungen und hat mir gesagt: Ich muß Pausen machen, und zwar so, daß ich drei oder vier Worte sage in ihrer vollen Betonung — und dann eine länge Pause. Und dann wieder vier oder drei Worte sage. Dann hörte sich der Text viel flüssiger an. Und es war wirklich so. Zuletzt habe ich mein Reisebericht über die Schweitz gehalten — mit Pausen und jeweils vier oder fünf Worte ohne Stress geredet. Und er kam gut an.
Und zu guter Letzt kam er da mit an, daß ich rechts Schreiben möge. Rechts! Ich gebe ja zu, die rechte Seite braucht noch viel Übung damit das mit der Trompete richtigt klappt. Da kommt die Schrift kann [ganz] gut zu pass. Und vieles kommt an Erinnerung wieder — vieles — das steht ausser Frage. Aber es ist schwer — unendlich schwer die rechte Hand einzusetzen.

Und wenn wir bei den Therapeuten sind — da muß ich noch Frau Rokitte erwähnen, die Ergo macht mit mir. Ergotherapie habe ich früher, im Krankenhaus oder in Soltau, in der Rekonvaleszensklinik gehappt. Da lernt man, wie man einen Socken mit einer Hand anzieht und wie man das Mittagbrot oder das Abendbrot promblem [problemlos] mit einer Hand genießt. Nein — Frau Rokitte macht etwas ganz anderes mit mir. Sie beschäftigte sich mir [mit] dem rechten Arm und zeigt mir wie gut ich greifen kann und wie gut ich "Guten Tag" sagen kann, ohne das Schulterblatt hochzuziehen.

Und dann die Praktikantin — die war ganz lieb zu mir. Die hat Atemübungen mit mir gemacht, Leseübungen. Die hat mir ein Tonband geschenkt vom Rundfunk mit allerlei witzigen Anrufen drauf. Sie ist zwar nie mit mir essen gegangen aber spatzieren — und ich habe ihr das Buch geschenkt "Schmetterling und Taucherglocke" ein Buch das alle Logopädinen und die die es werden wollen, lesen sollten.

Nach vier Wochen kam der Abschied

August 1998

Ich kann mich sehen lassen mit meinem Erfolg. Na gut — ich kann noch nicht wie früher sprechen. Aber ich kann mich ausdrücken, kann mich verständlich machen. Die Stimme ist tiefer geworden. Und — dank der vielen Unterbrechungen — viel melodiöser. Was will ich mehr. Und ich kann rechts schreiben — wenn es langsam geht Ach — es geht mir verdammt gut — wenn ich die anderen Patienten sehe. Montag kommt mein Abschied. Wir sind sieben Patienten die gehen. Ein Frau macht die Salate, ich stellte die Getränke in den Kühlschrank — denn so ein Gruppenessen müssen wir machen — und wir machen es auch gerne.

Die Patienten waren alle da und auch die meisten Praktikanten und natürlich Herr Dr. Middeldorf. Er hatte für jeden, der sich heute verabschiedete, einen Spruch. Und eine lange Rede. Bei mir hat er was von bescheiden gesagt — bescheiden? Ja, die Patienten die hier sind, sehen wie Patienten aus. Ich bin der einzige Gast, der Erholung sucht — so sieht es aus.

Und ich habe auch eine Rede geschrieben [siehe Seite 233]. Und ein Geschenk gemacht — nähmlich eine Filmkassette mit einem Film aus Quebeck über Aphasiker und Nichtaphasiker. Ein Film den der Dr. Middeldorf nicht kannte.

So zärtlich war Masuren

September 1998

Wir fliegen nach Polen — zur Seenplatte nach Masuren. Wir — das sind unsere Wander- und Fahrradfreunde.
Vorher kriegten wir das Buch "So zärtlich war Suleyken" von Siegfried Lenz — das war der Autor der auch das Buch "Der Verlust" geschrieben hat. Der Autor hat daraus ein Stück vorgelesen bei dem Seminar von Herr Dr. Meier Baumgartner.

Wir wurden von dem Radführer erwartet. Er hat auch so eine schlaue Intelligenz, wie es bei Suleyken beschrieben war — und auch die Wirtin. Das Haus hatte zehn Doppelzimmer — und hatte allen Komfort. Die Küche war richtige Hausmannskost. Und wenn morgens die Sonne aufging dann hörte man ein Pferd wiehern, die Hunde bellen, das Schaf blöcken und die Hähne krähen. Nebenan wohnt eine Frau die das Wasser aus dem Brunnen holt.
Um acht Uhr gibts Frühstück: Wurst, Käse, Schinken, Quark, Marmelade und Honig — was will man mehr. Um neun Uhr geht es los. Bei meinem Rad muß die rechte Pedale noch den Hausschuh ankriegen und dann geht es los — wenigstens um die Ecke. Da ist ein Markt aufgebaud worden. Da gibt es Obst, niedliche Stickerei Decken, Buntzlauer Geschirr, wunderschöner Bernstein und Weidenkörbe. Und dann ging es endgültig los, hinein in die Natur. Und was war das schön bei herrlichen Wetter — bei uns zuhause war nur Regen, Regen.
Gegen abend kamen wir zurück. Und unsere Männer spielten Boule mit eigens mitgebrachten Boulekugeln. Unser Wanderführer griekte meine — und obwohl er das Spiel nicht kannte hatte er doch von Anfang an ein starke Positon.
Das Abendessen war unheimlich geschmackvoll. Erst eine Suppe, jeden Abend unterschiedlich mit anderem Geschmack und dann Fisch- oder Fleischgerichte. Und dann — Kartenspielen. Und den anderen Tag gings wieder Los mit dem Fahrrad.
Eines Tages haben wir die "Wolfsschanze" gesehen, ein Relikt aus vielen Bunkern an unserem "Führer". Was muß er für eine Angst gehapt haben, das er sich so vekriechen mußte.
Dann haben wir die Kirche in Swieta Lipka/Heiligelinde angeschaut. In früheren Zeiten gab es hier ein Gefängnis und einer der Strafgefangen sollte am nächsten Tag gehängt werden. Er betete zu Gott und erhielt die Anweisung, aus ein Linde [die] Mutter Gottes zu schnitzen. Und das wurde ein wunderschönes Bild. Er bekam seine Freiheit und die Kirche wurde gebaut mit einem Kloster. Und die Kirchengemeinde aus Polen kommt hier hin zu beten.

Und wieder geht es weiter durch die Natur. Und die Natur war prächtig — das Wetter auch.

Was macht mein Arm, was macht mein Bein auf dieser Radfahrt.

Also wenn ich radfahre — dann spüre ich nicht mehr. Ich kann mithalten — jedenfalls besser als meine Frau oder Ursel. Kommen wir auf Sand — dann bin ich vorsichtig. Dann kann man leicht mal geschmissen werden — das ist mir passiert.
Und dann, wenn es berg auf geht, komme ich nicht mehr auf Fahrrad — das geht nicht. Ich muß dann laufen bis ich oben bin.
Dann muß ich das Fahrrad so schieben, das die rechte Pedale, wo ich meinen Spitzenabsatz habe, ein bisschen höher steht, so daß ich in Schwung komme, wenn ich aufsteige. Und dann geht alles ganz normal.

Ja, es war eine schöne, wunderschöne Reise. Und unser Wanderführer, unsere Frau, die die Küche machte — haben richtig Spaß mit uns gehapt. Na ja, der Ort Suleyken lag auch ziemlich in unserer Nähe.

Der Vortrag

September 1998

Der Vortrag war um einiges verschoben worden, der Vortrag den ich halten sollte vor der Aphasikargruppe in Altona. Ja, Frau Grün hatte das inzeniert – aber dan [dann] konnte sie nicht hinkommen zu der Aphasikergruppe weil sie ihren Sohn zum ersten Mal in die Schule bringen musste. Inzwischen war ich in Lindlar. Ich hatte da tausend Sachen vorgetragen — unter anderen die Sache in der Schweize [Schweiz] mit meinem Freund Peter K.. Und der Dr. Middeldorf von der Sprachen-Schule in Lindlar fand sie auch sehr gut — nur ein bisschen schmissiger muß sie angebracht werden.
So, ende September war es so weit. Der Vortrag konnte beginnen, denn Frau Grün war anwesend und so fünfzehn bis zwanzig Aphasiker, zu Teil mit ihren Ehehälften.
Und ich hielt ihn — meinen Vortrag. Zu erst habe ich gesagt, daß ich auch Aphasiker bin — wie ihr auch. Das stand nicht in meinem Text. Aber es kam an. Und dann habe ich berichtet über Peter K., daß ich mit ihm vereisen wollte ganz auf mich selber angewiesen. Und der ist ein Eisenbahnfreak und Eisenbahnen gibt da in der Schweiz genügend.

Und ich habe berichtet über Bern, Zermatt, Chur und Luzern. Ich hatte berichtet — nicht Bilder gezeigt — und sie hingen an meinem Lippen — das ist gar nicht zu beschreiben.
Ja — auch das ich sie angesprochen hab, gefragt hab — obwohl es nicht in meinem Text gestanden hat.
Ja, das hat hat mich doch gefreut.
Ich habe mit Frau Grün noch einmal darüber gesprochen. Ich hab mir eigendlich vorgestellt, daß ich meine eigene Sprache wieder bekommen sollte. Frau Grün sagte, daß muß nicht mein Ziel sein. Es genügt doch, wenn die Sprache ordentlich und ehrlich ist. Laß sie manchmal falsch erscheinen — oder fast falsch klingen.

Na ja — und könnte es schöner als mit diesem Vortrag die Zuhörer für mich gewinnen?

Michael Gregor

Oktober 1998

Ja, es ist wieder Oktober. Am vierten Oktober steigt wieder ein Fest — das Erntedankfest bei Correl [Corell] mit den St. Michel's Jazzband, wie jedes Jahr. Das ist so gleich der Ausklang — denn danach ist vier Wochen der Laden dicht.
Die St. Michel's haben keinem Trompeter bestellt. Ich sollte das manchen — so weit traute man mir. Ich sollte auch nicht jedes Stück mit spielen.
Bei Corell hatten wir jedesmal einen Pianisten. Aber dieses [Mal] fiel er aus. Siegfried hatte Freitag mit Michael Gregor gespielt, dem Sohn vom alten NDR-Gregor. Der Michael hat leider Lungenkrebs er hat nämlich geraucht wie ein Schlot aber er spielt zu gern und wollte ein Klavier besorgen und wollte kommen. Daraus wurden nichts. Ich habe dann jenen Brief geschrieben — weil ich nach Österreich zur Kur gefahren bin. Einen Brief an einen Mords-Jazzer Michael Gregor:

Mein lieber Michael,

Ich bin auch einer von denen, die auf den Jazz verfallen waren. Na ja — bei mir war es nicht ganz so schlimm — ich hatte noch andere Hobbies ausser Jazz.
Du warst mal bei uns eingestiegen im "Cottan-Club" [Cotton-Club].
Als dann das Jazzen vorbei war, hast du zu uns gesagt, das du daß liebengerne wieder tun würdest. Da waren wir noch ganz gesund, wir beide.
Mich hat vor fünf Jahren ein Schlaganfall so mir nichts dir nichts überrannt. Ich war bewegungslos und sprachlos — und trompetenlos.
Ich habe gedacht: So eine Scheiße – zeitlebens krank.
Aber dann habe ich alles mögliche ausprobiert — und es kam alles zurück — die Sprache, die Bewegung — sogar die Trompete.
Na ja, so ganz noch nicht — die Sprache, die Bewegung und noch nicht die Trompete — aber es kam doch genügend zurück das man getrost in die Zukunft — na ja in die Nahe Zunkunft blicken sollte.

Am Sonntag hatte ich meinen ersten Auftritt vor Corell. Na ja, meine erste Begegnung mit leuten und mit der Trompete.
Und am Freitag hat Siggi noch mit dir Musik gemacht. Und du hast gesagt — daß du mit uns spielen würdest, weil unser Pianist nicht kann. Ja, daran war dir sehr gelegen und du hast extra ein Klavier zu Corell hinschaffen lassen — dort wo unser Auftritt war

Das Klavier war da. Nur du nicht. Du kamst einfach nicht aus dem Bett. Und das Klavier stand einfach rum. Oh, das war kein fröhlicher Jazz.

Herr gott noch mal — da merkt man den Unterschied — ob man einen Schlaganfall gehabt hat — oder ob man richtig krank ist.
Es gibt Leute die sagen zwar — sie sind dankbar, daß du nicht gekommen bist. Sie können nicht sehen wie du leidest. Mein Gott — es wäre auch schön gewesen, wen es einen Tod am Klavier gäbe.

Ich bin jetzt in Östereich, wo ich meine letzte Kur mache. Das wird mich wieder ein Stück nach oben bringen — bevor mich auch der Tod holt.

Laß es dir gut gehen — so weit man das sagen kann. Ich finde es noch toll, daß es Musiker gibt, die unbedingt spielen wollen, selbst wenn die Krankheit das nicht erlaubt.
Spiel weiter.

Ein ganz herzlichen Gruß
dein Gerhard

[*Anm. d. Autors*: Als ich vom Institut Zeileis zurück nach Hamburg kam, war er tot und beeerdigt.]

Das Institut Zeileis
Dr. H.

Oktober 1998

Wer hat mich darauf gebracht? Das war Ottos Zahnarzt Dr. H.. Wir waren eingeladen zu Erichs Geburtstag nach Bleicherode — da hat der Herr Dr. H. — er ist bestimts über siebzig Jahre und macht hin und wieder noch selbst Behandlungen — über das Institut Zeileis erzählt. Er hatte das wiederrum von einer Österreicherin erfahren. Denn er hat Schmerzen an den Knien. Er konnte nicht mehr laufen. Der Zeileis hat Ende des 19nten Jahrhunderts, also vor gut einhundert Jahre, den Strom als natürliche Energieformen zur Vorbeugung, Behandlung, und Wiederherstellung angewendet. Hochfrequente (sehr schnell schwingende) impulsförmige Strombüschelentladungen erreichen über die Haut und Nervenbahnen tieferliegende Organe, die dadurch günstig beeinflußt werden. Dadurch werden Heilprozesse eingeleitet, so heißt es in dem Prospekt.

Na, ich bin nach Gallspach gefahren, weil in den Prospekt auch geschrieben steht, daß Schlaganfallpatienten eine Chance hätten. Gallspach liegt in Oberösterreich — etwa sechzig Kilometer von Passau entfernt. Ich stieg in Griesheim aus dem Zug. Ich hatte kein Geld gewechselt. Kein Taxi war zu sehen um mich nach Gallspach zu

bringen. Der Mann am Fahrkartenschalter tauschte mir hundert Mark um und rief ein Taxi — er war ein Gottesgeschenk. Und das Taxi fuhr mit mir zu einer Pension — nicht weit von Institut Zeileis.
Gallspach habe ich in zwanzig Minuten durchschritten. Er hatte wohl so 1300 Einwohner — und die Lebten alle vom Zeileis. Pensionen, Gasthäuser, Wirtshäuser. Na morgen werden wir uns den Betrieb im Institut ansehen.

Das Institut

Oktober 1998

Das Gebäude ist wohl das größte in der Stadt und liegt mitten drin mit einem wunderhübschen Park umgeben. Ich gehe an den Kouter [Counter] und man verweist mich sofort an ein Büro, wo man eine weisse Karte ausfüllt. Und damit gehe ich zum umziehen und ich komme mit hundert oder hundertzwanzig Männern, alle mehr oder weniger nackt, zur Zeileis Bestrahlung.

Der Zeileis ist nun der Urenkel des Erfinders und er ist jeden Tag anwesend mit einem anderen Arzt und mit zwei Schwestern und bestrahlt zweimal am Tag. Das Bestrahlen geht so vor sich das der Arzt eine Kugel nimmt wie ein Hanball so groß, wo ein Griff dran ist damit er es anfassen kann — und nun macht er die Kugel überall hin an seinem Patienten, und mit der linkern Hand will er das in den Kopf lenken, in die Beine, in die Hände oder am Fuß. Und aus der Kugel schießen elektrische Blitze. Nun Komme ich dran. Die elektrischen Teilchen tun ein wenig wehe — oh ja. Ich frage ihn, ob er das aushalten könne, so Jahr für Jahr. Und er sagte, daß der Urgroßfather und der Großvater daß ausgehalten hätten und er nicht minder. Und er dicktiert seiner Schwester, was er sonst ausser der Bestrahlung noch gäbe.
1. Das Blut wird aufgefrischt — also jeden 2ten Tag wird das Blut, so ein Spritze voll, entnommen und jeden 3 tags wieder in die Adern gefüllt.
2. 15 Minuten gibt es täglisch Sauerstoff.
3. Solenoid-Kur — das wird in deinem Rücken gemacht und ist so was wie Strom.

4. Die rechte Hand wird in ein Wasser getaucht und mit Ultroschall behandelt
5. Dann gibt es den Flachläser, der die Kopfhaut und was dahinter liegt behandelt.
6. Die MD 500, das ist ein Strom der an den rechten Fuß gelegt wird, so in einem Wasserbecken
7. Dann muß ich in den Monoden Raum und muß mir Hände, Füße, rechte Schulter und rechtes Gesicht erwärmen lassen
8. Und dann bekomme ich noch Massage — so zweimal wöchentlich.

Und unterdessen macht er immer weiter Bestrahlung mit mir. Und dann soll ich das rechte und linke Füßlein anheben und er legt seine Kugel drauf. Oh nein, oh nein. Dann hat er genug von mir. Ich kann gehen — die anderen sind dran. Ich komme noch mal unter eine Stromdusche aus der vorne und hinten ganz lange Stromhaare hervorkommen — und dann bin ich fertig. Die Behandlung dauert fünf Minuten.
Soll ich abreisen? Soll ich auf den Strom verzichten? Nein — ich mache weiter. Irgend was muß doch dran sein. Die hundert Frauen und die hundert Männer waren schon ein paar mal hier. Sie müssen was gespürt haben — sonst, wegen des Stromes an sich kommt doch kein Mensch hierher.

Gallpach [Gallspach]

Oktober 1998

Ich habe einen Österreicher im Institut getroffen, der auch einen Schlaganfall hatte. Vor viehr Jahren. Der konnte sprechen, der konnte Schreiben, der hatte keine Lähmungserscheinungen am rechten Bein und der konnte seine Finger gut bewegen. Vor viehr Jahren sah er hoffnung los aus in seinem Rollstuhl. Er ist jetzt zum fünfzehnten mal hier. Er schwört auf Dr. Zeileis.
Einen anderen habe ich getroffen in einer Kneipe. Er war allen [allein] und fragte mich, ob sich [er] sich zu mir setzten könnte. Er haßte das Nest Gallspach. Er hat einen rechtsseitigen Schaganfall und Lähmungen auf der Linken Seite. Er hatte den Anfall vor acht Jähren bekommen. Er war schon neun mal bei Dr. Zeileis. Sein rechte Hand war geschlossen. Er konnte sie nicht bewegen und er nannte den

Arzt einen Hofnarren. Aber warum kommen Sie immer wieder hieher.? Fragte ich.. Weil es bei uns so was nicht gibt, antwortete er. Er war früher bei dem Staatsorchester Trompeter. Dann fielen ihm seine Zähne aus. Da hat er angefagnen zu komponieren und das macht er noch heute — wenn er auch nicht mehr Klavier spielen kann.

Einmal bin ich hoch in den Wald geganngen, zu einer Jausen-Station — also was ähnliches wie eine Kneipe. Ich hab Zwiebelfleisch gegessen und einem gepritzen Most — ein Apfelwein getrunken. Ausser mir war kein Gast da. Die Frau Wirtin setzte sich zu mir und sprach mich an. "Sie haben einem Schlaganfall erlitten? Ja, es ist so, daß mein Schwager vor drei Wochen auch von einem Schlaganfall heimgesucht wurde. Was soll ich machen um ihm zu helfen? Er ist jetzt 77 Jahre alt? Er hat die Sprache verloren und ist gelämt."
Ja — was soll ich drauf antworten. Es ist unmöglich eine Diagnose zu stellen. Es hängt davon ab, wie das Gewebe in Mittleidenschaft gezogen wurde. Wie er — trotz seines Alters — den Anweisungen des Arztes, der Krankenschwester, der Logopädin folgt. Das Krankenhaus ist gut, sagen Sie. Sie müssen ihn ernst nehmen, denn der Gelämte kann denken, Sehr gut denken — nur sagen, das kann er leider nicht. Und dann — wenn er halbes oder ein ganzes Jahr vorbei ist — dann ist doch das Institut Dr. Zeileis eine ganz wesentliche Hilfe! Ja — sagte sie — ja der Dr. Zeileis ist für wahr für uns alle eine gute Hilfe.

Und dann ging ich um zwei am Sonnabend zum Gottesdienst — katholisch natürlich. Der Pastor will für die Kranken und die Geschädigen beten. Von allen Seiten kommen die Leute zusammen — die Kirche von Gallspach war gerammelt voll. Unten im Altarraum hatten sie vier Gitarren und eine Vionline versammelt. Neben der Kanzel in einem Seitenraum nahm jemand die Beichte ab — über den ganzen Gottesdienst. Und die Lieder waren alle große Klassen — ganz anders als bei uns, so richtig schön zu singen und zu klatschen. Allerdings das was gepredigt wurde — ensprach nicht meinem Erwartungen.
Die Muttergottes ist für die Katholen eine Heilige — und so klang aus seiner Rede. Und das die Kranken — sofern sie richtig beten und glauben — alle, ja alle wieder gesund werden können — das sollte doch eine Illusion sein. Aber die Lieder haben es in sich.. Nach zweieinhalb Stunden war der Gottesdienst aus. Er war, wie gesagt, katolisch.

Meine Frau kommt mich besuchen

Oktober 1998

Von Mittwoch bis Montag hatte sich meine Frau angesagt. Sie wollte mal sehen, was ich so machte und wie ich so mit dem Strom und mit dem Institut zurecht kam. Und da sie grade hier war machte wir unserem Traum wahr — eine Reise auf dem Schiff von Passau nach Linz.
Freitag abend fuhren wir nach Passau um morgens früh das Schiff zu kriegen. Und dann ging es los — flussabwärts. So zweihundert Menschen waren mit von der Party, obwohl wir ende Oktober hatten. Und die Büsche und die Bäume — sie strahlten alle Farben aus, vom knallgelb bis zum matten rot — das wahr nicht zu beschreiben. Fünf Stunden durch ein Gebirge das die Donau hin und her versetzte, eine Seitenschleife nach der anderen. Fünf Stunden durch drei Staustufen — da fiel jedes Mal das Wasser und [um] fünf bis sieben Meter nach unten. Fünf Stunden durch herrliche Herbstfarben. Dann kommen wir in Linz an.
Wir machten eine Stadtrundfahrt — sahen die Häuser, sahen die Plätze, sähen die Kirchen — und mitten auf dem Hauptplatz — rundherum stehen Klassische Gebäude, da fällt man von Glauben ab — rundherum stehen auch Denkmäler — da stehen wir vor dem Hotel Wolfinger. Wolfinger — das ist ein Hotel, das durch hinzuerworbene Häuser — die alle hinten liegen, unheimlichen Charme hat. Die Dame samelt alles: Gemälde, Möbel, Glas und Venedig [venezianische] charmante Karnevall Masken und hatte natürlich große Zimmer und ein gutes Frühstück. Wir fühlten uns sehr wohl bei ihr.
Als erstes wollten wir den Pöstlingsberg besuchen — weil man von Pöstlingsberg auf Linz schauen kann. Und weil auf dem Pöstlingsberg ein über 100 Jahre alter Zug fährt der kein Zahnrad hat und trotzdem noch eine Höhensteigerung überwindet die es weltweit kein zweiter Zug schafft. Und in der Früh am nächsten Morgen sind wir in das Schloß gelaufen — na keine 500 Meter vom Hotel Wolfinger — und wir haben uns die Austellung von Dieter Häckel angeschaut. Der war ein Arzt und hat aber schnell auf die Forschung beschränkt und hat um 1900 Forschungsreise nach Amerika und nach Indien — und sogar nach Indonesien — und hat Plankton gesammelt und auch gemalt. Er war in Jena zu Hause und hat in Österreich geleehrt.
Und dann haben wir einen Südtiroler Markt gesehen, wo es Schinken, Wein, Brot und Musik gegeben hat. Walter aus dem Ultental war nicht

zugegen — aus dem Ultental — das uns so manche Jahre ein Ort mit Skie und Rodel gewesen ist. Ja — und ich habe geheult.
Dann sind wir weitergegangen — und dann erklang es plötzlich aus einer Kirche — Chormusik. Wir gingen hinein. Da standen die Chormitlieder — es war bestimmt dreisig Personen und der Dirigent übte mit ihnen. Ja das war hinreissend. Er probte für die Abendvorstellung. Ich heulte.
Ja, und dann mußte wir den Koffer abholen und uns mit der Taxe zu Zug nach Gallspach begeben.
Am nächsten morgen — wenn ich auf meiner Kur bin — dann sollte die Frau nachhause fahren. — Sie hat mir zum Abschied einige Worte aufgeschrieben:

Zeileis in der zweiten und dritten Woche

Oktober 1998

Das der gute Dr. Zeileis fast immer zur Verfügung steht — und er zwei mal die hundert Männer und die hundert Frauen drannimmt, mit einem Arzt dazu — meistens ist das sein Sohn — das ist eine Meisterleistung. Und mit jedem Patienten plaudert er, so weit das geht. Und jedem will er den Schmerz nehmen. Und jedem will er die Bewegung verbessern. Da geht bestimmt eine Stunde drauf. Das ganze vier mal — das sind vier Stunden Hochleistungsarbeit. Und früher muß das noch viel mehr Patienten gegeben haben — wurde uns erzählt.

Am Montag abend, gegen 19 Uhr 30, haben die Zeileis den Kursaal gemietet und führten ihre Filme vor. Die Filme, die die Kur zeigen sollen. Dann stellt sich Dr. Zeileis der ältere hin und möchte Fragen beantworten. Da kam aber nichts rüber. Keiner hat gefragt, wie es im Kopf funktioniert, daß die Muskeln richtig angepackt werden — weil sie ja im Kopf beschädigt worden sind, durch einen Schlaganfall. Und niemand hat gefragt, wodurch es kommt, daß die Sprache wieder funktioniert. — Ich ja auch nicht. Und dann kamen die Jubilare — 30 mal war eine da, 40 mal die andere und 50 mal ein Ehepaar — ja — das sind stolze Zahlen. Und die Leute sehen gesund aus.

Der gute Geist von Gallspach, Herr Dr. Zeileis, hat aber auch im Gallspach seine Schwächen — es gibt noch einen Zeileis hier, einen Dr. F.G. Zeileis, der auch "Zeileis-Hochfrequenztherapie" betreibt — seinen Bruder. Der macht das selbe wie Herr Dr. V. Zeileis und noch eine ganze Menge anderer Therapien. Na ja — das Familienbande so auseinandergehen ist wohl mehr oder weniger natürlich.
Der Zeileis wollte mal in Deutschland ein zweites Instatut [Institut] auf machen. Aber die deutschen Ärzte haben anderes entschieden — weil es noch kein Beweis dafür gibt, daß diese Thearapie nützt, mit ihrem Hochfrequens Strom. Und so hat er es gelassen — der Zeileis.

Wie geht mir nach drei Wochen Therapie am Institut Zeileis? Drei Wochen jeden Tag die Hochfrequenz Strahlung, drei Wochen alle möglichen Behandlungen. Und wenn du dann fertig bist, dann geht es nach links oder nach recht den Berg hinauf, zur Jausen-Station. Ja, wie geht es mir?
Das Bein zieht immer noch den Fuß hinterher — und der Fuß ist immer noch schräge. Aber die Tretter, die Fußlatschen, da bleibe die Füße dran hängen wenn ich vorsichtig und Langsam gehe. Und der Fußmarsch zu den Jausen-Stationen ging immer schneller und flotter. Und der Arm? Ich kann den Arm wohl so bewegen wie ich seit fünf Jahre nicht bewegt habe. Aber schreiben — das mache ich mit links. Links geht schneller. Rechts mache ich die Bewegen [Bewegungen] der Fingern langsamer, viel Langsamer als mit links. Das rechte Bein und die rechte Hand regieren immer noch zusammen — wenn Gefahr droht, und immer noch weist rechts im unteren Brustraum ein Knocken darauf hin, daß hier eine Verbindung besteht. Rechts die Hand und die Finger lassen sich nicht schütteln wie das links geht. Aber der Kopf — das merke ich — der Kopf hat seinen Verstand wieder. Nicht das der sich selbst in Luft aufgelöst hätte — aber ich merkte die Zelle, in der er sich befand. Und dann noch der Verlust des Sprechens und des Schreibens — das war schrecklich — und das ist zu ersten Mal richtig gut, richtig stabil.

Dr. Ulrich Olshausen

November 1998

Der Name war mir geläufig durch Herrn Eggers, der Mann mit der Frau mit dem Schlaganfall, der den Aphasie-Zirkel leitet. Der hatte mir erzählt von einem Arzt, der mit einer ganz neuen, ganz anderen Denkweise an die Sache ran geht. Ganz anders als die meisten anderen Ärzte.
Er war ein älteres Semester, etwa 72 Jahre alt. Er war in Krieggefangenschaft in Russland gewesen und hat sich durch Tricks und durch geistige Stärke am Leben erhalten.
Ihm sind eine Reihe von Freunden und Verwandten weggestorben — an Herzversagen und Schlaganfall — und sie waren vorher gesund. So sah es jedenfalls aus.
Und er hat sich daran gemacht zu prüfen, ob es noch was andres gebe als das Rauchen, Bluthochdruck und fettes Essen. Und er ist auf die Chlamydien gestoßen. Sie waren gerade erst entdeckt worden. Und er hat einige Patienten mit Antibiotika behandelt und die Chlamydien bei ihnen ausgelöscht — und siehe da — die Patienten sind gesundet.

Er schrieb einen Artikel über die Chlamydien und die Wirkung auf Schlaganfall, Herzinfarkt, und instabiler Angina pectoris oder eine Thrombose im Bein lange bevor eine Reihe von Wissenschaftlern sich daran machen auch die Chlamydien zu untersuchen.
Ich war natürlich zu frieden als ich merkte — da gab es wirklich einen Feind, den es zu bekämpfen lohnte. Und ich machte eine Antibiotika Kur — ob wohl die Chlamydien viel früher über mich hergefallen waren. Aber die wenigen die noch geblieben sind sollen ganz aus meinem Körper verschwinden.

Und dann gab mir der Herr Eggers noch mehr. Er spielte mit seinem Computor — er war ja Rentner — sein Internet vor und er gab mir alle Nachrichten, die über Chlamydien gesammelt wurden. In Deutschland war es Herr Proffessor Stille, der sich sehr damit beschäftigte.

Der Prosperesser [Professor] aus Frankfurt, hält die Atheroskleresе für eine Infenktionskanheit, hervorgerufen durch Chlamydia pneumoniae.

Dieser Erreger soll von Monozyten von den Atemwegen zu den peripheren Gefäßen transportiert werden, dort die Anlagerung der Monozyten an das Endothel fördern und das Gefäßendothel infizieren. Dies wiederum soll der Start eines Entzündungsprozesses sein, der, gefördert durch weitere Risikofaktoren, Jahrzehnte später die Komplikationen der Atherosklerose bewirkt.

Die Entdeckung, daß Chlamydien Erreger der Artherosklerose sind, steht im Zusammenhang mit zwei Arbeitsgruppen, der von Pekka Saikku Universität Oulu in Finnland, und der von Thomas Graystone, Universität von Seattle im US-Staat Washington. Dem Finnen ist bereits 1988 aufgefallen, daß Herz-Infarkt-Patienten vermehrt Antikörper gegen Chlamydien pneumoniae haben.
Ja, ich habe immer schon gesagt, ich glaube nicht daran daß Rauchen, Bluthochdruck und Übergewicht so entscheidend wäre einen Schlaganfall auszulösen. Und dann fällt mir ein, daß ich 1985 — ein Jahr bevor in Eidelstedt das neue Gebäude fertig wurde ich in das Isaelitischem [Israelitische] Krankenhaus eingeliefert wurde. Der Chef des Hauses tippte auf TBC, weil das so rudimentäre Ähnlichkeit hatte. Die Chlamydien fielen den Ärzten nicht ein. Es gab sie ja auch noch nicht.
Und dann, acht Jahre später — die Chlamydien haben ihren Dienst getan. Irgendwo da oben im Gehirn, da bildete sich ein richtiger Sack. Es kam kein Blut mehr durch — und Feierabend.
Das sind alles nur Mutmaßungen — nur Annahmen — aber es passte doch ganz gut zu mir.
Hätte mir ein Docktor mich mit Chlamydienwirksamen Antibioka gespritzt — vielleicht wäre es nie zu dem Buch hier gekommen. Aber damals gab es noch keine Chlamydien. Und keine Therapie.
Aber heute weiß man anähernds Bescheid. Noch nicht mit klinischer Gewissheit — aber näherungsweise. Meine Frau, meine Kinder müssen sich dem Chlamydientest unterziehen. Und — ich hoffe — eine ganze Vielzahl von Bürgern auch.

Die hamburger Aphasiker

Dezember 1998

Die aphasischen Menschen mit all den körperlichen Gebrechen können sich hervorragend unterhalten, so bald sie die Anfangsangst überwunden haben. So haben wir das kennengelernt in Rissen, in einer kirchlichen Tagungseinrichtung [Tageseinrichtung]. Da waren rund fünfzig Aphasiker und etwa zehn Begleiter erschienen, Freunde oder Ehemänner oder -Frauen [Ehefrauen].
Die Aphasiker sollten interviewt werden und sollten sagen, wie sie so zurechst kommen und was ihnen am meisten fehlt. Die Aphasiker wurden ausgefragt von drei Nicht-Aphasikern, drei Angehörigen die alle drei die tägliche Last mit aphasischen und körperlich behinderten Menschen hätten: Herr Heinz Eggers, der Vorsitzende der hamburger Aphasiker sebsthilfe, Herr Sch. und Frau B.
Herr Eggers hatte sich bei einem Doktor, der Neurologie erkundigt, ob er so was nicht leiten könne. Der Arzt hat [sich] bedankt. Da mussten sechs oder acht Helfer mitmachen — und der Ärzt kann nicht versprechen ob da was raus kommt.
Ganz anderes die Helfer — die von Anfang an mit in die Sache eingebunden waren; Und die Aphasiker von anfang an begleitet haben.
Am ersten abend kam Frau Lutz, die die Aphasikergruppe so mitte der achtziger Jahre gegründet hatte und die auch noch sehr verwachsen ist mit ihr. Sie wohnt neben der Tagungsanstalt in Rissen und hat für alle ein Wort übrig.
Am nächsten morgen ging es los. Die drei hatten sich schon vorher zusammengesetzt und hatten einen Fragenkatalog erarbeitet. Wie werde ich mit dem Leiden fertig. Was vermisse ich am meistens. Und mit drei Gruppen war dann am Ergebnis gearbeitet worden. Und die Nichtaphasiker — wie meine Frau zum Beispiel — bildeten die vierte Gruppe. Sie wollten herausfinden wie sie mit uns zurecht kamen.

Also die erste Gruppe in der ich mich befand, fand mit unserem Leader, Herrn Eggers, statt. Uns waren rote Punkte gegeben worden, mit denen wir die Funktionen kennzeichnen wollen die uns am meisten nerven. Und wir haben die Punkte alle auf Sprache und Schrift

gegelegt. Das war das wesentlichste. Die körperlichen Gebrechen kommen erst in zweiter Linie. Auf die Sprache am Telefon, auf die Sprache unter vier Augen, auf die Sprache einer ganzen Gruppe von Menschen mußten wir reagieren — unterschiedlich. Die Sprache und die Schrift — das ist für uns wichtig — und ich konnte keinen finden der was anderes für wichtiger hält. Und das andere — die körperlichen Gebrechen, das kam Später. Und was fehlte einem in dem Zustand? Es fehlte ein Bekannter, der dieses oder jenes mit macht. Der auch an Reisen interessiert ist. Es fehlte eine Frau, die was im Haushalt machte. Es fehlte eine Person, die die dringenden Behördengänge für einen machte.
Und dann setzten wir uns alle zusammen, und die Gruppenleiter trugen ihr Ergebnis vor — und das war sehr unterschiedlich. Frau B. setzte dem Resultat die Krone auf:
Das sagen — ohne das man die Bedeutung trifft — versetzt einen in tiefe Wut. Es empört — nur — man kann es nicht änderen. Man kann heulen, lau [laut] schreien, schimpfen, weinen, explodieren — nur ändern kann man nicht. Das ergibt Frust. Man vergräbt sich. Man igelt sich in seinem Keller ein. Oder wendet sich der Arbeit zu. Man zieht sich aus der Affaire. So schlimm ist das — und — man kann nichts änderen.
Muß man den Zustand — so wie er ist — akzeptieren — oder sollte man sein Leben schön machen, bewußter leben. Gespräche probieren — versuchen — und nicht aufgeben?
Dabei sind die Aphasiker ganz lustig und fröhlich. Die meisten können singen. Und wenn einer da ist, der ein Lied anstimmt, dann gibt es gar kein halten mehr. Mit fröhlichem Spruche und lustigen Liedern können die Aphasiker um gehen.

[Auf Anregung von Herrn Eggers brachte die Gruppe Frau B. (Brigitte) ein selbstverfaßtes Ständchen, das auf der Melodie von "O Tannenbaum" basiert:]

Brigitte, wir lieben Dich!
Und das nicht nur zur Sommerszeit
nein auch im Winter, wenn es schneit
Maria und Joseph, die hatten in Jerusalem
ein Buttermilchgeschäft
in der Heimat, in der Heimat, da gibt's ein Wiedersehn
in der Heimat, in der Heimat, da gibt's ein Wiedersehn [...]

Wie werde ich am besten mit der Krankheit fertig

Dezember 1998

Ich sagte ich, weil ich gemeind [gemeint] bin. Du bist anders als ich. Also auch anders reagieren anders handlen anders fühlen.
Aber anders oder nicht anders, wo hört das auf? Wo fängt das an?
Ich sagte nur, wie ich mit meiner Krankheit fertig werde. Du hast vielleicht einen anderen Weg? Ist er besser?

1. Das erste sind tiefe Depressionen die Besitzt von dir ergreifen. Nein — Depressionen sind gar nicht gut für dich. Du wirst wieder gesund oder halbgesund — ist das nichts? Erinnere dich an die Krebskranken. Mach dir nicht vor — deine Krankheit wird immer besser. Also: haltet des Kopf hoch.
2. Das sind deine Freunde und Verwanden. Halte sie in Ehren. Die Verwanden und die Freunde sollte wissen das du nun Trauer trägst aber laß sie ebenfalls wissen, daß du beireitet [bereit] bist wieder Spielchen zu spielen, ein Glaschen zu trinken zu lächeln oder zu lachen, spazieren zu gehen sei mit dem Rollstuhl, sei es mit den Krücken — aber denke an Sie.
3. Die wichtigste Frau — der wichtigste Mann ist deine Ehefrau — den [dein] Ehemann — der Sohn der [die] Tochter — die Mutter der Vater — je nachdem wer dir am nächsten ist. Die Ehefrau — der Ehemann — die Schwester, der Vater, wer dir am nächsten ist — wird benödigt, schwer benötigt. Aber denke daran, einige Sachen selbst zu machen — und das wird immer mehr — denke daran. Und sei lieb zu ihr — sie oder er muß wissen, das es kein Entrinnen mehr geben kann — also: zeige es ihr.
4. Mach das Leben — auch wenn es schwerfällt — lebenswert. geh ins Kino — mit Freunden oder deiner Frau/oder Mann. Ins Theater, ins die Oper. Geh ein Bier trinken — nur — geh aus dem Haus ein oder zweimal pro Woche.
5. Lade Menschen ein. Zum Spielen. Zum Reden — wenn du reden kannst. Zu Trinken. Du wirst sicher wieder eingeladen werden.
6. Mach eine Reise — egal wohin. Nim dein Ehegespons mit — oder Freunde, Bekannten oder auch Fremde. Nur sollte man die Fremden schon einigermaßen einschätzen.
7. Agiere — reagiere Nicht

1998 Das Jahr der Sprüche und das Jahr der Tatsachen

Dezember 1998

Es ist mir eine ganze Menge eingefallen, seit dem ich meine Sprachlosigkeit gegen mein Sprachempfinden eingetauscht habe. Und das ist nun zu Papier gebracht worden. Das Empfinden gibt zwar die Sprache wieder, aber häufig verkehrt und verdreht. Ach mir fallen die Wörter nicht ein, die ich nicht richtig benutze aber die doch Sinn ergeben — nur ein paar.
Ich sagte Bretter-Hobler statt Tischler. Ich sagte, da müssen wir mal ordentlich mit warmen Wasser mit dem Schlüsseldienst reden und meinte, man muß mal mit dem Schlüsseldienst reden, ob er an eine andre Stelle will, oder ob er raus fliegt.
Ich sagte Schweinebein statt Eisbein. Ich sagte ich muß meinen Minirock für die Schultern an legen und meinte damit Weste.
Ich will Wohlfühlbürger an meiner Seite haben.
Ich sagte Madagaskar und meinte Magdeburg. Ich sagte ein Tagesdiener und meinte ein stummer Diener, ein Butler, ein Garderobenhalter. Ich sagte Geschlechtspaare statt Ehepaare.
Ich sagte Wohnzimmerausweiß und meinte Ausweis und nicht Reisepaß.
Ich sagte Rechenstab statt Taschenrechner.
Und ich sagte Sonnenräder und meinte einen Regenbogen.
Man ist manchmal verblüffed, was für eine Bedeutung so ein Wort, so ein Satz haben kann.
Und dann die andere Seite. Man muß sich einmal vorstellen da kommt kein Laut kein Lachen, kein Weinen — da kommt nichts aus deinem Mund heraus. Wo du früher eher vorlaut gewesen bist — da kommt nichts hervor.
Reden ist Atmen der Seele.
Ist das Atmen jetzt eingestellt.
Ich kann mich gegenüber anderen nicht erklären.
Ist das erklären nicht mehr nötig.
Sie werden am Schweigen sterben, wie die Kinder des Friedrichs (des II. im 13. Jahrhundert) — die in einer Luxusherberge an Sprachlosigkeit gestorben sind.

Nein — nicht mit mir. Ich will weiter leben. Ich will weiter Freude haben. Und darum nehme ich Sprachunterricht. Und ich mache alles mit — was sich mir anbietet — damit das Leben erträglich wird — und es ist erträglich geworden.

Ab es gibt Menschen über Menschen — die einen Schlaganfall bekommen haben und die sind mit mir nicht zu verwechseln.
Manche sind nicht sprachbehindert. Manche sind depressif. Die Ehen gehen auseinander. Manche sind gar nicht berührt und arbeiten weiter wie bisher, manche müssen ihre Rente einreichen. Manche haben den Schlaganfall links — einige rechts. Einige bleiben gelähmt, andere wiederum geht es besser und besser. Andere sind blind. Manche geben sich auf und einige bessern sich jedes Jahr ein wenig.
Ach Schlaganfälle gibt es genug — und verschieden sind sie alle

Ich glaube ich habe(n) (ein) Traum:
ein Traum von(m) Glück aller Menschen —
wie Du und ich
die, die unsere Preise ansehen und die Qualitäten
und die alles so natürlich finden,
und die froh waren,
so froh wie die Jazzband,
die die Stücke spielten.

Das Gedicht ist mir eingefallen zwei Jahre nach dem Schlaganfall.

Zuerst kommt die Nacht — dann der Tag
Wenn die Horstesien wieder auf den Feldern blühen —
dann ist alles vorbei

Die Stärke ist schwach sein

Das habe ich ein halbes Jahr nach meinem Schlaganfall in Soltau geschrieben.

Ich lebe

Dezember 1998

Ich lebe und zwar nicht schlecht. Ich mach meine private Sache und kümmer mich so ein bisschen um das Geschäft. Die Freunde und die Verwandten hören ab und zu von mir. Ich mach verschiedene Urlaube — ich mache etwas. Viele die krank und gebrechligt sind, viele die einen Schlaganfall gehabt haben — die reagieren nur noch, sie agieren kaum. Und das ist schade.

Einen der das ganz schlim getroffen hat, einen der ein locked in Sydrome hatte, eine Krankheit, die ganz plötzlich kommt, die nicht kurable ist und du kannst nichts mehr sagen, dich nicht mehr bewegen, mit keinem Muskel — der hatte eine Logopädin und die hat ihn untersucht und herausgefunden, das er das Augenlids seines rechten Auges bewegen konnte. Sie stellte ein ABC zu stande, bei dem er mit dem Auge zwinkern sollte je nachdem, wie viel er dem Buchstaben der Wert zu fällt. [*Anm. d. Autors:* Die Logopädin machte für jeden Buchstaben einen bestimmten Wert — a=1, g=7, k=11, so daß es alle Bestaben benennen konnte.] Und er hat ein Buch geschrieben — das hat mich sehr berührt. Ich habe das Buch meiner Logapädin geschenkt und habe einen Brief dazu geschrieben.

Das was mich so maßlos beeindrucked hat — ist sein Wille — sein Wunsch. Und er hat das gemacht und ist danach gestorben.

Ich lebe — ich lebe gern.

Harald Junke war abgemeldet — er war betrunken und er ist in die Schweiz gekommen nach Basel. Und hier hat man ihn geflegt und gehegt — und er ist wieder auf die Beine gekommen. Und sein Professor hat zu ihm gesagt: "Das ist das letztemal, daß wir das durch gekriegt haben — und auch nur deshalb, weil Sie sich herausheben aus der vielzahl der Leute, und Rollen einstudiert haben und Sätze sagen können, die sonst kein anderer so bringt — das liegt in der Natur der Sache. Were es irgend ein anderer Mensch — was sollte da wohl herauskommen. Aber hüten sie sich da vor noch einen Schnaps zu trinken — dann passiert Ihnen das selbe [wie den anderen]."

Bin ich auch so, daß meine Sprache wiederkommt? So wie der Sprecher [vom NDR, Dieter Zimmer] der nach einem Jahr wieder fit wurde.

Ich lebe — und ich lebe gern.

Ich bin keine Heulsuse. Aber wenn mich was bewegt, wenn es mich anrührt — dann muß ich leider heulen — egal was da kommt.
Mir gings es genau so wie Robert McCrum, der gesagt hat — Ich komme mir vor wie ein Käfer oder eine Kakerlake, der ein Bein fehlt und die hilflos umherzappelt und sich in den Staub wälzt, ehe sie verendet.
Aber McCrum sagt am Schluß – vielleicht bin ich neugeboren worden, vielleicht — wer weiß? — war mein Schlaganfall am Ende ja doch ein Segen.
Und er ist wieder genommen worden bei seinem Verlag — ja — und ein halbes Jahr später hat er einen Redaktorsposten angenommen — obwohl man sehen konnte was ihm passiert ist.
Ich lebe — und ich lebe gern.

Und dann, auf der Wiese bei Corell, da hat Siegfried der Clarinetist und Saxofon Spieler keinen Trompeter dazu bestellt. Ich sollte den Part machen — und ich machte den. Na ja — ich konnte keine Melodie spielen. Ich konnte nicht singen. Aber ich konnte die richtigen Harmonien spielen. Ist das nichts?

Ich lebe — und ich lebe gern.
Ich habe alles unternommen, was mich zurückbringt zu den gesunden. Alles was mir möglich war. Und jetzt — nach fünf Jahren — habe ich nur einen körperlichen Mangel — der sich noch mehr und mehr zurückbilden wird.
Der Geist ist frei. Die sprachlichen Defekte bleiben aber sie werden geringer.
Meine letzte Kur hat großen Erfolg gehabt — das kann ich sagen — und ich werde sie nächstes Jahr wiederholen.

Ich lebe — und ich lebe gern.
Meine Logopädin, Heike Grün, hat gesagt, das mein Gehirn, die rechte Seite und die linke Seite — beide bewegt und beide umsorgt werden. Darum glaube ich immer noch, daß mein Spielen, mein Singen wieder kommt — und mein Sprechen. So wie früher.
Ich lebe — und ich lebe gern.

Die große, kleine Rolle

Mai 2000

Ach, ich habe Theater gespielt, ein Theater in einer Schwerhörigen Gruppe. Seit drei Jahren gehöre ich dieser Gruppe an. Seit anderthalb Jahren steht Simone B. dem Verein vor — ja ein sehr kleiner Verein — er hat sieben Mitglieder.
Zuerst hat Simone uns tanzen, sagen und machen lassen — machen was wir wollten. Und dann ist ein Stück daraus entstanden, in das wir alle was eingebracht haben: Sieben T. — ein Stück, frei nach den Todsünden — neid, stolz, gier, müssiggang, völlerei, wollust und zorn.

Dann war es so weit — das Stück war fertig und wurde aufgeführt, uraufgeführt, in einer Gehörlosenschule am Hamburger Hauptbahnhof.

Wir reihten uns ein in den Hochzeitsmarsch. Das Licht leuchtete auf, die Musik spielte — und es gab kein zurück mehr — das Spiel wurde Wirklichkeit und wir sieben Spieler mußten in Wirklichkeit den Standort, die Bewegen [Bewegungen], die Worte beherschen.

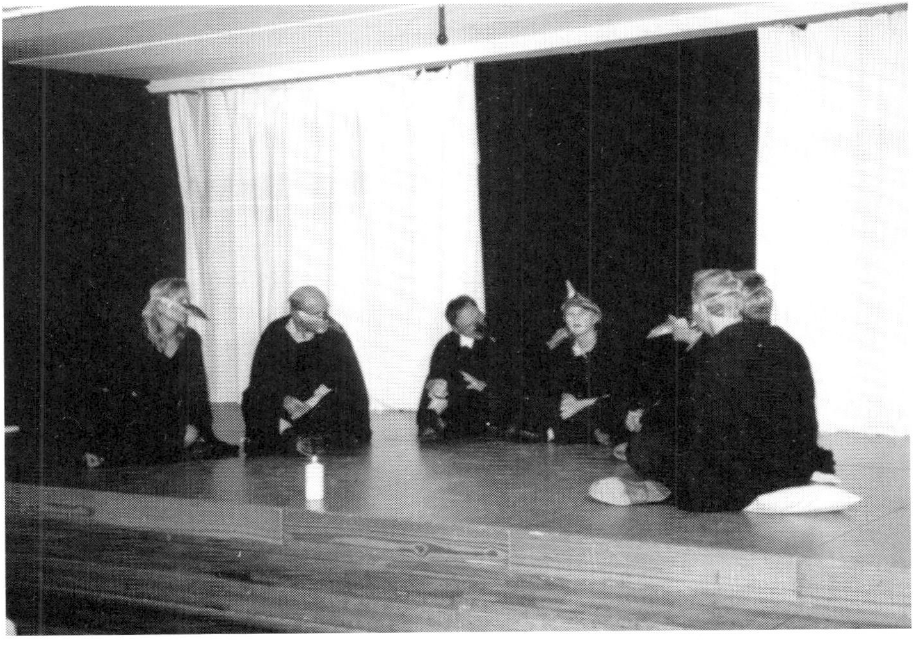

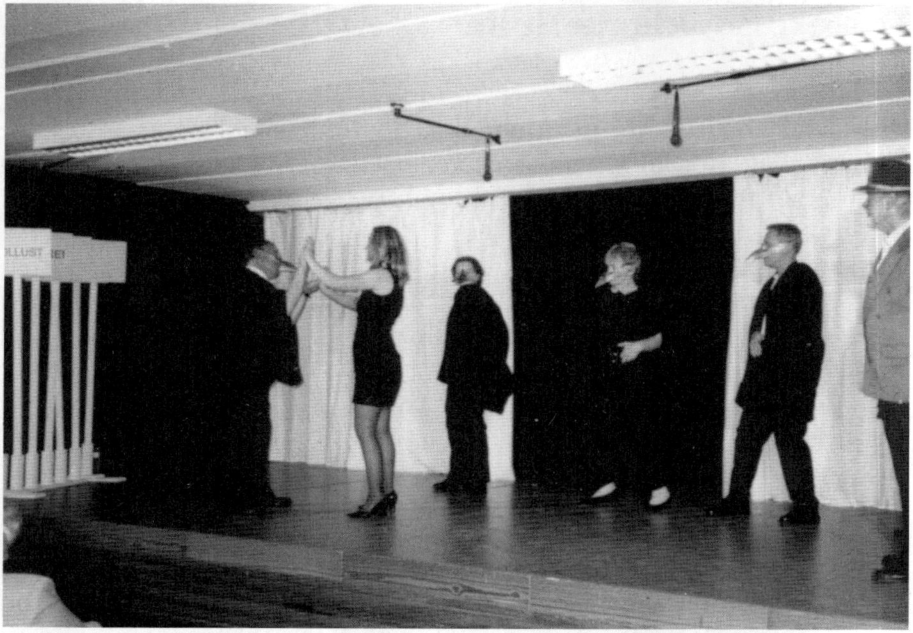

Ach, ich hatte große Probleme die Worter richtig zu sprechen, ganz große Probleme. Nicht der Sinn der Worte macht Schwierigkeiten aber die Worte sind nicht da — Und so kramte ich andere Worte zusammen, die denselben Sinn ergaben: die gesamte Kampagne läuft gut an — oh, das war eine Sache.
Die Sache läuft gut an, eine gute Sache, sehr gut, die Masche ist ausgeklügelt und ausbaldobert und läuft gut.
heute haben wir die ersten Entwürfe präsentiert — das war die Zweite Sache: heute zeigen wir den Stoff — heute machen wir uns daran und bereiten wir die erste gute Seite vor — ach, so war das.
tolle Frauen — einfach Klasse — das konnte ich nicht behalten: Frurchtbare [furchtbar] viele Frauen, Einfach Spitze — soviel Frauen, die Frauen — ja die Frauen.

Ja, dann, wenn die verschiedene Raben sprechen, dann muß man sich immer an die Regel halten: erst die Mutter — dann du, oder erst der Chef, dann du — also das dein Spruch kommt, wenn er vorgesehen ist — um [und] dann soll man ihn kennen: in dieser Branche, wer träumt nicht davon, oder: War er zu schroff, oder: Er

ist unzufrieden, niedergeschlagen — das kann ich nicht — wenn es daran kommt. Er soll mit sich nicht ins reine kommen. Und dann kommt das Starwort: Happy end — abgeblend oh — wie ich das hasse. Was habe ich dem Wort angetan: Wohltat — vergeblich, Hochmut tu nicht gut, Honiewell sei zu Stell.
Und dann die Kündigung: Wir können leider nicht alle Mitarbeiter behalten — das ging ja noch gut — aber dann: Tut uns sehr leid — Sie zu verlieren — oh, was habe ich daraus gemacht. Wir vermissen Sie, Sie werden uns fehlen, oh, oh was haben Sie nur gemacht. Und das letzte: Wer hätte das gedacht — das kommt bei mir einfach nicht in meine Kurzzeit-Erinnerung — das geht jedes mal unter.

Aber dann wird es besser: Er frißt, Sie schreibt Bewerbungen, in der Branche — die kommen von allein. Auch das Gespräch — wenn die hübsche Braut sprechen möchte: Hallo. Wie gehts — Bist du oft hier — Trinkst du etwas — Das ist gut — ja, das läuft wie von selber — natürlich unter Umstellen fast aller Wörter.

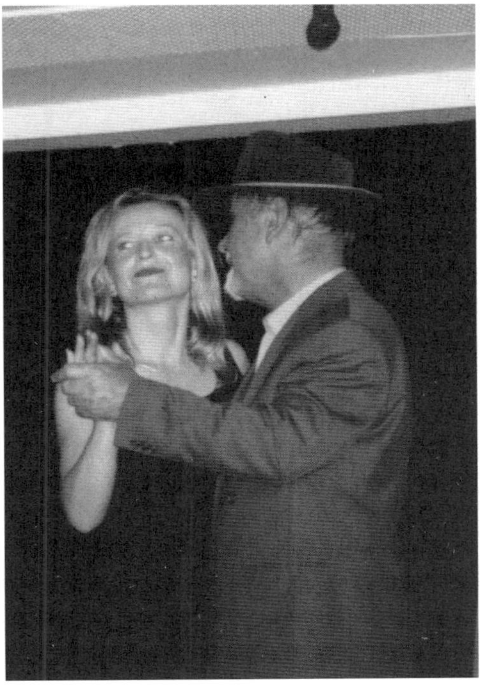

Und dann kommt mein Beichtgeheimnis: Ich soll erzählen wie ich einen umgebracht hätte und ich erzählte das. Das war ganz leicht, weil ich nur die Bedeutung der Worte und Sätze mir merken mußte — und das konnte ich gut.

Dann kommt mein letzte Satz: Völlig sinnlos — wer stirbt denn heute daran — Völlig sinnlos — das kann ich nicht behalten. Dann sage ich Ei tanderan dei, meine Güte, oh wie schrecklich — wer stirbt denn heute daran — das wandert in meinem Kopf und das behalte ich auch.

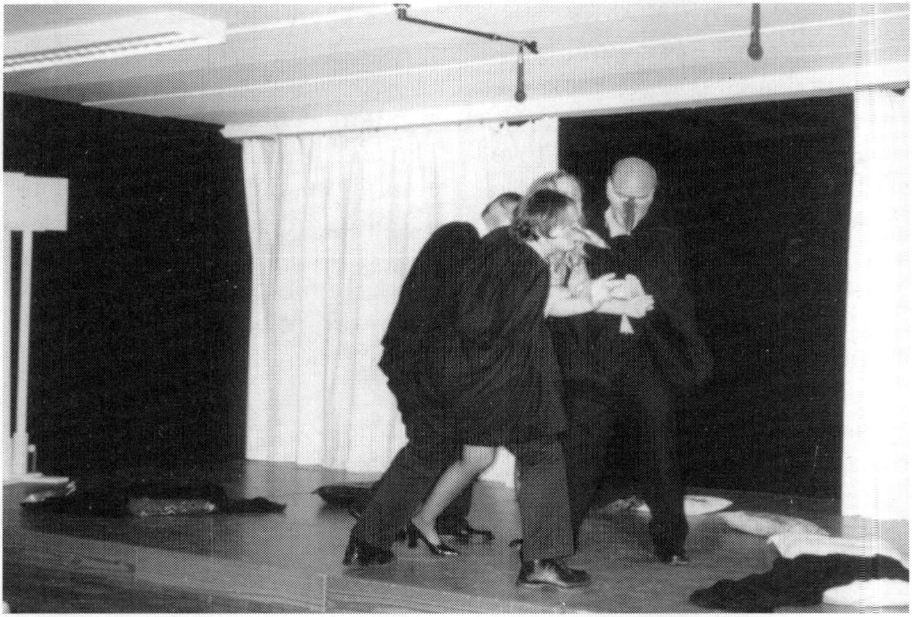

Und dann ist das Spiel vorbei. Wir kommen heraus auf die Bühne und verbeugen uns — und der Beifall brandet auf.

Das war für Simone ein großes Lob auf das Stück und auf die Weise wie sie uns das beigebracht hat. Das war ein großes Lob für die Behinderten. Das war ein kleines Lob auch für mich — da ich der einzige Aphasiker bin — der hierzulande eine Truppe sucht die ein Schauspiel auf die Beine gestellt haben — ein Aphasiker.

Ein kurzes Resümee

Der Ausblick in das neue Jahrtausend

August 2000

Ja, wenn ich aufgewachsen wäre zu meines Opaszeiten — ja, auch zu meines Vaters Zeiten — und mir wäre so was passiert: Ein Schlaganfall; so richtig mit dem rechten Arm, mit dem rechten Bein gelähmt, der Sprache nicht mehr mächtig, keine Lehrerin, keinen Krankengymnastin, keine Logopäden — ich wäre gestorben ohne daß man [es] hätte hören können. Tod, vergessen.
Heute — zum Glück — ist es anders. Heute gibt es Krankengymnastinen, Ergotherapeuten, Logopädin zu hauf. Es gibt auch die Krankenkasse, die es bezahlt. Die es noch bezahlt. Denn die Krankenkasse wird immer teurer — aus welchen Gründen auch immer.

Und es gibt eine ganze Menge — was man noch nebenbei machen kann um das Leiden zu lindern. Eine ganze Menge nützliches und eine ganze Menge unnützes, manchesmal von der Kasse bezahlt — manchesmal nicht. Ich habe eine ganze Menge davon gemacht — und ich habe die wirkungen, so gut ich konnte, beschrieben.

Das, was auf der Hand liegt, das Naheliegende, hat man von Amerika, vom Alabama (Birmingham) zu uns herüber importieren müssen. Das [ist] einfach komisch, daß es hier nicht bekannt war.

Der Dr. Taub, ein amerikanischer Arzt, hatte nämlich etwas merkwürdiges festgestellt an einem Affen. Dieser Affe war rechtseitig gelähmt — so daß er seinen Arm nicht bewegen konnte. Na gut, er nahm den gesunden, linken Arm und konnte fast alles machen. Und dann kam das unvohergesehene: Beim Spielen ging der gesunde Arm zu Bruch — ja, er hatte sich den Arm gebrochen. Und das bedeutete sein Ende. Aber es kam ganz anders. Der kranke gelähmte rechte Arm fing langsam an — sich wieder zu bewegen. Da hat der Dr. Taub gelernt: Er muß bei Patienten, bei denen eine Lähmung vorliegt, etwa ein Schlaganfall, den gesunden Arm still legen, damit der kranke wieder zum Leben erwacht. So ist seine Therapie. Zu erst ganz grausam. Das gesunde still zu legen und nur und ausschließlich das Kranke zu bewegen — aber es mußte so sein.

Die Ärzte der Universität Jena haben die Methode ausprobiert — und als der Proffesor, Dr. Weiller, nach Hamburg gekommen ist hat auch Hamburg das versucht.
Die junge Stefani Dohse, eine Krankengymnastin, haben sie in die USA geschickt, nach Alabama, um bei Herrn Dr. Taub zu lernen.

Ich hab mich bei ihr gemeldet. Sie hat mich genommen und vierzehn Tage lang ihr Programm bei mir durchgeführt: Den linken Arm mit einer Armbruchschiene ganz still gelegt. Der rechte Arm hat Aufgaben bewältigt, 6 Std am Tag, 14 Tage lang, Aufgaben die sich gewaschen haben. Und alle Bewegungen hat sie gemessen und in ein Tagebuch eingetragen.

Herr Dr. Rijntjes, das war mein Arzt bei diesem Programm, hat ein Cintiagram [*Anm. d. Autors:* Hier muß ich mich korrigieren: Es wurde eine funktionelle Kernspintomographie gemacht] zu anfang und zu Ende der 14 Tage gemacht. Mit diesem Cinitagram wollte er beweisen, daß noch reichlich Bewegungen im Linken und im rechten Hirn zu sehen sind — auch und gerade nach vierzehn Tage heißen Training.

Und nach den vierzehn Tagen schweißtreibender Arbeit hat mir die Frau Dohse noch Hausaufgaben mit auf den Weg gegeben, so eine drei viertel Stunden Training der rechten Hand.

Und die Wirkung?
Also die Wirkung war so, wie ich sie nirgends wo anderes gefunden habe. Nein — nun meine ich nicht, daß ich Wunder erlebt habe: nein, so nicht. Es war ein hartes Stück Arbeit — und es wurde bestens belohnt. Nicht nur, daß ich die Finger besser auseinander und zusammen kriege, nicht nur daß mein Bein so langsam richtige Bewegungen macht, auch das Schreiben und das Sprechen, alles geht leichter, alles geht besser. Und die Trompete ist noch ein Stückchen besser geworden und die Guitarre — nehme ich an — kann ich wohl spielen, wenn das Jahr zu Ende geht.

Ich kenne einen Mann mit einem rechtsseitigen Schlaganfall. Die linksseitige Hand ist seit seiner Geburt verkrüppelt und ist nicht zu gebrauchen. Und nun, nach dem rechtseitigen Schlaganfall, die rechte Hand auch gelähmt. Und es dauerte kein halbes Jahr — da war alles, was die Hand betrifft, wieder ok. Es mag ja sein, daß die Lähmung nicht so schlimm war — aber mit Sicherheit hat die von Natur aus verkrüppelte Hand hier mit geholfen.

Bei uns ist die Forced-use-Therapie nicht bekannt. Warum bloß nicht.

Mit dem Auge — das gut sehende zu gebunden, das schlechtsehende offen gelassen, damit sich das Auge wieder an die Sichtigkeit des gesunden Auge angleicht — damit hat man vor vielen Jahren mit Kindern große Erfolge erziehlt. Ja — und so habe ich meinem Arzt, Herr Dr. Rijntjes, folgendes geschrieben: "Seid Jahren laufe ich rum und ich habe wirklich alles versucht was irgentwie eine Chance auf Heilung versprochen hat. Und es hat sich auch wirklich was verändert — aber so deutlich und klar, wie nach der "Forced-use-Therapie" nach Herrn Dr. Taub war es noch nie. Das Wort "use it or loose [lose] it" hat — wie man sieht — seine Berechtigung. Ich bin überzeugt, daß die Krankenbehandlung mit dieser Methode sehr viel kürzer sein wird. Aber hier in Deutschland — wo die Krankenkasse immer auf Seiten der Patienten steht — wird nur 20% bis 30% Prozent der Schlaganfallklientäl diese Therapie mit sich machen lassen."

Ja — wir stehen mit im Anfang des zwanzigsten Jahrhunderts. Was wird es uns wohl bringen?

Die Forschung geht immer zügig voran, besonders in den USA. "Fetal Pig Cells Implanted in Stroke Patient" — aus Schweineembryo hat man Zellen gewonnen [entnommen] um sie Schlaganfallpatienten einzusetzen. Die Patienten machten erstaunliche Forschritte. "This particular treatment we hope will stimulate the adjoining cells and adjacent cells to grow and to hopefully to make new connections."

Wir hoffen das diese Behandlung will stimulieren die benachbarten Zellen, und die Zellen werden größer und machen neue Verbindungen auf. [Wir hoffen, daß diese spezielle Behandlung benachbarte und umliegende Zellen zum Wachstum und zum Aufbau von neuen Verbindungen stimuliert.]

Diese und viele andere Dinge werden zur Zeit am Markt getested. Herr Dr. Rijntjes hat zwar zu mir gesagt, das dieses Verfahren, mit den Fetal Pig Cells, noch zu früh und zu unsicher [ist], um das bei mir [zu] machen. Aber ich bin überzeugt, daß — wenn genügend Zeit ins Land geht — eine erheblicher Teil der Schlaganfallpatienten wieder so hergestellt werden — als wäre nichts geschehen.

Schwierig wird es mit der Krankenkasse bei uns zu Lande — denn wie es so ist: Das Kranksein mit so hohen Ansprüchen, wieder gesund zu werden, wieder ordentlich in das gesellschaftliche Leben zurückzugehen — das wird immer teurer. Wird es ein zwei Klassengesellschaft?

Und wie geht es mir? Gut muß ich sagen — es geht mir gut. Ich kann alles machen was machbar ist — Reisefreuden, Theateraufführungen mit Höhrgeschädigten, Arbeiten, Trompete spielen — nicht formvollendet — aber vielleicht kommt es ja [*Anm. des Autors:* Ich habe — im Gegensatz zu den meisten Aphasikern — keinerlei Schmerzen]. Ich habe nicht das Gefühl ich stürze in den Abgrund der Depression — wie sehr viele von uns.

Einer der Schnelsen Stompers, der Bassist Hubert W., kam von einer Musik außerhalb von Hamburg. Er war völlig übermüdet. Er nickte ein. Das Auto geriet außer Kontrolle — es überschlug sich. Er erlitt einen Bruch am dritten oder vierten Wirbel. Er ist seitdem gelähmt — der ganze Rumpf, die Arme — nur der Kopf kann sich noch hin und her bewegen. Oh — wäre doch dieser Mann bloß tot!
Nein, mir geht es ausgezeichnet.

Ich habe noch immer eine Frau, die zu mir hält. Ich habe zwei Söhne, auf die ich mich verlassen kann und Schwiegertöchter, die ich nicht besser ausgesucht hätte. Und von beiden Söhnen jeweils zwei Enkel — das kann auch nicht jeder, der einen Schlaganfall hat, von sich behaupten — denn wie oft gehen die Ehe auseinander

Ich kann alles machen — was machbar ist.

Robert Mc Crum hat sicherlich Recht, wenn er in "Mein Jahr draussen" behauptet: "Vielleicht hatte ich meine rußigen Kleider am Flußufer gelassen und war durch die Gewässer der Krankheit geläutert und neu geboren worden, vielleicht — wer weiß? — war mein Schlaganfall am Ende ja doch ein Segen." — Wer weiß es?

Nachwort

Dr. Luise Lutz
Sprachtherapeutin/Hamburg

Liebe Leserinnen und Leser,

Als ich Gerhard Reinhold ein halbes Jahr nach seinem Schlaganfall kennenlernte, war seine Sprache fast weg, seine rechte Seite war gelähmt, er konnte sein Geschäft nicht führen, er konnte all das, was ihm Spaß machte (wandern, radeln, fliegen, mit seiner Trompete jazzen und vieles mehr) nicht mehr machen — kurz, er war aus seinem Leben herauskatapultiert, und niemand konnte ihm sagen, ob und wann er wieder hineinfinden würde.

Man sah ihm den Kummer und die Verzweiflung an, aber in seinen Augen war auch damals schon Energie und sogar ein Rest Lachen. Selbst in dieser schlimmen Anfangszeit entdeckte er Positives: *"Was für ein Glück, daß es nicht im Flugzeug passiert ist!"* (im Flugzeug, das er selbst steuerte). Was er einige Zeit später über einen Busausflug sagte, war von Anfang an als Grundhaltung erkennbar: *" ... ein vergnüglicher Nachmittag ist zu ende gegangen — ja. Aber ich konnte nicht werfen, ich konnte nicht laufen, ich konnte nicht reden — nichts konnte ich, als die anderen zu beobachten. Na ja, es war auch so schön ... "*

Wer selbst oder aus nächster Nähe einen Schlaganfall mit Aphasie erlebt hat, kann ermessen, was an Kraft, Weisheit und Humor nötig ist, um zu dieser Haltung zu kommen. Jeder Tag ist von morgens bis abends voll unerwarteter Tücken, alle Selbstverständlichkeiten wachsen sich zu Problemen aus: mit nur einer Hand eine Flasche aufmachen, ein Ei essen, gar nicht zu reden vom Telefonieren, vom Notieren einer Nachricht, vom Wunsch, "Danke" oder "Schlaf gut" zu sagen. Gerhard Reinhold hätte genügend Stoff zu einem Wälzer voller Klagen gehabt, aber nein, im Gegenteil, er nimmt uns mit in eine bunte Welt voller Reiseabenteuer und guter Freunde, voller Feiern und herrlicher Mahlzeiten. Und mittendrin, manchmal fast versteckt, manchmal deutlicher, Episoden, die uns ahnen lassen, womit er sich herumschlagen mußte: *"Da bei rutschte ich aus und fiel auch mein Gesicht. Und das blutede und bluhtete. Ja und ich kam im Haupthaus so ganz lässig an, aber mir war doch ganz anderes."*

Ist Gerhard Reinhold ein typischer Aphasiker? Ja und nein. Ja, weil seine Aphasie so schwer und so langwierig war wie viele Aphasien eben sind. Nein, aus mehreren Gründen.
Erstens, weil er so ist, wie er ist: *"Ich lebe, und ich lebe gern."* Diese Einstellung, die er vor dem Schlaganfall hatte und die er trotz des Schlaganfalls immer behielt, hat ihm sicher die notwendige Durchhaltekraft gegeben. Nicht jeder Aphasiker hat dieses positive Lebensgefühl, das über schlimme Abgründe hinwegträgt. Viele Aphasiker, aber zum Glück nicht alle, verlieren — verständlicherweise — ihre Lebensfreude. Das macht sie mutlos und hindert sie, Fortschritte zu machen.

Aus einem zweiten Grund ist er nicht typisch: Er hat Glück, er hat immer wieder viel Glück. Er hat das Glück, eine verständnisvolle Familie zu haben, eine liebevolle Frau, hilfsbereite Söhne und Schwiegertöchter. Sie hören geduldig zu, wenn er Unverständliches spricht, sie verbessern ihn nicht ständig, sie sind nicht überfürsorglich und sind doch für ihn da. Das ist nicht selbstverständlich. In vielen Familien, die mit Aphasie geschlagen sind, überwiegt die Verzweiflung. Viele nichtaphasische Ehepartner finden — verständlicherweise — nur schwer die richtige Art, mit den aphasischen Problemen umzugehen. Mißverständnisse und Vorwürfe sind die Folge, das Zusammenleben wird zur Qual. In der Reinhold-Familie hat es sicher auch Probleme gegeben, denn sie bleiben bei Aphasie nicht aus, aber alle waren großherzig genug, nach Ungeduld, Aggressionen, Wutausbrüchen wieder zu einander zu finden.

Gerhard Reinhold hatte das Glück, seine Freunde zu behalten. Auch das ist nicht selbstverständlich. Viele Aphasiker verlieren ihren Freundeskreis, weil die Sprachlosigkeit bei den Gesprächspartnern Hilflosigkeit auslöst: Man weiß nicht, was man sagen soll und bleibt lieber weg. Freunde, Nachbarn, Kollegen kommen nicht mehr. Wenn erst einmal die Kontakte abgebrochen sind, kann man nur schwer aus der Einsamkeit wieder herausfinden. Wer wir sind, was wir sind, müssen wir immer wieder von den anderen erfahren. Gerhard Reinhold sagt, am Ende seines Buches: *"Reden ist Atmen der Seele."* Die Gefahr besteht, daß in der Einsamkeit der Aphasie die Seele allmählich eingeht.

Die Gefahr der Vereinsamung ist bei Aphasie so groß, weil über Aphasie in der Öffentlichkeit so wenig bekannt ist. Fast jeder weiß, wie ein Auto funktioniert, aber wie die Sprache funktioniert oder was los ist, wenn sie nicht mehr funktioniert, das kann man sich normalerweise nicht vorstellen. Wir sind gewohnt, unsere Gesprächspartner unter anderem danach zu beurteilen, was sie sagen und wie sie es sagen. Wir schließen von den Worten auf den Verstand und die Persönlichkeit, und das darf man bei Aphasie nicht. Aphasiker haben noch den gleichen Verstand und die gleiche Persönlichkeit wie vor dem Ausbruch der Aphasie, aber bestimmte Verletzungen in der linken Gehirnhälfte hindern ihre Sprachprozesse, das Gedachte und Gefühlte in Sprache umzusetzen. Ein Aphasiker weiß genau, was er sagen will, aber seine Sprachprozesse gehorchen ihm nicht und produzieren selbständig etwas anderes: Gerhard Reinhold will "Eisbein" sagen und sagt "Schweinebein", er meint einen Regenbogen und sagt "Sonnenräder". Woher soll man wissen, daß er an Magdeburg denkt, wenn er "Madagaskar" sagt? Es ist sehr viel Wissen über die aphasischen Störungen nötig, wenn man Aphasikern gerecht werden will, und Aufklärung über Aphasie fehlt in vielen Fällen.

Gerhard Reinhold hat auch das Glück gehabt, im medizinischen Bereich die richtige Hilfe zu finden, verständnisvolle und engagierte Ärzte und Therapeuten. Auch das ist nicht so selbstverständlich, wie man es im allgemeinen annimmt.
Es war sicher auch sein persönliches Glück, daß er sich Reisen und besondere Therapien leisten konnte, für die andere Aphasiker kein Geld haben. Und er hatte das besondere Glück, daß seine Aphasie sich durch all das, was er dagegen unternahm, auch wirklich bessern ließ. Auch das ist nicht in jedem Fall möglich.

Er hat zweifellos im Unglück viel Glück gehabt. Das betone ich, weil ich verhindern möchte, daß verschiedenen anderen Aphasikern, deren Aphasien sich nicht oder nur wenig bessern, gesagt wird: "Du mußt so sein wie Gerhard Reinhold, dann wirst du auch deine Sprache wiederbekommen!" Die Aphasien sind unterschiedlich, die Heilungsprozesse sind unterschiedlich schnell — oder, besser gesagt, unterschiedlich langsam, die Energien sind unterschiedlich verteilt. Man kann eine Aphasie nicht mit einer anderen vergleichen.

Nachahmen kann man Gerhard Reinhold nicht. Aber etwas anderes können wir — die Aphasiker, ihre Familien, ihre Freunde, eigentlich wir alle — von ihm lernen: daß man mit unerträglich scheinenden Behinderungen noch gut leben kann, lachen kann, liebenswert sein kann. Ich hoffe, daß neben all den anderen nützlichen Informationen besonders diese Botschaft viele Leser erreicht.

Hamburg, im Oktober 2000

Dr. Luise Lutz
Sprachtherapeutin, Hamburg

Anhang/Erklärungen

Kurzinfo zum Bobarth-Konzept:
Pflege- und Therapiekonzept zur Rehabilitation von Patienten mit Lähmungen durch Schlaganfall und/oder durch andere Erkrankungen des Zentralnervensystems; wurde 1943 von der Krankengymnastin Berta Bobath und ihrem Mann, dem Neurologen Dr. Karl Bobath entwickelt.
Ziel der Therapie ist das Wiedererlernen verlorener Bewegungsfähigkeiten. Dazu wird die Plastizität des Gehirns, also dessen lebenslange Lernfähigkeit, genutzt.

Weitere Infos dazu finden Sie im Internet unter:

http://www.medizininfo.de/pflege/nachsorge/html/bobath.html
http://home.t-online.de/home/bi-ka/bika_fra.htm

Auszug aus einem Brief von Peter K. an Gerhard Reinhold
Dieser Auszug ist eine persönliche Korrektur einer Textstelle auf Seite 176.

[...] Beta-Blocker vertrage ich nicht gut, und ASS sollte ich gerade NICHT nehmen (worin sich ausnahmsweise alle Ärzte einig waren). Und ein "ganz kleiner" Schlaganfall war es nicht, sondern nach ärztlichem Bescheid ein "mittelschwerer". Ich sollte nach dem CCT SOFORT ins Krankenhaus. Die Röntgenologin wollte mir ein Taxi rufen, um dorthin zu fahren. Aber das war am dritten Tag nach dem Hirninfarkt, und ich hatte natürlich keine Lust dazu; außerdem stand mein Fahrrad vor ihrer Praxis, mit dem ich nach Hause fahren wollte, was ich dann auch tat. Im Übrigen — Du kennst das ja — war ich im Arm und Bein rechtsseitig vollkommen gefühllos und weitgehend gelähmt. Ich konnte mit der rechten Hand weder etwas greifen noch halten und schreiben konnte ich auch nicht.

Die Diagnose war eindeutig und auch für einen medizinischen Laien leicht zu ziehen.
Deshalb war der eigentliche Skandal bei dieser Story das Vorgehen meines Arztes, dem ich neunzehn Stunden nach dem Anfall sagte: "Herr Dr. R., ich habe gestern um 13.06 Uhr auf dem Kölner Hauptbahnhof einen Schlaganfall erlitten und habe ich rechten Arm und Bein deutliche Lähmungserscheinungen und fühle z.B. mit dem rechten Fuß keinen Bodenkontakt." Was er dann mit mir machte, war ein Belastungs-EKG, das den Blutdruck natürlich auf 190:120 trieb. Als ich aus seiner Praxis kam, war es dann passiert: Ich kannte nich einmal mehr meinen Heimweg, und Gefühllosigkeits- und Lähmungserscheinungen waren extrem stark. Resultat: Ärger mit dem Arzt (er praktiziert auch nicht mehr) mit Versicherung und Beihilfe und dergleichen. Ich habe keine juristischen Schritte unternommen. Wozu auch? Aber die daraus zu ziehende Lehre, die mir auch andere Mediziner bestätigten, war: "Bring nie als Patient deine eigene Diagnose mit!"
Ich habe dann 24 Stunden nach dem Apoplex wieder auf Alltag geschaltet und nur noch zwei CCT machen lassen. Das erste (siehe oben) war schlimm, das zweite — das ich auf eigenes Betreiben hin machen ließ — war wider ärztliches Erwarten ganz gut.
Verglichen mit Dir, freilich, waren das natürlich "Peanuts". Wie Du da wieder raus gekommen bist, das bewundere ich; und nicht nur ich! [...]

Schlaganfall: linkshirniger Insult mit rechtsseitiger Hemiparese
Aphasie

1993

Krankenhaus Föhr Dr. G. Volbert Dr. Paluch Dr. Ottersky 25938 Wyk/Föhr Tel.: 04681/4816	Krankenhausbe- handlung/stationär Krankengymnastik	18.10.93 - 22.10.93 Krankenkasse hat alles bezahlt
Frührentner	BfA	01.11.93
Altonaer Krankenhaus Chefarzt: Prof. Dr. Ä. Müller-Jensen Paul Ehrlich Str. 1 22763 Hamburg Tel.: 040/8822-0	Krankenhausbe- handlung/stationär Logopädie Krankengymnastik	22.10.93 - 09.11.93 Krankenkasse hat alles bezahlt
Albertinen-Haus Chefarzt: Prof. Dr. Meier-Baumgartner Stationsärztin: Frau Dr. Ufer Logopädin: Frau R. Schultz Sellhopsweg 18 22459 Hamburg Tel.:040/55801	Klinische Behand- lung/stationär Logopädie Krankengymnastik Ergotherapie	09.11.93 - 18.01.94 Krankenkasse hat alles bezahlt

1994

Tagesklinik Albertinen-Haus Chefarzt: Prof. Dr. Meier-Baumgartner Stationsärztin: Frau Dr. Ufer Logopädin: Frau R. Schultz Sellhopsweg 18 22459 Hamburg Tel.:040/55801	Logopädie Krankengymnastik Ergotherapie	18.01.94 - 01.03.94 Krankenkasse hat alles bezahlt
Reha Zentrum Soltau Neurologische Abt. Chefarzt: Herr Dr. Hökendorf Stationsärztin: Frau Dr. Espig Logopädie: Herr Dr. Winnecken Logopädin: Frau T. Powloski Oeninger Weg 59 26914 Soltau Tel.: 05191/800-0 Zentrale	Logopädie Krankengymnastik Ergotherapie	01.03.94 - 24.05.94 B.f.A. hat alles bezahlt
Chr. Ripke Eppendorfer Weg 203 20253 Hamburg Tel.: 040/4205925	Krankengymnastik	01.06.94 - 31.12.94 und weiter Krankenkasse hat alles bezahlt — bis auf Heimbesuch

Dr. H. Grimpe Internist Friedr. Ebert Str. 109 22459 Hamburg Tel.: 040/5514521	Hausarzt	ab Mai 1994 Krankenkasse hat alles bezahlt
Frau Dr. L. Lutz Isarberg 13 22559 Hamburg-Rissen Tel.: 040/8119029	Sprachliche Therapeutin	01.08.94 - 31.12.94 Krankenkasse hat alles bezahlt
Bremer Institut für Rehabilitation und Kurzzeit-therapie G. Hinners-Voigt Grazer Str. 6 28359 Bremen Tel.: 0421/2449571		01.09.94 - 01.04.97 und weiter Krankenkasse hat **nichts** bezahlt
	Es handelt sich um ein neuartiges, verhaltenstheoretisch orientiertes psychologisches Verfahren, welches unter Einsatz von EMG-Geräten, mentalem Training und lösungsorientierter Psychotherapie zur Verbesserung der Bewegungsfähigkeit bei Lähmungserscheinungen z.B. nach Schlaganfällen eingesetzt wird.	
Ulla Kiesling Jungfer Telsche Weg 1 25436 Tornesch Tel.: 04122/54465	Feldenkrais Bewußtheit durch Bewegung	01.06.94 - 01.09.94 Krankenkasse hat **nichts** bezahlt

1995

Chr. Ripke Eppendorfer Weg 203 20253 Hamburg Tel.: 040/4205925	Krankengymnastik	01.01.95 - 31.12.95 und weiter Krankenkasse hat alles bezahlt — bis auf Heimbesuch
G.Hinners-Voigt Grazer Str. 6 28359 Bremen Tel.: 0421/2449571	EMG	01.01.95 - 31.12.95 und weiter Krankenkasse hat **nichts** bezahlt
Sandra Warnecke Beckersbergstr. 5 24558 Henstedt-Ulzburg	Logopädin	05.01.95 - 01.06.95 Krankenkasse hat alles bezahlt
Seminar für Angehörige und Betroffene Von Frau Dr. Lutz 49377 Vechta Bergmann Stiftung		Mai 1995 Krankenkasse hat **nichts** bezahlt
Schwerbehindertenausweis		01.06.1995
Bundesversicherungsanstalt für Angestellte	Widerspruchsbescheid gegen die Ablehnung einer Kur, geprüft u. verworfen	23.06.1995

Manuel Stierl Arzt f. Innere Medizin Roman-Zeller-Platz 10 22457 Hamburg Tel.: 040/5598950	Hausarzt	01.08.95 - 31.12.95 Krankenkasse hat alles bezahlt
Heike D. Grün Julius Leber Str. 25 22765 Hamburg Tel.: 040/3893403	Logopädin	01.07.95 - 31.12.95 Krankenkasse hat alles bezahlt
England-Aufenthalt International Spinal Injuries & Rehabilitation Centre — The Royal Buckinghamshire Hospital Buckingham Road Aylesbury, Bucks, England HP 19 3 AB Tel.: 0129621719	Ein pers. Neuromuskulärstimulierendes System für Patienten mit Schlaganfällen. — Es wird der "Handmaster" eingesetzt. Krankengymnastik Ergotherapie	06.11.95 - 18.11.95 Krankenkasse hat **nichts** bezahlt

Das stimulierende Gerät, der "Handmaster" wird nicht eingesetzt, da meine Hand eigene Impulse spürt. Der Arzt schlägt dennoch vor da zu bleiben um die Physiotherapie zu nutzen. Das war auch mein Wille.

1996

Chr. Ripke Eppendorfer Weg 203 20253 Hamburg Tel.: 040/4205925	Krankengymnastik	01.01.96 - 31.12.96 und weiter Krankenkasse hat alles bezahlt — bis auf Heimbesuch
G. Hinners-Voigt Grazer Str. 6 28359 Bremen Tel.: 0421/2449571	EMG	01.01.96 - 31.12.96 und weiter Krankenkasse hat **nichts** bezahlt
Heike D. Grün Julius Leber Str. 25 22765 Hamburg Tel.: 040/3893403	Logopädin	01.01.96 - 31.12.96 und weiter Krankenkasse hat alles bezahlt
Dr. H. P. Richter von Arnauld Innere Medizin Auguste-Baur-Str. 5 22587 Hamburg Tel.: 040/868802	Dieser hatte ein Gerät zur Feststellung des Blutdruckes im Kopf	28.01.96 Krankenkasse hat alles bezahlt
Albertinen-Haus Prof. Dr. Meier-Baumgartner Sellhopsweg 18 22459 Hamburg Tel.:040/55801	Aphasie-Symposium	21.02.96 Krankenkasse hat **nichts** bezahlt

Sprachtheraphie in Lindlar Logopädisches Behandlungs- und Rehabilitationszentrum Dr. V. Middeldorf Kamper Str. 17-19 51789 Lindlar Tel.: 02206/906-0	Sprachliche Therapie	02.04.96 - 08.05.96 Krankenkasse hat die Therapie bezahlt — aber **nicht** die Übernachtung und das Essen
Dr. L. Lutz Iserbarg 13 22559 Hamburg Tel.: 040/ 81902120	2 Familien-Seminare für Angehörige und Betroffene im Evang. Zentrum Rissen	01.08. und 01.10.96 Krankenkasse hat **nichts** bezahlt

1997

Chr. Ripke Eppendorfer Weg 203 20253 Hamburg Tel.: 040/4205925	Krankengymnastik	01.01.97 - 31.12.97 und weiter Krankenkasse hat alles bezahlt — bis auf Heimbesuch
G. Hinners-Voigt Grazer Str. 6 28359 Bremen Tel.: 0421/2449571	EMG	01.01.97 - 01.06.97 Krankenkasse hat **nichts** bezahlt
Heike D. Grün Julius Leber Str. 25 22765 Hamburg Tel.: 040/3893403	Logopädin	01.01.97 - 31.12.97 Krankenkasse hat alles bezahlt

Akupunktur **AKUNA** B. Finiewicz Leitender Arzt Zu den Kuranlagen 1-4 69429 Waldbrunn 1 Tel.: 06274/6834	 Akupunktur	 13.01.97 - 29.01.97 Krankenkasse hat die Therapie bezahlt — aber **nicht** die Übernachtung und das Essen
Dr. Hahn- **Godeffroy** Internist und Naturheilverfahren Friedr.-Legahn Str. 2 22564 Hamburg Tel.: 040/864342	 Hausarzt Er will neue Zellen durch Procain anregen	 15.02.97 - 31.12.97 Krankenkasse hat alles bezahlt

1998

Chr. Ripke Eppendorfer Weg 203 20253 Hamburg Tel.: 040/4205925	 Krankengymnastik	 01.01.98 - 31.12.98 Krankenkasse hat alles bezahlt — bis auf Heimbesuch
Heike D. Grün Julius Leber Str. 25 22765 Hamburg Tel.: 040/3893403	 Logopädin	 01.01.98 - 31.12.98 Krankenkasse hat alles bezahlt
Dr. Hahn- **Godeffroy** Internist und Naturheilverfahren	 Hausarzt Er will neue Zellen	 01.01.98 - 31.12.98 Krankenkasse hat

Friedr.-Legahn Str. 2 22564 Hamburg Tel.: 040/864342	durch Procain anregen	alles bezahlt
Dr. Ulrich Olshausen Allgemeinmedizin Pinneberger Str.12 25451 Quickborn Tel.04106/67014	Er hält die Chlamydieninfektion für Herzinfarkte und Schlaganfälle ursächlich, macht Tests und beseitigt die Chlamydien.	01.04.98 Krankenkasse hat alles bezahlt
Logopädisches Behandlungs- und Rehabilitations-zentrum Dr. U. Middeldorf Kamper Str. 17-19 51789 Lindlar Tel.: 02206/9060	Logopädische Schule	22.7.98 - 19.8.98 Krankenkasse hat nur 1.680 DM bezahlt
Institut Zeileis Med. Rat Dr. V. Zeileis Valentin Zeileis Str. 33 A - 4713 Gallspach Tel.: 43(0)7248/62351	Hochfrequente (sehr schnell schwingende) impulsförmige Strombüschelentladungen erreichen über Haut und Nervenbahnen tieferliegende Organe, die dadurch günstig beeinflußt werden u. Heilungsprozesse einleiten.	05.10.98 - 17.10.98 Krankenkasse bezahlt nur die Arztrechnung

1999

Chr. Ripke Eppendorfer Weg 203 20253 Hamburg Tel.: 040/4205925	Krankengymnastik	01.01.99 - 31.12.99 Krankenkasse hat alles bezahlt — bis auf Heimbesuch
Dr. Hahn-Godeffroy Internist und Naturheilverfahren Friedr.-Legahn Str. 2 22564 Hamburg Tel.: 040/864342	Hausarzt Er will neue Zellen durch Procain anregen	01.01.99 - 31.12.99 Krankenkasse hat alles bezahlt
Institut Zeileis Med. Rat Dr. V. Zeileis Valentin Zeileis Str. 33 A - 4713 Gallspach Tel.: 43(0)7248/62351	Hochfrequente Stromentladungen	25.07.99 - 05.08.99 Krankenkasse bezahlt nur die Arztrechnung

2000

Chr. Ripke Eppendorfer Weg 203 20253 Hamburg Tel.: 040/4205925	Krankengymnastik	ab 01.01.00
Dr. Hahn-Godeffroy Internist und	Hausarzt	ab 01.01.00

Naturheilverfahren Friedr.-Legahn Str. 2 22564 Hamburg Tel.: 040/864342	Er will neue Zellen durch Procain anregen	
Universtätskran-kenhaus Eppendorf Neurologische Abt. Prof. C. Weiler Dr. Rijntjes Physiotherapie St. Dohse Martinistr. 52 20246 Hamburg Tel.: 040/42803-2796	Taub'sche Therapie 'forced-use-Therapie'	13.03.0 - 24.03.00 Krankenkasse hat die Arztrechnungen und die medizinische Rechnung bezahlt

Geübt wird an 10 Tagen à 6 Std. der Gebrauch des beschädigten Armes unter Immobilisierung des gesunden Armes.
Nach der Kur tägl. eine ¾ Std. Training zu Hause.

Adressen/Hilfen für Betroffene

Stiftung Deutsche Schlaganfall-Hilfe
Postfach 104
33311 Gütersloh
Tel.: 05241/9770-0
Internet: www.schlaganfall-hilfe.de

Tip: *Es gibt verschieden Firmen, die* ***Mode*** *speziell für Rollstuhlfahrer und andere Behinderte anbieten. Bei der Stiftung Deutsche Schlaganfall-Hilfe können Sie gegen 4,00 DM in Briefmarken eine Liste anfordern.*

Tip: *Durch verschiedene Städte tourt das Info-Mobil der Schlaganfall-Hilfe.*
Die genauen Standorte können unter ***05241 / 97700*** *telefonisch erfragt werden.*

Fahrschulen für schlaganfallbetroffene Rollstuhlfahrer
Neben dem Rollstuhltraining, das in eine ambulante oder stationäre Ergotheraphie integriert ist, bieten folgende Verbände gemeinsam bundesweite Kompaktkurse an:

Arbeitsgemeinschaft Spina bifida und Hydrocephalus
(Anmeldung & Organisation)
Münsterstr. 13
44145 Dortmund
Tel.: 0231/861050-0

Deutscher Rollstuhl-Sportverband (DRS)
(Kursinhalt)
Friedrich-Alfred-Str. 10
47055 Duisburg
Tel.: 0203/7174-180

EMG-initiierte Muskelstimulation

Stift Rottal
Klinik f. Neurologische und Geriatrische Rehabilitation
Max-Köhler-Str. 3
94086 Griesbach im Rottal

Informationen im Internet zum Thema Schlaganfall, Hirnblutung und Hirnverletzung (Hinweise, Adressen, Nachrichten ...):

http://www.schlaganfall-info.de
http://www.deam.de [Eine Datenbank mit zahlreichen Online-Adressen]

Bildanhang

Gerhard Reinhold bei der Taub'schen Therapie

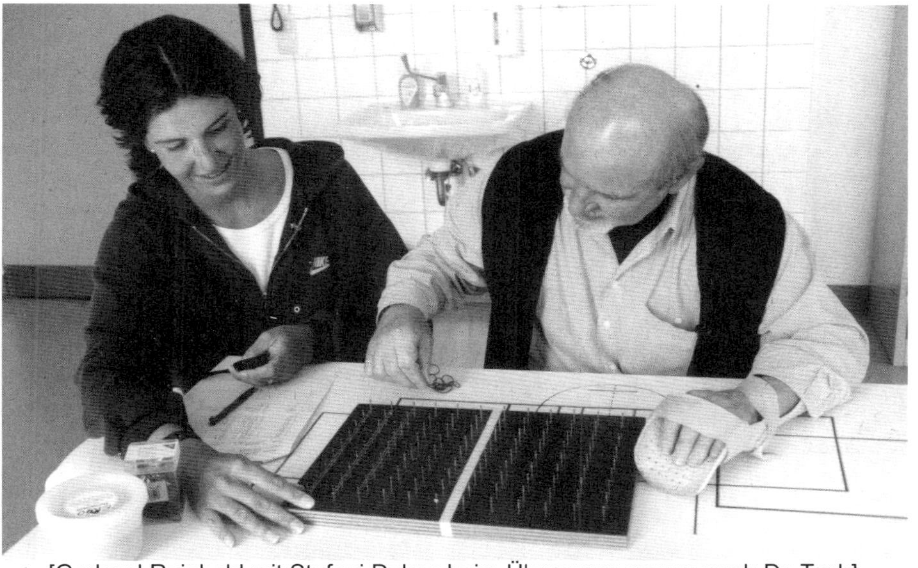

[Gerhard Reinhold mit Stefani Dohse beim Übungsprogramm nach Dr. Taub]

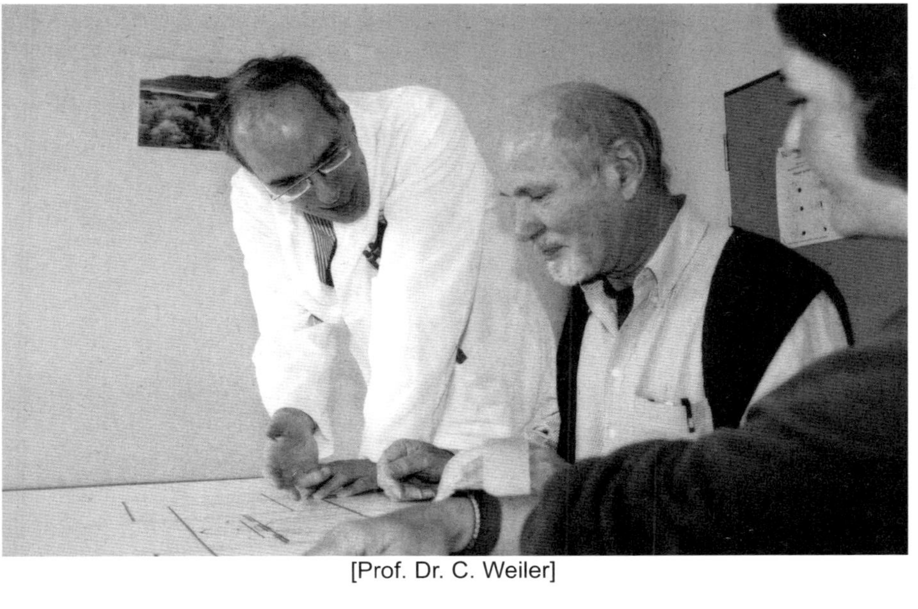

[Prof. Dr. C. Weiler]

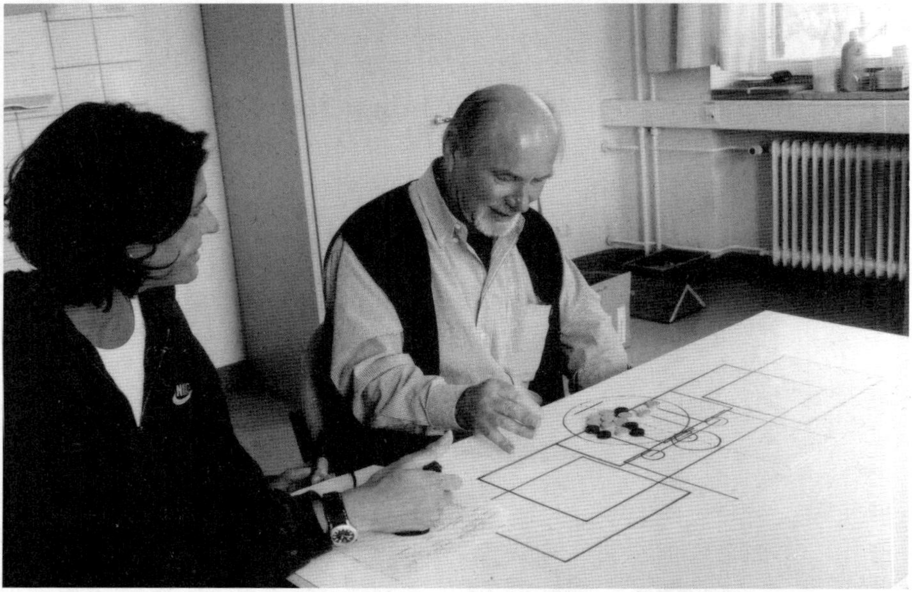

[Der große Versuch — und es ist gelungen ...]

Gerhard Reinhold
Am Ree 27
22459 Hamburg

Lieber Herr Prof. Dr. Meier - Baumgartner,

Sie haben wirklich ein Lebenswerk vorgestellt - im 20 Jahr - das feste Hochachtung verdient.

Sie legen natürlich vornehmlich Wert auf die Gerontologie - aber auch manch jüngere Patienten haben Sie schon gehabt - ich eingeschlossen. Und Sie haben sicherlich gemerkt - ich kann schon wieder allerlei. Und das ist Ihr Verdienst und der Verdienst aller Mitarbeiter natürlich. Ihre Freundlichkeit, das Interesse an Ihrer Arbeit und der Arbeit der Anderen - das mag ich sehr an Ihnen und das strahlt auch auf das Unternehmen "Kranken haus" auf die Altenwohnanlage, auf die Tagesklinik und auf die Lehranstalt mit aus.

Und dann haben Sie gehört, daß ich mal bei den Schnelsen Stompers die Jazztrompete spielte und Sie wollten gerne ~~eine Stück~~ daß ich ein Stück mitspielte. Und ich hatte daß so gut ausgedacht. Ich konnte das auch ganz hervorragend spielten, den ersten Vers allein. Und ich ging hin - wollte spielen - und - ja - da ging nicht mehr. Der Mund war belegt und angespannt.

Ja, und dann haben die Schnelsen Stompers gespielt - und ich habe mitgespielt - ja und es hat ganz gut geklappt.

Aber so ist das mit der Krankheit, dem Schlaganfall. Man muß alles ruhig angehen - dann kommt die Besserung von ganz alleine.

Ihnen jedenfalls wünsche Ich eine lange und glückliche Zukunft für Ihr Albertinen Haus - und - nehmen Sie auch mal junge Patienten mit auf - alte und junge.

Ihr

Gerhard Reinhold

[Dank-Schreiben an Prof. Dr. Meier-Baumgartner]

Mein lieber Herr Dr. Middeldorf,
das Konzept, das diesem Spracherziehungsheim - diesem Logopädie-Zenter zu Grunde lag - nämlich maximal 26 Patienten 6 Wochen lang trainieren zu können und das über Jahre hin - das Konzept ist einzig artig in der Welt - und das verdient unserem Beifall. Und das ganze noch auf so schöner Erde.

Und dann die Mitarbeiter - allem voran die Logopädinen - und der Logopäde - das ist ein Team. Die sprachliche Seite hat ja viele Fazetten - und hier muß für jedem Patienten die beste Therapie gesucht werden.

Und dann die Patienten - die sind wirklich mit viel Mut und großer Schaffenskraft dabei.

Und wenn die Patienten mit so viel Energie die Sprache wieder sprechen wollen - und die Logopädin mit so viel Mut und Ausdauer die Sprache vermitteln wollen - dann kommt nur gutes dabei raus.

Herr Dr. Middeldorf macht auch Gruppentherapie: Sprache und Sprechen, Politik - und vor allem Dingen - seine Gitarre - seine Gitarre mit gutem Grunde - denn die Leute können, sie müssen manchmal Schweigen - aber singen - daß geht noch.

Ach eines wäre noch zu berichten: Er hat auch junge Mädchen, die auch Logopädin werden wollen - die bringen frische Luft mit hinein - ein Duft von Parfum im übertragenen Sinne.

Und dann hat er, Herr Dr. Middeldorf, noch ein Hobby:
Er verreist gern in andere Länder - in Länder mit anderen
Sitten und mit wilder Natur. Und die Fotos sind dann
in seiner Praxis und in unserem Heimen zu bewundern.
Und die Photos zeigen die ganze Erde.
Schaut er auch mal Logopädien anderer Länder an?
Da ist nicht viel - weder im Osten - noch im Westen - noch
nicht einmal in Amerika. Das hat was zu tun mit
unserer Krankenversicherung. Darum - das Kranken-
kassensystem muß reformiert werden - das ist sicher -
aber grundlegend verändern darf sich das nicht.

Herr Dr. Middeldorf hat sich sein Sprach-Zentrum für
sich selbst, für seine Mitarbeiter und für seine Patienten
aufgebaut. Wir - seine Patienten sind ihm dankbar
dafür - und wünschen auch weiterhin viel Glück!

So - nun wäre ich fast am ende. Ich habe nur ein kleines
Geschenk für den Dr. Middeldorf. Ich habe mich neulich
mit ihm unterhalten - und habe festgestellt - daß er keine
Ahnung hat von der künsterischen Seite der Aphasiker - na ja -
von der anderen Seite des Ozeans - von Kanada. Da hat
es einem Film gegeben von Aphasikern und Nichtaphasikern -
der Film ist manchmal zu heulen aber auch manchmal
zu Schmunzeln - aber er ist auf französisch. Und läßt sich
leider nicht übersetzen. Aber das ist für den Weltmann - wie
Herr Dr. Middeldorf einer ist - unschwer zu lösen.
In diesem Sinne - ein Hoch auf Euer Zentrum

[Abschiedsrede nach dem Aufenthalt in Dr. Middeldorfs Sprachheilzentrum]

Eugen Baursch

Die Blitze des Zeus

Tagebuchaufzeichnungen eines Schlaganfallpatienten

Der Schriftsteller Eugen Baursch erlebte das Schicksal von Tausenden, nämlich das, ohne Anzeichen plötzlich zum Todeskandidaten zu werden.
Die wahre Begebenheit ereignete sich, als unser Autor gerade sein Prosawerk mit dem Titel 'Das Damoklesschwert' am Computer beendet hatte. Das Leben holte das vorherige Gedankenspiel ein und Herr Baursch wurde vom 'Schlag getroffen'. Seine Frau fand ihn kurze Zeit später am Boden liegend auf, und unser Autor wurde mit der Diagnose 'Schlaganfall' ins Krankenhaus eingeliefert. Folge des Schlaganfalls waren Lähmungen an Hand und Fuß und der totale Sprachverlust. Ein Schriftsteller ohne Sprache !
Bereits im Krankenhaus begann der Autor mit Aufzeichnungen seines Schicksals. Diese Texte sind für Fachleute gut nachvollziehbar. Für die anderen, besonders für die Betroffenen und ihre Angehörigen, wurde 10 Monate später eine flüssige, lesbare Fassung erstellt, die jeweils auf den rechten Buchseiten neben der ursprünglichen Fassung (linke Buchseiten) zu lesen ist.
Dieses Buch kann allen, die in irgendeiner Form betroffen sind aufzeigen, daß man den Kampf gegen die Folgen des Schlaganfalls aufnehmen **kann** und **muß**, um so wieder zu seinem ursprünglichen Leben zurückzufinden.
Mit einem Vorwort von Prof. Dr. Walter Huber

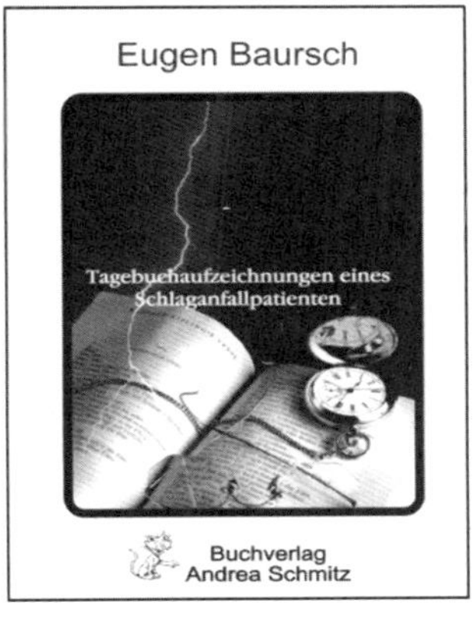

ISBN 3-927442-14-3

2. erweiterte Auflage

22,80 DM

Lars Winter

Die Buchstabendetektivin

Dieses Buch ist als Einstieg für die logopädische Therapie gedacht, sowohl für Kinder, als auch für die Eltern. Natürlich soll dieses Buch auch bei all denjenigen, die nicht akut betroffen sind, ein Bewußtsein für Sprachstörungen bei Kindern schaffen. Isolation und Scham, zum Beispiel, weil man im Kindergarten von den Spielkameraden (mangels besserem Wissen) ausgelacht wird, können sicherlich gemildert oder ganz beseitigt werden, wenn dieses Buch bereits im Kindergarten zum Standard-Vorlesestoff gehört.
Unter anderem wird beschrieben, wie mit Hilfe des ‘Feedbacks’ (nach Wyatt) auf die Sprachschwierigkeiten reagiert werden kann.
Und es ist eines der seltenen Bücher, das beschreibt, daß ein Kind aufgrund seiner Probleme eine Therapie erhält.

Ricarda Unsöld (Logopädin)

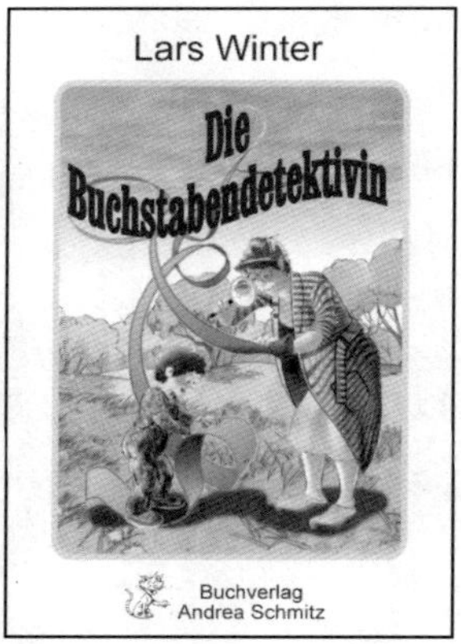

ISBN 3-927442-70-4

DIN-A-4
fester Karton mit Spiralbindung,
durchgehend farbig illustriert

DM 16,80

Auch im Internet:

Besuchen Sie uns auf unserer Homepage und stöbern Sie in unserem farbig bebilderten Online-Katalog, mit zahlreichen Zusatzinformationen, Rezensionen, Leseproben, Autorenbiografien etc. Und keine Bange: Unsere Seiten bauen sich flott auf, Bilder werden nur auf Wunsch geladen — und dazu gibt es noch zahlreiche Links, die Ihnen bei der Suche nach Ihrem Lieblingsbuch weiterhelfen: Wir bringen Sie zum VLB (Verzeichnis lieferbarer Bücher), den besten Online-Buchhändlern und anderen Stätten der Literatur im WEB.

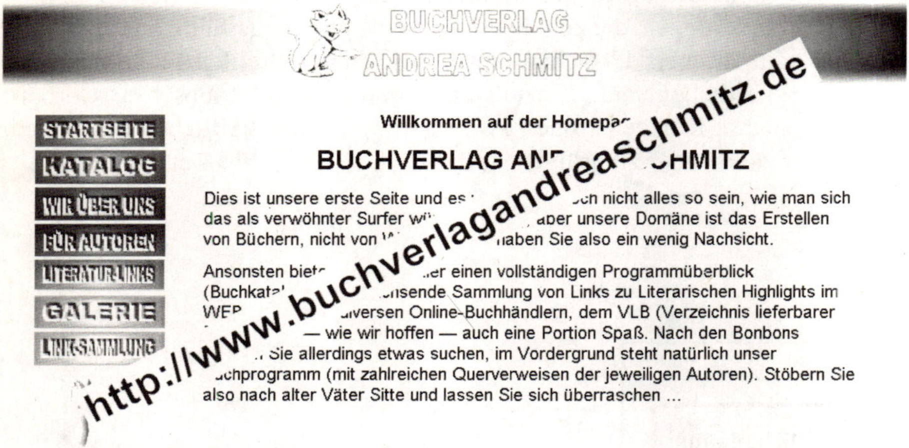

Falls Sie unseren Buch-Katalog lieber in Papierform wünschen, genügt eine kurze Nachricht:

Buchverlag Andrea Schmitz
Fax.: 04173/512612
eMail: buchverlag@aol.com